요산 혁명

혈압, 혈당 그리고 체중까지 잡는

요산 혁명

DROP ACID: The Surprising New Science of Uric Acid

데이비드 펄머터

김보은 옮김

SIGONGSA

일러두기

1. 띄어쓰기, 외래어 표기는 국립국어원 용례를 따르되 고유명사, 용례가 굳어진 일부 합성
명사에 한해 예외를 따랐습니다.
2. 의학 용어 표기는 대한의사협회 의학용어위원회(http://term.kma.org), 서울대학교병원
N의학정보를 차례로 따랐습니다.
3. 단행본은 겹화살괄호(《 》), 정기간행물과 논문, 문학작품은 홑화살괄호(〈 〉), 팟캐스트 채
널은 작은따옴표(' ')로 표기했습니다.
4. 국내 번역된 단행본은 《번역서명(원서명)》, 번역되지 않은 단행본은 《원서명(번역명)》으
로 표기했습니다.
5. 인명은 처음 언급될 때를 제외하고 성(Last name)으로 표기하되, 이름(First name)만 언
급된 경우는 원서 표기를 따랐습니다.

대사 질환의 진정한 기저 원인을 진지하게 탐색하는
수많은 사람에게 이 책을 바친다.
그리고 리처드 존슨에게 이 책을 헌정한다.
20년 넘는 세월 동안
애정을 가지고 신중하게 요산을 연구해
관련 문제를 해결할 강력하고 새로운 방법을 제시했다.
이 책을 쓰는 데 훌륭한 길잡이가 돼 준
그에게 깊은 감사를 드린다.

들어가며

요산이 걱정될 때

이 책을 본 당신이 1960년대 히피 문화의 주역인 톰 울프Tom Wolfe의 환각제 모험에 관한 작품[《The Electric Kool-Aid Acid Test(전기 쿨에이드산 테스트)》를 가리킨다_옮긴이] 후속작 내용을 기대했다면 번지수를 잘못 찾았다. 이 책에서 말하는 산은 완전히 다른 종류다. 당신이 건강한 몸과 명료한 정신으로 활력 있게 오래 살아, 삶의 마지막 순간까지 누릴 모든 과정에 관여하는 산 말이다.

어쩌면 당신은 **요산**uric acid이 무엇인지 모르거나, 이 대사 물질을 통풍gout이나 요로결석과 따로 생각해 보지 않았을 수도 있다. 그렇다 해도 요산이라는 존재가 오랫동안 그렇게 알려졌으니 당신 탓은 아니다. 하지만 이제 그 생각을 바꿀 때가 왔다. 나는 **요산을 줄이라**는 말에 완전히 새로운 의미를 부여하려 한다. 그리고 당신의 몸과 뇌는 당신에게 감사할 것이다.

코로나19가 전 세계에서 맹위를 떨치던 2020년 가을, 나는 조깅 중에 피터 아티아Peter Attia의 팟캐스트 '더 드라이브The Drive'를 들었다.[1] 실제로 나는 조깅 중에 다른 일도 하는데, 그게 몸뿐만 아니라 정신을 위한 운동도 되기 때문이다. 그날 에피소드에서는 게스트의 말이 내게 깊은 인상을 남겼는데, 콜로라도대 교수인 리처드 존슨Richard Johnson이었다. 그는 요산에 대해 전문가 수준의 강의를 들려줬다. 거의 알려지지 않은 요산과 대사 사이의 놀라운 연결 고리와, 우리가 상상할 수 있는 거의 모든 질환과 질병에 영향을 주는 요산의 생물적 하위 효과도 함께. 참고로 그는 요산의 역할과 요산을 자극하는 성분이 가득한 식단을 연구하는 전 세계 수많은 과학자 중 하나다.

보통 인간에게 요산은 대사로 생기는 '폐기물'로 여겨진다. 실제로 요산은 대부분 대소변으로 배출된다. 우리 몸이 만드는 정상적인 부산물 중에서 조연이지만, 주의를 기울일 필요가 없거나 그럴 가치가 없는 물질은 절대 아니다.

실제로 요산은 우리 몸의 대사 과정에 관여하는 조절 기전의 심장부를 차지하는 물질이다. 대사 과정이 어그러질 때 요산은 비만과 인슐린 저항성, 당뇨병, 혈중 지방 농도 증가, 고혈압, 심혈관 질환, 인지 능력 저하와 치매로 자신의 존재를 드러낸다. 이들 모두 우리 시대에 만연한 건강 문제다.

다음 날, 나는 '더 드라이브'를 다시 들었다. 그날 내용과 그를 뒷받침하는 데이터가 설득력이 있어서 나는 곧바로 중요한 사실을 기록한 뒤 관련 문헌을 직접 조사했다. 바로 그때, 나는 '혼돈' 속으로 굴러떨어졌다. 물론 명확한 정보를 얻어 혼돈 자체는 만족스러웠다.

내 조사는 단순한 질문으로 이어졌다.

"비만, 인슐린 저항성, 당뇨병, NAFLD(비알코올성 지방간 질환), 고혈압, 관상동맥 질환, 뇌졸중, 알츠하이머병을 포함한 신경계 질환, 조기 사망의 공통점은?"

깜짝 놀랄 만한 답이 나왔다.

"높은 요산 농도다."

요산에 대해 깊이 조사한 나는 마침내 수년간 풀리지 않던 질문의 답을 찾았다. 인간 건강을 위협한다는 설탕은 **어떻게 위협하는지?** 엄격한 식단에 집착하는 많은 이들이 여전히 체중과 혈당 조절에 실패하고 심각한 질병을 얻는 이유는 무엇인지? 왜 고혈압 환자 비율은 높아지고, 청소년과 적정 체중을 유지하는 사람에게도 나타나는지?(놀랍게도 미국 성인 3명 중 1명은 고혈압 환자이며, 12~19세 청소년 10명 중 1명은 혈압이 높다)[2] 미국 슈퍼마켓에서 판매하는 식음료의 약 74퍼센트에 든 첨가당과, 인간의 정신력을 강탈하는 질병을 포함한 퇴행성 질환의 치솟는 비율의 연관성은 무엇인지?[3] 이 책을 읽으면 답을 알 수 있다. 그간 건강해지려 애썼지만 목표를 이루지 못했다면 이 책의 설명이 반가울 것이다. 내가 혼돈 속에서 배운 것에 대해 알면 당신은 즉시 몸에 대한 권한을 가질 것이다.

내 개인의 여정이자 의학 탐구 보고서이기도 한 이 책은 그간 기울인 내 노력의 정점이다. 진료실의 환자에게 전해지기까지 수십 년씩(대개 20년 가까이 걸린다) 논문에 갇혀 비명을 질러야 하는 과학이라면 필요가 없지 않은가?

나는 새로운 지식을 진지하게 받아들이고 생활에 적용해 요산 농도를 건강한 범위 내에서 유지했다. 어려운 방법은 아니지만 당신에게 활력을 주고 오래 사는 데 놀라울 정도로 유익할 것이다. 흡연 및 간접흡연의 해악이 적절한 비유가 될 듯하다. 담배와 암의 연관성을 설득력 있게 증명하기 전까지는 많은 이들이 흡연에 너그러웠다. 술집이나 식당, 비행기 안이 담배 연기로 자욱해도 모두가 크게 걱정하지 않았다. 그러나 지금 흡연에 대한 우리의 태도를 생각해 보라.

그간 과학은 건강을 위해 요산을 조절해야 한다고 수십 년을 말했다. 하지만 요산 관리는 여전히 의학의 사각지대로 남았다. 이제 나는 완벽한 건강은 무엇이며, 건강해지는 것이 어떤 의미가 있는지를 새로운 관점에서 보여 줄 새 틀을 당신에게 제공하려 한다.

요산의 숨은 역사

스코틀랜드의 의사 알렉산더 헤이그Alexander Haig는 이미 100년 전에 몸의 요산 농도와 다양한 질환(편두통, 우울증, 뇌전증epilepsy, 당뇨병, 비만, 간 질환, 고혈압, 심혈관 질환, 뇌졸중, 암, 치매, 류머티즘)과의 연관성을 경고했다. 그의 혁명적 발견은 1892년에 초판을 내고 1898년 나온 개정 4판에 대한 논평이 〈미국의학협회지Journal of American Medical Association〉에 실리면서 절정을 이루었지만, 다음 세기까지 이어지지 못했다.[4] 그의 경고가 시대를 너무 앞서 나갔기 때문이었다.

그렇게 요산은 세포 대사에서 발생하는 비활성 폐기물 혹은 농도가 증가하면 신장결석과 통풍을 일으킬 수 있는 물질로만 여겨졌다.

통풍이나 요로결석이 없는 사람에게 요산은 눈여겨볼 필요가 없는 화합물에 지나지 않았다.

통풍은 고대 이집트 시대부터 존재가 알려졌지만, 1200년경이 돼서야 영국 도미니크회 수사인 랜돌푸스Randolphus of Bcking가 **통풍**이라는 단어를 통해 포다그라podagral(발에 생기는 통풍_옮긴이)를 설명했다(포다그라는 그리스어로 '발 덫'이라는 뜻이다).[5] 통풍을 뜻하는 'gout'는 '액체 한 방울'을 뜻하는 라틴어 'gutta'에서 왔는데, 질병을 일으키는 체액의 역할을 토대로 한 고대 체액론humorism에 기원을 둔다는 의미다.[6] 체액론은 통풍에 대해 혈액에서 관절로 질병을 일으키는 나쁜 물질이 '떨어지는 것'이라고 정의했다. 또한 통풍과 다른 질병과의 관계는 오래전부터 알려졌다. 2세기 로마의 의사 갈레노스Galen는 '방탕과 폭음'이 통풍의 원인이라 여기고, 통풍과 심혈관 질환의 연관성을 설명했다.[7]

대개 통풍은 대사 질환으로 여겨진다. 많은 요산이 뼈조직에 침식해, 관절에 바늘 모양의 결정(요산염)을 만들어 염증과 통증을 일으킨다. 특히 엄지발가락 관절에 통증으로 악명이 높다.

왕과 여왕, 시인과 과학자, 탐험가에 이르기까지 역사에는 통풍을 앓았던 유명인이 수없이 많다. 알렉산더 대왕Alexander the Great, 카롤루스 대제Charlemagne, 헨리 8세Henry Ⅷ, 크리스토퍼 콜럼버스 Christopher Columbus, 레오나르도 다빈치Leonardo da Vinci, 아이작 뉴턴Isaac Newton, 존 밀턴John Milton, 영국 앤 여왕Queen Anne, 벤저민 프랭클린Benjamin Franklin, 시인인 앨프리드 테니슨Lord Tennyson을 들 수 있다. 통풍은 주로 남성에게 나타나지만, 폐경기 여성이라면 발생 비율이 남성과 비슷해진다.

1960~1990년대까지 미국의 통풍 환자 수는 곱절 이상 늘어났고, 계속 늘어나 거의 1,000만 명에 이르렀다.[8] 이제 통풍은 가장 보편적인 염증 및 면역계 질병이다.[9] 그런데 통풍과 정확히 같은 비율로 비만과 대사 증후군이 나타나는 상황이 매우 흥미롭다. 이런 현상은 고요산 혈증hyperuricemia(요산 농도 상승)과 탄산음료와 주스(이 책에서 주스는 농축 과즙에 과당을 첨가한 형태를 말한다_옮긴이) 같은 가당 식음료 섭취량 증가와 나란히 나타난다.

다시 한번 강조하자면, 요산에 관한 논의는 통풍에만 국한되지 않는다. 미국 인구의 21퍼센트가 고요산 혈증을 앓는다고 추정되며, 이들은 건강상 위험에 처해 있다.[10] 꽤 높은 비율이지만 대부분 통풍이나 콩팥에 이상 증상이 없으니 그 위험을 모른다(건강검진 혈액검사에 요산 농도도 측정하지만 대부분 요산 농도에는 관심이 없다).

내가 이제부터 길게 설명할 질병이 바로 무증상 고요산 혈증asymp-tomatic hyperuricemia이다. 무증상 고요산 혈증에선 요산 수치가 높다고 경고하는 증상이 전혀 나타나지 않는다. 이 의학적 정의에서 통풍과 신장결석**만** 나쁜 증상으로 정의된다는 사실을 눈여겨봐야 한다. 무증상 고요산 혈증은 단순한 경고도 아니고, 통풍이나 콩팥 질환을 암시하는 초기 경고도 아니다. 무증상 고요산 혈증은 그 증상이 나타나기 한참 전부터 돌이킬 수 없는 폭풍을 만들 수 있으며, 혈당과 혈압을 높이고, 나쁜 콜레스테롤과 체지방, 전신 염증이 늘어나도록 부추겨서 수많은 만성 퇴행성 질환을 부를 수 있다. 간단하게 말하자면, 고요산 혈증은 일단 몸에 뿌리내리면 치료하기 어려운 질병에 **앞서** 나타난다. 놀랍게도 먼 옛날에는 높은 요산 농도가 생존 기전이었는데, 이에 대해서는 뒤에서 설명하겠다.

헤이그의 발견이 재발견되고 20년이 흐르는 동안, 학계는 인간이 예방할 수 있는 수많은 질병의 핵심 기전을 그가 밝혔다는 사실을 확인했다. 의학 논문에는 높은 요산 농도가 수많은 질병의 전조라는 증거가 차고 넘치는데, 몇 가지만 예로 들면 2형 당뇨병, 과체중과 비만, 고혈압이 있다. 많은 질병을 통제하기 위해 높은 요산 농도를 조절하는 의사들이 있다는 점은 더 놀랍다. 하지만, 생활 습관만 바꿔도 요산 농도를 낮출 수 있다.

그동안 나는 많은 질병의 비율이 계속 치솟는 원인을 알아내려 전 세계의 의학 논문을 탐색했다. 분명 인간의 생활양식과 식단이 바뀌기도 했지만 나는 여기에 빠지거나 어긋난 곳이 있다고 생각했다. 그 궁금증에서 마침내 튀어나온 것은, 현대 생활양식과 요산의 연관성이 현대 질병을 낳았다는 증거였다.

요산은 우리가 알아야 할 핵심 요인이다. CRP(C반응 단백질)가 수많은 질병과 연관된 전신 염증 수준을 나타낸다는 사실이 20세기에 밝혀졌듯이, 21세기에 들어선 지금은 요산 농도가 기능장애 및 질병과 장기적으로 연관 있음이 밝혀졌다. 이제 우리는 체중과 혈당, 혈압에 더해 요산도 조절해야 한다. 요산은 몸에서 쓸모없는 단역이 아니다. 잘 관리하지 않으면 건강을 망치는 범인이다.

불행하게도 많은 의사들은 아직 요산의 존재를 낮게 본다. 〈미국류머티스학회지American College of Rheumatology〉에 발표된 한 논문에 따르면, 높은 요산 농도는 모든 사망률의 16퍼센트와 연관성이 있으며, 전체 심혈관 질환과의 연관성은 39퍼센트라고 한다.[11]

2017년에 발표된 한 논평에서는 "높은 혈중 요산 농도는 가장 강력하고 독립적인 당뇨병 예측 변수 중 하나이며, 이는 대개 인슐린 저항성과 2형 당뇨병에 앞서 나타난다. 당뇨병 사례의 4분의 1은 높은 혈중 요산 농도가 원인으로 밝혀졌다"[12]라고 주장했다. 이어서 이렇게도 말했다. "혈중 요산 농도는 '중년 및 노년기' 당뇨병에서 강력한, 독립적 위험 요인이기도 하다."[13]

앞으로 책에서 '독립적 위험 요인'이라는 말이 앞으로 계속 나올 텐데, **저절로** 몸에 상해나 손상을 입히는 특정 상황이나 측정치를 뜻하며, 이 책에서는 요산 농도를 가리킨다. 2형 당뇨병을 일으키는 다른 위험 요인(예를 들어 비만) 없이 요산 농도만 높은 사람이 실제로 당뇨병에 걸릴 수 있다는 소리다. 요산이 아주 교활한 존재이기 때문이다.

현대사회에서 요산 농도를 높이는 압도적 원인이 하나 있다. 주변에 흔히 널린 가장 값싼 성분이며, 설탕의 일종임에도 혈당을 급격히 올리지 않아 상대적으로 '안전하다'라고 여기는 성분이다. 바로 과당 fructose이다.[14] 여기서의 과당은 과일에 든 과당이 아니다. 수많은 식품에 숨은 과당이다. 그 식품에는 우리가 사랑해 마지않는 드레싱, 소스, 조미료, 빵과 제과류, 에너지바, 간편식, 음료수, 그 외에도 단맛이 들었다고는 생각하지도 못한 식품이 포함된다. 이미 당신은 인공적으로 뽑아낸 과당이 건강에 나쁘다는 사실을 알 수도 있겠다(앞으로 별도 설명이 없는 과당은 인공 과당을 뜻한다_옮긴이). 하지만 과당이 우리 주변에 얼마나 흔한지, 얼마나 많이 먹는지는 잘 모를 것이다.

과당의 본색을 밝히는 작업은 지난 10여 년간 의학 학술지에서만 볼 수 있었다. 1970년, 명망 높은 의학 학술지 〈란셋The Lancet〉이 과당이 유도한 고요산 혈증에 대해 보고했고,[15] 그렇게 인간은 과당의 부작용을 알게 됐다.

고당도 식단이 온갖 건강 문제와 연결된다는 사실은 이제 새롭지 않다. 그러나 우리는 당류, 특히 과당이 **왜** 그리고 **어떻게** 몸을 파괴하는지는 잘 알지 못한다. 물론 이젠 과당의 생물 기전 그리고 요산과의 관계가 알려졌으며, 이를 통해 다루기 힘든 질환의 근원을 설명할 수 있다. 과당과 요산의 연관성은 얕막하지 않다. 인간 및 동물실험에 따르면 과당은 나쁜 대사 효과를 수없이 일으키며, 비만과 당류 섭취의 근본적인 연결 고리이기도 하다.[16] 인간이 과당을 처리하는 과정에 요산이 관여하며 비만 발생을 직접 촉진한다는 뜻이다.

요산 농도를 높이는 또 다른 주범은 **퓨린**purine이라는 화합물이다. 퓨린은 살아 있는 모든 세포에 있으며 건강한 생리작용을 돕지만, 그 양이 많아지면 체지방처럼 문제를 일으킨다. 퓨린은 세포에서 DNA와 RNA를 만들 때 쓰는 유기화합물인데, 퓨린이 분해되면서 요산이 생긴다. 퓨린 계열 염기에는 아데닌adenine과 구아닌guanine 두 종류가 있으며, 이들 모두 DNA와 RNA의 뼈대인 뉴클레오타이드nucleotide를 구성하므로, 조직이나 세포가 분해되면 요산 농도가 무조건 높아진다. 손상되거나 죽은 세포가 분해되면서 퓨린이 나오고, 요산으로 바뀐다. 또한 퓨린은 다른 중요한 생체분자, 예를 들어 거대

에너지 분자인 ATPAdenosine TriphosPhate(아데노신3인산)나 생화학반응에 필요한 보조효소coenzyme의 구성 요소이기도 하다.

퓨린은 생각보다 우리 주변에 풍부하다. 몸에서 생기는 퓨린에 더해 특정 해산물, 육류, 잡곡 빵, 맥주, 일부 채소 등에도 풍부하다. 이런 식품을 통해 체내로 공급된 퓨린은 몸에서 처리돼 요산이 합성되는데, 이들은 주로 간, 장, 혈관 내벽 세포(**혈관내피**vascular endothelium)에서 만들어진다.

퓨린은 '맛있고 풍성한' 식단에 풍부하게 들었으며, 그래서 통풍이 오랫동안 '귀족의 병'으로 불린 이유가 여기에 있다.[17] 물론! 퓨린은 이른바 '건강식품'에도 많다. 그간 이뤄진 대규모 역학조사에 따르면, 퓨린이 많은 식품 섭취와 혈중 요산 농도에서 상관관계가 나타났다. 물론 모든 채소를 비난하진 말자. 콜리플라워, 시금치, 버섯에 퓨린이 풍부하게 든 것은 사실이지만, 요산 증가를 촉진하지 않을 수도 있다.[18]

요산 조절 식이요법은 그간 통풍과 신장결석을 자주 앓는 이들에게 처방됐다. 그러나 요즘은 요산 조절에 대사 과정까지 통제하려는 이들에게 더 처방되는 추세다. 단순히 통풍이나 신장결석이 없다고, 해당 질병이 유전병이라는 변명은 당신의 건강을 보장하지 않는다.[19] 우리 모두가 아는 요산에 대한 지식은 '최적의 건강'이라는 수수께끼를 푸는 데 필요한 단서를 분명 제공한다.

'의사가 권한' 식이요법을 모조리 시도했지만 효과가 없었다면, 요산 조절 식이요법이 그간 보지 못한 효과를 줄 것이다. 당신이 요산이라는 성분을 눈여겨보지 않는다면 저탄수 식단, 비건 식단, 키토제닉 식단, 팔레오 식이요법, 페스코테리언(난류와 어패류를 먹는 채식주의자_옮긴이) 식단, 렉틴 프리 식단, 지중해 식단 그 어느 것도 당신의 체중과 혈압을 조절하는 데 도움이 되지 않는다. 최근 과학 역시 혈당 지수Glycemic Index, GI를 적용하는 방식과 건강식품의 섭취 패턴을 바꿔야 한다고 주장한다.

이 책이 설명하는 전략을 '요산 농도 감소Lower Uric Values'의 머리 글자를 따 LUV 계획이라고 부를 것이다. 이제 LUV 계획을 통해 당신은 요산 농도를 낮추고 이상적인 요산 농도를 유지할 수 있다. LUV 계획은 다음의 네 가지를 통해 이뤄진다. ❶식이요법 ❷숙면과 운동 ❸요산 농도를 높이는 약물 복용 자제 ❹타트체리, 커피, 비타민C, 쿼르세틴quercetin 먹기다. 뒤에서 다룰 마이크로바이옴(미생물로 구성된 생태 환경_옮긴이)도 매우 중요하다.

나는 이번 연구를 통해 수십 년 전에 의대에서 배우지 못했던 것, 신경과 전문의로서 환자를 치료한 오랜 경험이 가르쳐 주지 못했던 사실을 알았다. 사실, 내가 의사가 된 동기는 호기심이었다. 호기심은 내가 어떤 일을 시작하는 중요한 이유이기도 하다. 지금도 나는 매 순간 경이로움 속에서 질문을 던지며 살고 싶다.

"환자가 질병을 앓는 이유는 무엇일까?", "이 질문을 해결하면 의사로서 치료법을 얼마나 바꿀 수 있으며, 환자를 더 잘 치료할 수 있을까?" 나는 약물 처방처럼 단순한 증상 치료에 만족할 수 없었다. 질병의 근원을 알아내서 증상이 아니라 근원을 치료하고 싶었다. 타는 연기 말고 불 자체에 집중하는 것이 더 흥미롭지 않은가?

요산에 주목한 헤이그의 책은 100년 전에 출판됐지만, 요산은 2005년 이후에서야 통풍이나 신장결석 위험 지표 이상의 지위를 갖췄다. 세계 의학계는 연구를 거듭할수록 요산을 건강 요인으로 고려해야 한다고 확신했다. 참고로 일본에서는 이미 요산 조절이 통풍 치료뿐만 아니라 주요 의료 과정에 들어갔다.

나는 요산의 역할을 탐구하면서 놀랍고도 중요한 정보를 많이 얻었다. 예를 들어 요산 농도가 높아지면 지방 저장량도 늘어나는데, 여기에는 수백만 년 전까지 거슬러 올라가야 할 이유가 있다. 인간의 선조는 식량과 물이 부족한 시기에 생존하기 위해 지방을 축적하는 요산 농도를 높게 유지해야 했기 때문이다. 그러나 현대인 대부분에겐 식량이 부족할 일은 없지 않은가?

그래서 우리가 선조보다 훨씬 더 높은 요산 농도를 유지하게 만든 유전자 돌연변이에 대해서도 설명하겠다. 선조에겐 이런 유전자 돌연변이가 없었고, 인간의 요산 농도는 다른 포유류와 비교해 봐도 지나치게 높은 게 사실이다. 지방 축적과 인슐린 저항성이 필요했던 선조에게 요산은 생존을 보장하는 물질이었다. 이 강력한 생존 기전이 인간에게 생존 가능성과 번식능력을 부여하면서 이 유전자가 후손에게 이어지는 과정도 설명하려 한다.

그다음에는 음식이 풍족한 시대를 사는 현대인에게 주변 환경과 진화가 개입하는 과정 그리고 이 유전자 돌연변이가 도리어 건강을 파괴하는 과정을 살펴볼 것이다. 인슐린 민감성, 혈압, 지방 생성, 허리둘레와 모든 질병 위험으로부터 해방시켜 줄 매혹적인 이야기다.

통풍과 신장결석에서 요산이 원인임을 규명한 최초 연구가 나왔을 때, 예상한 대로 주류 의학은 그 연구를 외면했다. 그러나 그 주장은 상당히 설득력이 있으며, 이젠 전 세계에서 요산을 연구한다. 비만, 당뇨병, 심혈관 질환, 고혈압, 그 외 만성 염증 질환과 퇴행성 질환을 포함한 우리 시대의 주요 질병에 요산이 영향을 미칠 가능성이 크기 때문이다. 당신이 더 오래, 더 멋지게, 더 건강하게 살고 싶다면, 파괴적이지만 예방할 수 있는 질병을 피하고 싶다면 요산에 대해 알아야 하는 이유다.

일상 속 요산 폭탄을 찾으라

당신의 혈중 요산 농도가 얼마인지 모르는가? 이젠 집에서도 혈당이나 체중, 체온을 측정하듯 요산도 쉽게 측정할 수 있다. 물론 요산 농도는 하루 종일 바뀌는데 당신이 먹는 음식, 복용하는 약물, 수면의 질, 운동 정도 등 어떤 요인이 요산 농도에 영향을 미치는지를 알아야 한다. 우리 삶에 영향을 미치는 요산의 역할에 숨은 현란한 과학을 탐색하기 전에, 지금 당신에게 소리 없이 해를 끼치는 습관부터 확인해 보자.

다음 문항에 답해 보자. 내가 왜 이 문항을 선택했는지, 당신이 어떤 이유로 위험한지를 알 것이다. 생각나는 대로 솔직하게 답해 보자. 어중간한 상태라면 "예"라고 답하면 된다.

- 시판용 과일 주스를 마신다.
- 가당 음료(탄산음료, 가향차, 이온음료 등)를 마신다.
- 설탕이 들어간 식품(시리얼, 제과, 빵, 사탕 등)을 먹는다.
- 자일리톨xylitol이 들어간 식품을 먹는다.
- 이뇨제나 저용량 아스피린을 복용한다.
- 음주(특히 맥주)를 한다.
- 갑상샘(갑상선) 기능 저하를 앓는다.
- 면역억제제(사이클로스포린cyclosporine, 베타차단제betablocker)를 복용한다.
- 과체중이거나 비만이다[BMI(체질량지수) 30 이상].
- 혈압이 높다.
- 야생동물 고기(사슴, 무스, 엘크, 버펄로 등)를 즐겨 먹는다.
- 동물 내장을 먹는다.
- 적색육(쇠고기, 양고기, 돼지고기)을 1주에 세 번 이상 먹는다.
- 퓨린이 많은 해산물(정어리, 멸치, 고등어, 홍합, 가리비, 청어, 해덕대구) 등을 많이 먹는다.
- 가공육을 먹는다.
- 건선이나 관절 장애를 앓는다.
- 인슐린 저항성, 2형 당뇨병 등의 대사장애를 앓는다.
- 통풍이나 신부전 같은 콩팥 질환을 앓은 가족이 있다.
- 잠을 잘 못 잔다.
- 운동하지 않는다.

당연히 "예"가 많을수록 위험하다. 그러나 겁먹을 필요는 없다. 습관을 점검할 지식과 방법을 배운다면 빠르게 위험도를 낮출 수 있으니 말이다. 흥미롭게도 급성 감염, 탈수, 과도한 운동, 단식, 급격한 다이어트도 요산 농도를 높인다. 다만 이들은 일시적으로 농도를 높일 뿐, 만성 질환의 주원인이 아니므로 문항에 넣지 않았다.

나는 가급적 요산과 관련된 모든 요인을 모두 탐색할 것이며, 코로나19에 감염됐을지 모를 당신을 위해 1장부터 곧바로 해당 내용을 다룰 예정이다. 아직 알려지지 않은 건강 위험 요인 때문에 당신이 특별히 주의해야 할 수 있기 때문이다. 그 뒤에 요산 농도의 의미를 설명하고, 의사가 요산 농도의 정상 여부를 진단하는 기준을 완벽히 재정립하도록 요산의 적절한 농도를 제시하겠다.

요산을 정상 범위로 유지하는 것만으로는 충분하지 않다. 최적의 범위를 생각해야 한다. 혈당이나 A1c(당화혈색소) 수치도 다시 생각해야 한다. A1c 검사(A1c혈색소·HbA1c·당화혈색소 검사)에서는 석 달간의 평균 혈당을 측정하는데, 당뇨병 전 단계와 당뇨병 여부를 진단하는 보편적 방법이다. 그러나 내가 제시하는 안전한 혈당 수치는 기존 수치와 다르다. A1c가 의사들이 정상으로 간주하는 5.5퍼센트에 이르면 뇌가 퇴행하기 시작한다.[20] 혈당이 105밀리그램/데시리터라도 당신의 주치의는 괜찮다고 하겠지만, 이는 치매 발생과 깊은 연관성을 보인다.[21]

당신이 걱정하거나 고통받는 건강 문제가 무엇이든 간에, 당신이 반드시 달성해야 할 두 가지 목표는 대사 건강과 염증 통제다. 지금은 이 목표가 무엇을 의미하는지 모르더라도 곧 알 수 있다. 요산을 조절하면 대사 건강과 염증 통제에 이르는 길을 찾을 수 있다. 활기찬 건강에 이르는 관문이다.

요산은 부산물이나 비활성 폐기물과는 거리가 멀다. 몸에서 일어나는 수많은 반응을 세심하게 조정하고 촉진하는 존재다. 이제 요산에 관한 독단적 서술을 바꿀 때가 왔다. 동료들에겐 미안하지만, 당신에게 통풍이나 신장결석이 없는 한, 당신의 주치의가 건강검진 결과에서 비정상적으로 높은 요산 농도를 무시할지도 모른다고 경고해야겠다. 주치의가 요산에 대해 "걱정하지 마세요"라고 말한다면 그 말은 절대 사실이 아니다. 심지어 요산 농도를 낮추는 일이 중요하다는 주장을 비웃을지도 모른다. 그러나 인간은 잘 모르는 것에 편견을 갖기 마련 아닌가?

우리는 어떤 일이 있더라도 삶을 살아가겠다고 생각하며, 필연적으로 발생하는 질병을 현대 의과학이 치료할 수 있다는 희망을 품게 마련이다. 하지만 성공만 할 순 없다. 알츠하이머병만 보더라도 조금이라도 쓸모 있는 의학 치료법은 지금도 없다. 그러나 인간의 과학적 지식은 올바른 생활 습관이 불치병을 **예방할** 수 있다는 점은 명백하게 보여 준다. 약물로 혈압이나 혈당을 낮추고 심장박동을 강화하는 의학 치료법은 질병의 기저 원인을 해결하지 못한다. 불은 무시한 채 연기만 없애는 식이다.

이 책의 목적은 당신의 건강이다. 준비됐는가? 그럼 시작해 보자!

차례

DROP ACID: The Surprising New Science of Uric Acid

1부

요상한 녀석, 요산

체중을 비롯해 자신의 건강을 통제하는 비결을 **몰랐다는** 생각에 억울했다면, 이제라도 정보를 충분히 아는 행복한 사람이 되면 된다.

운동, 수면, 스트레스 같은 요인과 식단이 건강의 열쇠라는 사실은 누구나 안다. 그러나 이건 해야 하고, 저건 하지 말아야 하고 식의 지시가 쏟아지는 일상을 살다 보면, 때로는 **무엇**을 먹고 **어떻게** 운동하고 어떻게 피로를 풀어야 하는지 등 정확한 방법을 알기 어렵다. 더불어 그 목표가 왜 중요한지를 모르면 열의도 시들해지기 마련이다.

이제 건강한 사람과 건강하지 않은 사람의 차이점을 요산이라는 맥락에서 살펴볼 때가 왔다. 월등한 건강과 활력을 얻을 수 있는 관점을 새롭게 장착해야 한다. 나는 이 주제를 가지고 세계의 전문가들과 이야기를 나눴고, 관련 논문을 빠짐없이 섭렵했으며, 당신을 대신해 모든 과제를 해결했다.

인간을 더 낫게, 더 오래 살도록 돕는 지식은 임상에 적용되기까지 오랜 세월 속에 파묻히기도 한다. 연구실이란 공간에서 당신이 가는 병원으로 이동하는 과정은 여러 이유로 각자만의 고유한 경로를 남긴다. 운 좋게도 요산이 그 순간을 맞이했다. 이 분야를 연구하는 이들에게 물어보라. 혁명 수준이라고 답할 것이다.

1부에서는 요산의 생물학적 측면을 탐색하려 한다. 관련 역사를 포함해서 약간의 과학과 생리학 그리고 2부에 나올 LUV 정보가 다수 있다. 요산을 낮추고 건강한 수준으로 관리하는 일은 당신의 상상만큼 힘들지 않다. 즉, 일상생활이 불가능한 수준까지 식단을 통제하거나, 달고 맛있는 음식을 아예 끊으라고 강요하지도 않을 테니 말이다.

즉, 나는 쉽게 이해하고 실천할 수 있는 전략을 제시하려 한다. 그러니 당신은 일상 습관을 아주 조금만 바꾸면 된다. 다만 인간의 현재 그리고 미래의 행복에 깊은 영향을 미치는 요산이라는 화합물을 완벽히 이해하면 그 실천에 큰 도움이 될 것이다. 아마도 1부가 끝날 때쯤이면 당신은 몸에서 일어나는 과정을 새롭게 평가하고, 가능한 한 몸을 최적의 상태로 유지하고 싶은 마음을 품을 것이다.

당신에겐 조기 노화를 예방하고, 인지능력 저하를 막으며, **후성유전학**epigenetics(유전자 염기 서열의 부분적 결합이나 구조 변화로만 유전자 기능을 바꾸는 유전학_옮긴이)의 마법을 써서 유전자가 움직이는 방식을 바꿀 힘이 있다. 후성유전학에 대해서는 뒤에서 자세히 설명하기로 하고, 여기서는 당신이 흥미로워할 사실 몇 가지를 먼저 짚으려 한다.

- 요산을 만드는 원천 물질은 딱 세 가지로 과당, 알코올, 퓨린이다.
- 요산은 지방 생성을 촉진한다. 허리둘레를 늘어나게 하고 간을 지방으로 채운다.
- 높은 요산 농도는 과체중, 비만과 연관성이 매우 높다. 또한 심혈관 질환이나 고혈압, 인지능력 저하, 비정상적 혈중 지방, 그 외 **다른 원인**으로 인한 사망 위험과도 연관성이 매우 높다.

나는 당신이 누군지, 건강 상태가 어떤지 모른다. 그러나 내겐 그 원인이 무엇이든 당신의 사망 위험을 낮추는 일이 최우선 과제다. 만약 오래 살기와 관련된 요인에 더해 요산 농도에도 주의를 기울여 사망 위험을 낮출 수 있다면 나는 무슨 일이든 하겠다. 당신도 함께하길 바란다.

1장

요산이란?

중력의 영향과 시공간의 원칙, 인간 생존과 먹는 것의 중요성까지, 우리 모두가 인정하는 자연법칙에 대해 생각해 보자. 아마 당신은 박물관에 그림과 흉상으로 남은 먼 옛날의 철학자들을 떠올릴 것이다. 물리학, 화학, 의학을 공부하지 않았어도 히포크라테스, 아리스토텔레스, 플라톤, 뉴턴, 어쩌면 고대 그리스인 의사 갈레노스까지 몇몇 이름이 기억날 것이다.

갈레노스는 로마제국 시대에 최초로 인간 동맥에 든 혈액과 뇌 신경에 대해 설명했다. 좀 더 최근의 역사에서는 미생물의 세계를 보여준 루이 파스퇴르Louis Pasteur를 만날 수 있고, 최초의 백신을 만든 에

드워드 제너Edward Jenner도 있다. 보건 의료 체계에서 손 씻기의 중요성을 알린 이그나즈 제멜바이스Ignaz Semmelweis도 빠트릴 수 없다. 상대성이론을 주장한 알베르트 아인슈타인Albert Einstein도 있겠고, 교과서에만 의존했던 의사들에게 임상 실습의 중요성을 강조해 20세기 임상의학에 혁명을 일으킨 윌리엄 오슬러Sir William Osler도 있다. 그런데 내가 앞에서 소개한 19세기 스코틀랜드인 의사 헤이그의 이름은 모를 것이다.

의학의 돌파구를 마련했던 다른 의사들처럼, 헤이그도 자신의 몸을 실험 대상으로 삼았다. 그는 요산 농도를 낮추도록 설계한 식단을 직접 먹은 뒤 놀랍도록 건강해졌다고 기록했다. 1800년대 후반에 그는 수년을 앓았던 편두통에서 벗어나기 위해 육류를 끊었고, 그 시도는 성공했다.

앞으로 설명하겠지만, 육류에는 요산 농도를 높이는 퓨린(자세한 설명은 31쪽 참고)이 들었다. 헤이그는 높은 요산이 두통과 편두통뿐 아니라 우울증과 뇌전증까지 일으킬 수 있다고 주장했다. 그렇게 그는 심혈관 질환, 암, 치매, 통풍, 고혈압, 뇌졸중 등 다양하고 보편적인 질병이 요산 농도와 관련 있다는 결론에 이르렀다.

실제로 헤이그는 요산과 혈압, 혈류의 연관성을 깊이 탐구했으며, 요산 농도와 고혈압의 연관성을 최초로 발견한 의사로 인정받았다. 1892년에 낸 책《Uric Acid as a Factor in the Causation of Disease(질병의 원인으로서의 요산)》에서 그는 이렇게 썼다.

나의 전제가 완벽하고 추론이 타당하다면, 내가 생각하는 만큼 요산이 순환에 영향을 미친다면, 요산은 인간의 학문 체계에서 상상하지 못할 규모로 인간 몸의 기능과 영양, 조직을 지배한다고 볼 수 있다. 사망 후에나 발견할 수 있는 소수의 섬유조직 구조에 영향을 미치는 정도가 아니라, 가장 중요한 영양세포부터 가장 활발한 샘과 손톱의 세포간질, 피부와 체모 구조까지 모든 조직의 발달, 거쳐 온 과정, 퇴화 그리고 소멸을 직접 지휘할 수도 있다.

헤이그의 책은 7판까지 나왔고 여러 언어로 번역됐다. 그는 멀리 인도와 중국까지 전 세계 환자를 진료했지만, 그의 업적은 20세기까지 소문으로만 존재했다. 그러나 21세기가 오고, 서구의 건강 문제에서 요산의 역할을 뒷받침하는 증거는 무시할 수 없도록 많아졌다. '더 드라이브'의 존슨이 말했듯 이 '생리적 경고음'을 들어야 할 때였다.[2]

퓨린과 요산의 관계

퓨린은 인간 몸에 중요한 천연 유기물로 DNA와 RNA를 구성한다. 사실 퓨린은 질소 함유 분자, 즉 질소성 염기nitrogenous base로 DNA와 RNA의 특정 뉴클레오타이드 염기쌍nucleotide base pairs을 구성한다. 나선형으로 비틀린 DNA 구조를 떠올려 보자. 거기서 가로 부분이 바로 퓨린 분자다. 즉, 유전물질이 분해되면 퓨린이 나온다.

질소성 염기인 피리미딘pyrimidines과 함께, 퓨린은 모든 유기체의 유전물질을 구성한다. 또 특별 수용체를 통해 특정 세포와 결합하면 혈류나 심장 기능, 염증과 면역반응, 통증 및 소화, 영양분 흡수까지 광범위한 영향을 미친다. 신경전달물질neurotransmitters이나 항산화제

antioxidant로 작용하는 퓨린도 있다. 인간 몸의 퓨린 중 3분의 2가량은 **내인성** 퓨린으로, 자연스럽게 생겨 세포에서 발견된다. 인간의 세포는 죽음과 재생을 반복하는데, 손상되거나 죽은 세포에서 나온 퓨린은 제대로 처리해야 한다.

퓨린은 간, 특정 해산물과 육류, 주류 같은 식품에 많이 들었다. 이는 **외인성** 퓨린으로 소화 과정에서 대사된다. 즉, 인간 몸의 퓨린 풀은 내인성 및 외인성 퓨린의 총합이며, 이런 퓨린이 대사 과정을 거치면 요산이 나온다.

몸에 퓨린이 너무 많아지면 요산이 혈액에 쌓이는데, 그 요산은 콩팥을 거쳐 소변으로 배출된다. 하지만 이 배출을 방해하는 요인은 수없이 많으며, 이에 따라 요산이 많아져 대사 과정에 부작용이 나타나면 몸과 뇌 건강에 도미노 효과를 부를 수 있다.

지방 스위치: 생존을 위한 뇌의 전략

인간 사망의 주원인인 고혈압과 심장 질환의 근원을 파헤치기 위해, 수십 년간 과학계는 끈질긴 노력을 계속했다. 지난 세기 중반부터 지금까지 이어지는 획기적 연구는 새로운 통찰의 불꽃을 피웠고, 현대 의학은 요산을 되돌아보는 중이다. 이 과정을 자세히 보자.

가장 중요하며 훌륭한 연구로도 유명한 '프레이밍햄 심장 연구 Framingham Heart Study'는 인간에게 가장 위험한 사망 원인인 심장 질환의 위험 요인을 이해할 정보를 제공했다.[3] 이 연구의 모집단은 1948년 기준 매사추세츠주 프레이밍햄에 살며 아직 심장마비나 뇌졸중을 겪은 적이 없고 심혈관 질환 증상도 없는 30~62세 남녀 5,209명이었다. 이후 원래의 모집단에서 파생된 여러 세대가 추가되면서 학계는 이 집단을 주의 깊게 관찰했고 나이, 성별, 정신 건강, 신체적 특성, 유전 등 수많은 요인을 고려하며 생리 상태에 관한 단서를 수집했다.

프레이밍햄 심장 연구의 원래 목적은 심장 질환에 초점을 맞췄지만, 당뇨병부터 치매까지 여러 질병 과정 관찰이 가능했던 특별하고 '유혹적인' 기회였다. 다만 이 연구에 참여했던 학계는 높아진 요산 농도만으로는 심장 질환이 일어나지 않는다고 봤다. 그보다는 혈압이 질환 위험을 높였으며, 그것이 요산 농도 상승으로 이어졌다고 주장했다.[4] 그러나 이 연구에는 동물실험이 없었다. 그래서인지 존슨은 혈압을 지목한 주장에 설득력이 없다고 생각했다. 한마디로 불완전한 결론이라 봤다.

존슨은 수십 년간 플로리다대 의대에서 콩팥 질환, 당뇨병, 고혈압, 비만의 근원을 연구했다. 그리고 자신의 발견을 수백 편의 논문으로 발표했다.[5] 그는 약물로 요산 농도를 높이면 콩팥 기능이 떨어지거나 혈압이 높아지는지를 직접 연구했고[6] 쥐의 콩팥이 조금이라도 손상되면 혈압을 높일 수 있다는 사실을 증명했는데, 이 결과는 그와 동료들을 놀라게 했다.[7] 이 결과를 토대로 그의 연구 팀은 관련 연구를 더 깊이 진행했고, 쥐의 요산 농도가 높아지면 두 가지 방식으로 혈압이 높아졌다고 밝혔다.[8]

첫째, 요산 농도가 높아지면 **산화 스트레스**oxidative stress라는 생화학반응이 연쇄적으로 일어나 혈관을 수축시킨다. 이런 환경에서 혈액이 순환하려면 심장은 더 강하게 펌핑을 해야 하니 혈압이 상승한다. 그러나 요산 농도를 낮추면 이 모든 일은 일어나지 않는다. 체내 요산 농도가 높으면 콩팥에 염증이 일어나면서 손상이 계속 일어날 수 있고, 적절히 소금을 배출해야 하는 콩팥 기능을 억제한다.

둘째, 요산이 계속 과량 존재하면 콩팥에 손상과 염증이 계속 일어날 수 있고, 염분을 배출하는 기능과 그 외 콩팥 기능이 저하된다. 염분이 배출되지 않으면 혈액 속 여분의 염분이 혈관에 물을 끌어들여 혈액을 늘리므로 혈압이 높아진다. 물을 세게 틀면 호스가 부풀어 오르는 것과 같다.

인간도 요산 농도가 높아지면 쥐와 비슷한 반응을 나타내는지 연구하면서, 존슨 연구 팀은 근래에 고혈압을 진단받은 비만 청소년의 요산 농도를 측정했다.[9] 놀랍게도 해당 청소년의 90퍼센트는 요산 농도가 높았다. 연구 팀은 이 중 30명의 청소년을 **알로퓨린올**Allopurinol로 치료했는데, 알로퓨린올은 요산을 만드는 효소를 억제해서 요산 농도를 낮추는 약물이다. 이 약물요법으로 서른 명 중 85퍼센트가 혈압을 회복했다.[10] 이 놀라운 연구는 2008년에 〈미국의학협회지〉에 발표된 이후 전 세계에서 여러 번 재현됐으며, 여기에는 성인을 대상으로 한 연구도 있다.

실제로 성인의 무증상 고요산 혈증 환자를 연구한 결과에서는 알로퓨린올을 쓰면 혈압부터 혈중 지방, 염증 등 심혈관계와 뇌 기능 관련 요인이 상당히 개선됐다.[11] 그러나 과학이 이처럼 놀라운 발견의 인과관계를 완벽히 밝히려면 지금까지 나온 요산 관련 증거를 모두 확인하고 따라잡을 시간이 필요하다.[12]

존슨이 그 답을 찾던 흥미로운 문제는 비만과 고혈압 중 무엇이 먼저 나타날지, 요산이 고혈압뿐만 아니라 비만도 유발할지였다. 그리고 그는 인간의 진화 그리고 '뚱뚱해야 살아남는다'라는 개념을 떠올렸다.

다른 영장류처럼 인간은 칼로리가 풍족할 때 식량 부족을 대비해 지방을 저장하도록 진화했다. 식량이 풍부할 때 인간은 에너지를 매우 효율적으로 저장한다. 특정 환경에서는 인슐린 저항성을 써서 뇌가 쓸 포도당을 절약하는데, 이는 뇌를 빠르게 잘 써서 식량과 물을 찾으려는 생존 기전이다. 존슨은 이 특별한 프로그램에 '지방 스위치'라는 이름을 붙이고, 더 나아가 지방 스위치는 **호모사피엔스** 출현 이전의 유인원 선조로부터 수백만 년에 걸쳐 일어난 일련의 유전자 돌연변이에서 나왔다고 설명했다.

다음 장에서 설명하겠지만 이 생물학의 중심에는 콩팥에서 요산을 쉽게 배출할 수 있는 물질로 바꾸는 **요산분해효소**uricase가 있다. 요산분해효소는 어류 대부분과 양서류, 일부 포유류 심지어 세균에서도 발견된다. 하지만 조류, 파충류의 대부분, 화석으로 발견된 인간의 선조를 포함한 사람과hominidae의 포유류, 유인원, 인간에겐 없다.

그렇다면 인간에겐 요산분해효소에 대해 무슨 일이 일어난 걸까? 대자연이 끔찍한 실수라도 저지른 걸까? 그렇지 않다. 진화가 일어나면서 인간의 선조는 요산분해효소를 만드는 유전자를 '위유전자pseudogene'(진화 중 해로운 돌연변이가 쌓여 기능이 정지된 유전자_옮긴이), 즉 생물학 버전의 손상된 파일로 바꿨다. 풀어 말하면, 요산분해효소를 암호화한 유전자에 돌연변이가 일어나 우리는 요산분해효소를 만들 수 없게 됐다. 지방 스위치를 발달시키려면 요산 농도가 높아야 했고, 이로 인해 요산분해효소를 생산하는 다양한 유전자가 비활성화됐기 때문이다. 요산분해효소 유전자의 기능을 억제해 더 효율적으로 에너지를 저장하고, 굶주릴 위험을 낮춰 생존 가능성을 더 높이려는 '다소 모험적인' 진화적 타협이었다.

인간 혈액에 다른 포유류보다 3~10배 더 많은 요산이 들었고, 이에 따라 특정 질병에 취약해지는 이유는 인간이 요산분해효소 유전자를 쓸 수 없기 때문이다. 인간의 생리작용은 연중 동안에 쓸 많은 칼로리를 처리하도록 진화하지 않았다. 특히 과당이 그러한데, 과당은 직접 요산에 작용해서 지방 스위치를 켜고 지방을 저장하며, 혈당과 혈압을 높이는 데 놀라울 정도로 효율적이기 때문이다.

정리해 보자. 과당은 대사 과정을 거치면서 요산을 만든다. 하지만 인간에겐 그 요산을 쉽게 분해할 요산분해효소가 없으므로 지방 스위치는 계속 켜져 과당을 지방으로 바꾼다. 그렇게 '과일을 지방으로' 바꾸는 생리작용은 과일이 없는 긴 겨울 동안 인간을 살아남게 도왔다. 물론 그때와 지금은 환경이 바뀌었지만, 유전자와 생리작용은 바뀌지 않았다.

더욱 안타까운 것은 요산 축적이 과당 효과를 증폭한다는 사실이다. 과당이 많은 식단을 먹은 쥐가 건강한 식단을 먹은 쥐보다 더 많이 먹고 더 적게 움직인다는 사실도 드러났다.[14] 또한 과당이 많은 식단을 먹은 쥐는 지방을 더 많이 저장했는데, 과당이 "이제 그만 먹으라"는 신호를 보내는 렙틴leptin 호르몬을 억제하기 때문이기도 하다.

과당은 아무리 적절히 먹어도 간 건강, 지방 대사, 인슐린 저항성, 식습관에 엄청난 영향을 미친다.[15] 지금 여기서는 이것만 기억하자.

우리는 칼로리가 풍족한 세상에서 뚱뚱해지는 유전자의 저주를 받았으니 칼로리를 의식적으로 선택해야 하고, 모든 칼로리가 똑같지 않다는 점 말이다. 또한 우리 몸이 선호하는 지원 요소인 수면, 운동, 간헐적 단식(시간제한 식이요법)을 어떻게 운용할지 결정해야 한다는 것도 말이다.

튀르키예와 일본 학계는 2016년에 발표한 논문 제목을 〈Uric Acid in Metabolic Syndrome: From an Innocent Bystander to a Central Player(대사 증후군에서의 요산: 무고한 구경꾼에서 주연배우가 되기까지)〉라고 썼다. 참 직설적이다. 수많은 만성 질환, 즉 고혈압, 대사 증후군, 당뇨병, NAFLD, 만성 콩팥 질환의 원인으로 요산이 지목됐음을 보여 준다.[16] 또한 이 논문의 결론 부분은 많은 사실을 알려 준다.

> 예전에는 요산이 통풍이나 신장결석을 앓는 이들만의 주제였다면, 지금은 비만, 당뇨병, 심신장 질환(cardiorenal disease)이라는 교향곡의 주요 지휘자일 가능성을 인정받았다(심신장 질환은 심장과 콩팥에 발생하는 폭넓은 기능장애를 가리킨다).

여기서 나는 **주요 지휘자**라는 단어를 강조하려 한다. 이 단어는 아주 많은 것을 시사하기 때문이다.

2020년 일본에서 7년간 시행한 대규모 연구는 40~74세 성인 50만 명을 대상으로, 혈중 요산 농도와 심혈관 질환 외 모든 원인으로 인한 사망률의 연관성을 관찰했다.[17] 이 연구를 통해 남성은 혈중 요산 농도 7밀리그램/데시리터 이상, 여성은 5밀리그램/데시리터 이상일 때 모든 원인의 사망률 위험도가 유의미하게 높아지며, 심혈관 질환 사망률에서도 비슷한 경향이 보인다는 사실이 밝혀졌다. 또한 혈중 요산 농도가 **아주 조금만** 증가해도 남녀 모두에게 독립적 사망 위험 요인이 된다는 결과도 나왔다.

여기서 나는 남녀노소 모두 요산 농도를 '5.5밀리그램/데시리터 이하'로 유지해야 한다고 조언하겠다. 의학계에서 제시하는 정상 기준보다 훨씬 낮지만, 인간의 목표는 '최적의 건강'이라는 더 높은 곳을 향한다는 점을 기억하자. 남성의 경우 혈중 요산 농도를 낮추기가 여성보다 더 힘들겠지만, 남성이 이 조언을 실천해야 할 더 큰 이유이기도 하다.

내가 책 시작에서 짧게나마 강조했던 연구 결과, 즉 혈중 요산 농도가 높아지면 심혈관 질환으로 인한 사망 위험이 거의 40퍼센트 증가하고, 뇌동맥이 막히면서 일어나는 허혈 뇌졸중ischemic stroke으로 인한 사망 위험이 35퍼센트 증가할 뿐 아니라 모든 원인에 의한 사망 위험이 16퍼센트 증가한다는 사실을 밝힌 연구를 기억하자.[18]

학계는 혈중 요산 농도가 7밀리그램/데시리터 이상일 경우 1밀리그램/데시리터씩 높아질 때마다 사망 위험이 8~13퍼센트씩 증가하는 '눈덩이 효과'도 발견했다. 35세 이상 성인 남성 4만 명 이상과 여성 5만 명가량을 8년간 연구해 나온 결과니 가볍게 여길 건 아니다.

그런데 이 연구에서 내가 정말 놀랐던 것은. 관상동맥 심장병coronary heart disease보다 혈중 요산 농도로 인한 사망 위험이 더 높다는 점이다! 또 있다. 당신에게 고혈압, 비만이나 당뇨병이 없으며 흡연하지 않을 수도 있다. 그런데도 혈중 요산 농도가 **아주 조금이라도** 높다면 조기 사망할 위험이 커진다는 점이다.

그런데 이런 이야기는 예전에 왜 없었을까? 내가 말했듯이, 오랫동안 인간은 통풍과 신장결석이라는 맥락에서만 요산을 고려했다. 그러나 마침내 조용한 살인자인 무증상 고요산 혈증이 그 모습을 드러냈다. 높은 요산 농도는 분명 몸에 해악을 미치지만, 해당 증상이 없으니 통풍이나 신장결석을 앓지 않는 한 우리는 요산이 몸에서 무슨 짓을 하는지 알 수 없다.

하지만 당신에게 무증상 고요산 혈증이 있다면 고혈압, 비만, 당뇨병, 만성 콩팥 질환, NAFLD가 나타나리라고 나는 **예측**할 수 있다. NAFLD는 가장 흔한 만성 간 질환이며 '고혈압의 새로운 원인'으로 불린다.[19] NAFLD는 지난 20년 사이 곱절로 늘어났으며, 서구권 국가에서는 간 질환의 24~42퍼센트, 아시아 국가에서는 5~30퍼센트를 차지한다.[20] 다시 한번 강조하자면, 요산은 간세포의 지방 생산을 직접 늘리는 역할을 하며, 이는 결국 NAFLD로 이어진다.

지방간은 대개 과음으로 인해 간에 과잉 지방이 생기는 알코올중독자에게서 나타난다. 그러나 적당히 음주를 즐기거나 **전혀** 마시지 않는 사람도 알코올중독자와 같은 문제에 휘말릴 수 있다. 즉, 대사 과정이 망가지면서 간에 지방이 축적돼 간 기능이 떨어지면, 돌이킬 수 없는 손상과 간경화증liver cirrhosis으로 이어질 수 있다. NAFLD의 주원인으로는 비만, 당뇨병, 이상 혈중 지방(이상지혈증dyslipidemia), 인슐린 저항성이 꼽힌다.

고혈압과 높은 요산 농도도 NAFLD 원인의 하나이며, 최근 연구에 따르면 일반적인 상식과 달리 과체중이나 비만이 아니어도 NAFLD에 걸릴 수 있다.[21] 체중은 정상이지만 중증 지방간이 있는 이들은 간부전에 이르는 길 위에 선 셈이다. 다만 약물요법과 생활 습관을 바꾸는 전략만으로 NAFLD 진행을 늦춘 의사도 있다.[22]

앞에서 말한 모든 상황을 연결하는 근원 중 하나는 염증이다. 요산 농도와 염증은 밀접한 연관성을 보이는데, 높은 요산 농도가 염증을 증폭하고 부추긴다는 뜻이다.[23] 모두가 알겠지만, 만성 염증은 많은 질병과 사망의 근원이며 관상동맥 질환, 암, 당뇨병, 알츠하이머병, 그 외 당신이 상상할 수 있는 모든 만성 질환과 실제로 연관성이 있다.

하지만 불과 얼마 전까지는 빠르고 붉게 부어오른 부위와 알츠하이머병의 연관성을 가늠할 수 없었다. 어딘가가 빠르고 붉게 부어오른다고 알츠하이머병이 생긴다는 뜻이 아니라, 상관없어 보이는 두 가지 상황이 '염증'이라는 기저 현상을 공유한다는 뜻이다. 역시 심장 질환과 암은 서로 다른 질환이지만 염증이라는 공통분모를 가진다.

2004년 2월 23일, 〈타임Time〉은 불타는 형상의 인간 실루엣과 함께 "은밀한 암살자"라는 굵은 제목을 표제로 내세우고,[24] "염증과 심장마비, 암, 알츠하이머병, 그 외 여러 질환의 놀라운 연결 고리"라는 특집 기사를 실었다.[25] 당시 이 개념은 '이론'에 불과했고 대부분 증거 역시 '정황상 증거'였지만 점차 그럴듯하게 보이기 시작했는데, 다양한 질병을 앓는 환자들이 항염증제를 먹고 보인 전반적이며 놀라운 개선 효과에 의사들이 주목했기 때문이다.[26]

인간이 만성 질환의 근원을 어렴풋이 짐작하기 시작한 지 20년이 채 되지 않았다니, 놀랍기도 하다. 우리 몸이 수천 년간 미생물 침입자를 물리치고 상처를 치유하는 데 썼던 바로 그 염증 전략이 인간의 통제를 벗어나 만성 염증을 초래했다는 점도 놀랍다. 진화적 관점에서 볼 때, 우린 진화적 성공에 희생된 것이나 다름없다. 일시적이며 유용한 면역학적 방어 기전일 줄 알았던 염증은 이제 끈질기게 지속되는 해로운 반응이 됐으며, 인간이 원숙한 노년에 이르는 길을 막아섰다.

내 친구이자 동료인 데이비드 루트비히David Ludwig는 하버드대 의대 교수인데, 그가 체내의 '불길'을 설명할 때 자주 드는 비유를 빌려보자면 이렇다.

> 팔 아래쪽을 사포로 문지른다고 생각해 봅시다. 얼마 안 가서 그 부분이 빨갛게 붓고 따가워지겠지요. 이게 바로 급성 염증의 전형적 특징입니다. 이제 건강하지 못한 식단, 스트레스, 수면 부족, 운동 부족, 그 외 요인으로 염증이 몸에서 오랫동안 남아 주요 기관에 영향을 준다고 상상해 봅시다. 만성 염증은 곧바로 통증을 일으키지 않을 수도 있지만, 우리 시대의 위대한 암살자들을 묵묵히 돕습니다.[27]

이제 우리는 진화적 관점에서 성공으로 인해 희생된 또 다른 방식이자 이 이야기의 중요한 요소인 요산을 고려해야 한다. 여러 연구를 보면 요산 농도와 혈중 CRP 농도로 측정하는 만성 염증 그래프는 나란히 상승하는 모습을 보인다.

혈액검사로 간편하게 측정 가능한 CRP가 체내 염증 수준을 나타내는 기준 지표임을 당신이 이미 알 수도 있다. CRP의 이상적인 농도는 3밀리그램/리터 이하이며, 이보다 높으면 온갖 질병으로 이어진다. 높은 CRP 농도와 연관성을 보이는 요인은 다양한데, 여기에는 과체중, 당뇨병, 고혈압, 흡연, 분변 미생물, 높은 콜레스테롤 농도, 심지어 유전도 있다.

높은 CRP 농도는 신체 기능장애와 질병의 공통분모이며 류머티스관절염rheumatoid arthritis, 관상동맥 심장병, 노인 황반변성age-related macular degeneration, 파킨슨병Parkinson's disease, 출혈 뇌졸중 hemorrhagic stroke, 2형 당뇨병 등 다양한 염증 질환과 연관된다.

내가 볼 때 높은 CRP 농도는 뇌 손상, 인지능력 저하, 우울증, 알츠하이머병을 포함한 치매의 큰 위험 요인이다. 지금은 요산과 CRP 사이에 연관성이 있으며, 높은 요산 농도는 높은 CRP 농도나 사이토카인cytokine 같은 염증 물질과 직접적인 상관관계가 있다고 알려졌다. 예를 들어 이탈리아 연구 팀과 미국 국립보건원NIH의 국립노화연구소National Institute on Aging, NIA는 21~98세 남녀를 대상으로 3년간 진행한 대규모 공동 연구를 통해, 요산 농도가 높아지면 CRP가 증가한다는 사실을 직접 예측할 수 있다고 밝혔다.[28]

요산과 CRP를 포함한 염증 물질의 연관성을 확인한 연구 결과는 더 놀랍다. 독일 연구 팀은 관상동맥 질환을 앓는 30~70세 고위험군 환자 1,000명 이상을 연구한 결과, CRP나 IL-6(인터루킨-6) 같은 염증 지표보다 심혈관 질환의 나쁜 결과를 잘 예측할 인자가 높은 요산 농도라는 사실을 발견했다.[29] 이 논문의 결론에 따르면, 다른 위험 요인으로 조정하더라도 요산 농도 상승과 앞으로 나타날 심혈관 질환의 나쁜 위험도 증가 사이에는 '통계적으로 유의미한' 상관관계가 있다. 또한 염증 지표와 심혈관 질환의 연관성을 발견하지 못했으므로 요산 농도 상승 **자체가** 이 같은 나쁜 결과를 일으킬 수 있다고 주장했다.

이 연구에서 가장 당혹스러운 점은 요산 농도가 정상 범위 안에서 높아졌음에도 심혈관 질환 유발 위험도가 높아졌다는 사실이다. 이는 거듭 강조할 만한 부분이다. 정상으로 여겨지는 요산 농도에서도 위험도는 분명히 높아졌다. 다른 연구에서도 이 사실을 확인했으며, 이는 요산 농도가 전신 염증 수준을 나타내며 실제로 염증의 대리 지표일 뿐 아니라 염증의 **증폭 요인**으로도 작용한다는 점을 보여 준다. 즉, 염증의 영향 아래에 있는 모든 질병에 요산 농도가 관여한다는 뜻이다. 질병 위험에 관한 모든 대화의 중심에 높은 요산 농도가 등장하는 이유다.

연구들의 결론은 명확하다. 요산 농도에 주의를 기울이지 않으면 죽음의 전조가 울린다는 것. 이 상황이 노화로 인해 생기는 만성 질환과 분투하는 성인과 노년층만의 문제가 아니라는 말을 꼭 해야겠다.

예전에는 성인에게만 나타났던 질병인 인슐린 저항성, 당뇨병(코로나19가 대유행하는 동안 어린이 사이에서는 2형 당뇨병 사례가 곱절 이상 늘어났다), 고혈압, 비만, NAFLD, 심혈관 질환의 초기 증상 그리고 높은 요산 농도를 진단받는 어린이가 늘어나는 중이다. 요산 농도 문제는 이제 어린이에게도 중요하다.[30] 10년 이상의 장기간 대규모 연구를 통해 이제 의학 문헌에서는 어릴 때 요산 농도 증가가 성인 고혈압과 콩팥 질환으로 이어지며, 실제로 이를 예측할 수 있다는 사실을 명확히 했다.[31]

우리 질병의 발현은 어린 시절에 인지하지도 못했던 고요산 혈증에서 시작되는 것이 이젠 확실하다. 10대의 타액 속 요산 농도를 측정하면 성인이 됐을 때 체지방 축적량을 예측할 수 있다는 사실은 꽤나

홍미롭다.[32] 체중과 대사 과정에서 원치 않는 결과를 부르는 초기 변화를 청소년기 생리 현상에서 미리 탐지할 수 있다는 뜻이기도 하다.

요산 수치 자가 측정법

나는 최소 1주에 한 번은 아침에 식사나 운동을 하기 전에 요산 농도를 측정하라고 권한다. 요산 농도를 측정하면 전반적인 건강이나 기능 저하 위험도와 관련된 대사 기능을 파악할 수 있기 때문이다. 참고로 인간의 요산 농도는 수면하는 동안 높아지며 새벽 5시경에 절정을 이루는데, 흥미롭게도 이 시간대에는 심장마비 발생도 절정을 이룬다.

덧붙여서 혈당도 규칙적으로 측정하라고 권한다. 자신이 어떤 상태인지, 그날의 선택이 몸에 어떤 영향을 미치는지 정확하게 알 수 있기 때문이다. 먹은 식품, 식사 시간, 운동, 스트레스, 수면에 몸이 어떻게 반응하는지도 실시간으로 추적할 수 있다.

이렇게 규칙적으로 요산 농도와 혈당을 측정하면 건강을 관리할 가장 강력한 전략, 즉 특정 식품을 덜 먹거나 대사 능률을 높이기 위해 운동하는 등의 조치를 언제 취할지를 결정할 전략의 기초가 된다.

그러나 LUV 식단을 실천한다면 앞에서 말한 자가 측정이 필수는 아니다. 이 책에 나온 식단만 잘 지키면 요산 농도와 혈당을 측정하지 않아도 당신은 건강해지고 최적의 건강에 이르는 좋은 변화를 겪을 것이다. 물론 그때쯤이면 당신은 자신의 요산 농도와 혈당을 확인하고 싶을 것이다!

의사들은 비만 환자와 심장 질환 환자, 혈중 지방 농도가 나쁜 사람의 경우 날씬하고 건강하며 혈중 지방 농도가 정상인 사람에 비해 요산 농도가 높다는 사실을 오래전부터 알았다. 다만 지금까지는 요산 농도에 관심이 크게 없었거나, 요산 농도가 비만과 혈중 지방 농도 사이에서 중요한 역할을 한다는 점은 알아차리지 못했다.

전 세계적으로 비만 및 비만과 관련된 여러 질병은 빠르게 증가하는데, 20세 이상의 미국인 중 과체중이거나 비만인 사람이 73.6퍼센트라는 결과는 경악할 만한 수준이다.[33] 비만 범주에서만 보면 성인의 42.5퍼센트가 비만이다.[34] 2019년에 〈국제비만학회지International Journal of Obesity〉에 발표된 논문에 따르면, 2030년이면 미국 성인의 절반이 비만을 진단받으리라 추정한다.[35] 숨이 막히는 숫자다.

더욱 놀라운 사실은 비만과 연관성이 가장 큰 질병인 당뇨병 환자가 미국 인구의 10퍼센트를 조금 넘는다는 점이다. 어린이도 예외는 아니다. 12~19세 청소년과 6~11세 어린이의 20퍼센트 이상이 비만이다.[36] 2~5세 유아 집단에서는 비만율이 13퍼센트를 조금 넘는다.[37]

비만은 21세기 공중 보건의 가장 큰 위협인 **대사 증후군**(MetS 혹은 X 증후군이라고도 한다)이라는 포괄적 용어에 속하는 수많은 대사 질환 중 하나일 뿐이다. 더 정확히 말하자면, 대사 증후군은 심장 질환, 뇌졸중, 당뇨병, 수면무호흡sleep apnea(코골이), 간 및 콩팥 질환, 암, 알츠하이머병의 위험을 높이는 질환을 가리킨다. 이 질환은 코로나 19(48쪽 참고) 같은 전염병의 사망 위험을 엄청나게 높이거나 급성 감염을 치료한 뒤에도 그 강도가 약해지지 않고 장기간 이어지는 증상으로 고통받을 위험을 높인다.

대사 증후군의 주요 특징에는 다섯 가지가 있는데, 이 중 세 가지만 해당해도 대사 증후군으로 진단된다.

- 혈압이 높다.
- 혈당이 높다.
- 허리에 체지방이 많다(허리둘레가 남성은 101.6센티미터, 여성은 88.9센티미터 이상인 경우).
- 혈중 중성지방 농도가 높다.
- 콜레스테롤 농도가 비정상이다[특히, HDL(고밀도지단백질, 좋은 콜레스테롤) 농도가 낮다].

대사 증후군의 특징은 대부분 주의를 기울이지 않으면 명확하게 보이지 않는다는 점이다. 많은 의학 전문가는 가장 흔하고 심각하지만 **우리가 들어 본 적이 없었을** 질병이 바로 대사 증후군이라고 말한다. 심지어 대사 증후군은 증가 추세다. 미국 성인의 거의 35퍼센트가 해당하며, 최소 60세 이상 인구에서는 약 50퍼센트까지 높아진다고 추정한다.[38] 과체중이나 비만인 사람보다는 비율이 적게 나타나지만, 정상 체중이어도 대사 증후군이 나타나는 경우가 있다.

2020년 미국 질병통제예방센터CDC는 뉴욕대 연구 결과를 인용해서, 정상 체중이지만 대사 증후군이 있는 사람은 대사 증후군이 없는 사람보다 사망 위험이 70퍼센트 더 높다고 발표했다.[39] 게다가 정상 체중이지만 대사 증후군이 있는 사람의 사망률은 과체중이나 비만이지만 대사 증후군은 없는 사람보다 더 높았다. 해당 연구의 저자들은 대사 증후군을 앓는 사람이 과체중이나 비만이라는 고정관념을 버려야 한다고 강조했다.

당신이 정상 체중이지만 앞의 다섯 가지 항목 중 세 가지가 해당한다면, 당신이 의식하지 못하는 사이에 체내에서 많은 일이 일어날 것이다. 특히 요산이 지방을 생산하고 저장했음이 확실하다. 지방의 생산과 저장은 대사 증후군의 핵심이며, 학계는 이제 대사 증후군에 '지방 저장 질환fat storage condition'이라는 이름을 붙이려 한다.[40]

아직도 많은 이들이 대사 질환을 그다지 해롭지 않다고 여기거나, 치명적인 전염병을 포함해 서로 이질적인 질병에 걸릴 위험도를 높이는 중요한 요인이라고 생각하지 않는다. 혈당이 높거나, 고혈압이 있거나, 콜레스테롤이 높아도 약물과 생활 습관으로 조절하고 관리할 수 있다고 생각한다. 그러나 대사장애는 재앙이다. 당뇨병, 심혈관 질환, 만성 콩팥 질환 발생 위험만 높이는 것이 아니라 노년기의 수많은 퇴행성 질환을 일으키며, 여기에는 치매와 알츠하이머병이 포함된다.

그동안 내가 여러 곳에 글을 썼듯이, 사실 당뇨병과 뇌 질환은 가장 대가가 비싸고 치명적인 질병이지만 충분히 예방할 수 있다. 두 질환은 독특한 연관성을 보이는데, 2형 당뇨병이 있다면 알츠하이머병 위험도는 최소 곱절로 높아지며, 특별히 더 취약하다면 알츠하이머병 위험도가 최대 **네 배**까지 높아질 수 있다.[41] 특히 60세 이전에 2형 당뇨병에 걸리면 알츠하이머병 위험도가 곱절로 높아지며, 당뇨병에 걸린 기간이 5년 늘어날 때마다 알츠하이머병 위험도는 24퍼센트씩 높

아진다.[42]

설탕이 든 식품을 과다하게 먹으면 당뇨병이 없어도 인지능력이 심각하게 저하된다는 연구 결과도 있다.[43] 즉, 당뇨병과 상관없이 혈당이 높을수록 인지능력 저하도 빨라진다. 이 상관관계는 요산에서도 성립하며, 이 책에서 당신은 통풍이나 콩팥 질환에 걸리지 않았어도 요산 농도가 높을수록 인지능력 저하가 빨라진다는 사실을 알 것이다.

이미 학계는 높은 요산 농도와 인지능력 저하 사이의 직접적인 상관관계를 발견했다('무증상'인 고요산 혈증도 마찬가지다). 이에 더해 당신은 '뇌 과당 대사cerebral fructose metabolism'가 알츠하이머병의 주요 동인일 가능성이 있다는 사실도 알 것이다.[44] 뇌에서 과당의 작용과 대사 과정은 뇌 에너지 역학에 해로울 수 있으며, 결국 뇌 건강과 기능에도 유해할 수 있다.

코로나19가 알려 준 요산의 진실

코로나19 같은 전염병으로 인한 사망 위험도와 대사 기능장애의 연관성은 언뜻 보기에 불명확하지만, 이들의 상관관계는 깊으며 이 책의 전제와도 연관성이 있다. 이들의 연결 고리는 찾기 어렵지만, 대사 증후군을 앓는 이들의 코로나19 사망률이 높은 현상만 봐도 알 수 있다. 2021년 1월 중순, 학계는 대사 증후군을 코로나19에 감염된 환자의 질병 예후를 말해 줄 예측인자라고 발표했다.[45]

결과는 놀라웠다. 대사 증후군 환자는 대사 증후군이 아닌 환자에 비해 모든 원인으로 인한 사망률이 40퍼센트 높았고, 집중 치료실에 들어갈 가능성이 68퍼센트 높았으며, 인공호흡기를 쓸 확률도 90퍼센트 더 높았다.

또한 요산과 코로나19의 연관성은 논문으로 발표되기 시작했는데, 코로나19로 병원에 입원한 환자 중 요산 농도가 높은 환자는 그렇지 않은 환자보다 집중 치료실에서 인공호흡기를 쓰거나 사망할 가능성이 2.6배 더 높았다.[46] 코로나19가 배로, 비행기로, 기차로, 자동차로 전 세계에 퍼져 나갔을 때, 보건 재앙이 일어날 무대가 이미 마련됐다는 사실은 놀랍지 않다.

우리는 아직도 코로나19 바이러스와 이 바이러스에 노출된 후의 장기적 증상에 대해 모르는 것이 너무 많다. 의학계는 코로나19 감염이 뇌 기능에 가져올 장기 합병증과 이후에 나타날 알츠하이머병을 포함한 신경 퇴행 위험도를 맹렬하게 연구 중이다. 코로나19는 처음에는 호흡기 감염으로 알려졌지만, 지금은 몸 전체에 지대한 영향을 미치는 염증 혈관 질환이기도 하며, 사실상 심혈관계와 신경계를 포함한 모든 조직에 손상을 일으킨다는 사실이 알려졌다.

코로나19 바이러스가 일시적인 미각과 후각 상실 같은 가벼운 증상부터 불안과 우울 같은 정신 질환은 말할 것도 없고, 더 심각한 증상인 뇌졸중, 발작seizure, 섬망delirium 같은 신경학적 장애를 일으킨다는 사실이 확실해지고 나서야, 비로소 우리는 이것이 코로나19가 단순한 독감이 아니라는 사실을 깨달았다. 대규모 연구 결과에 따르면 코로나19를 진단받은 환자의 3분의 1이 여섯 달 이내에 정신 질환이나 신경계 질환을 겪는다고 한다.[47] 이런 사실을 바탕으로 코로나19는 특별한 범주로 분류됐다. 코로나19가 진정된 후 이어지는 긴 여파 속에서, 코로나19에 감염된 수천만 명이 평생 관련 증상을 겪으며 우리와 함께 살아갈 것이다. 이들은 오랫동안 병의 후유증을 앓는다.

코로나19 후유증이 길게 나타나는 두 가지 주원인은 기관 및 혈관 손상과 면역계의 과잉 반응으로 추측되며, 긴 후유증은 유전자, 후성 유전, 환경 요인 간 복잡한 상호작용의 결과로 보인다. 축적되는 데이터 속에 누가 오래 질병을 앓을지 더 정확하게 예측하고, 어떻게 치료해야 가장 좋을지에 관한 정보가 들길길 바랄 뿐이다. 후유증이 길게 나타나는 환자를 위한 회복 프로그램은 미국 전역에 있으며, 뉴욕시 마운트사이나이병원Mount Sinai Hospital의 경우 포스트 코로나19 병동을 열었다.

암이나 항암 화학요법처럼 면역 조절을 위협하는 요인을 통제할 방법은 많지 않겠지만, 당뇨병이나 관상동맥 질환, 비만 같은 질병이라면 생활 습관이 큰 영향을 준다고 밝혀졌다. 코로나19로 심하게 아팠거나, 죽은 사람과 아니었던 사람을 가르는 요인 중에 비만이 있다. 여러 대학의 연구 팀과 세계은행이 〈비만 리뷰Obesity Reviews〉에 발표한 논문은 비만과 코로나19 관련 논문, 즉 코로나19에 걸릴 위험부터 코로나19로 인한 사망까지의 연관성을 연구한 논문 75편을 메타분석했다.[48] 이 논문이 발견한 사실은 시사하는 바가 크다.

비만과 비만이 아닌 이들을 비교했을 때, 비만인 사람은 코로나19 양성반응을 보일 위험이 46퍼센트 더 높았고, 병원에 입원할 위험은 113퍼센트 더 높았으며, 집중 치료실에 들어갈 위험이 74퍼센트나 더 높았고, 사망 위험은 48퍼센트 더 높았다. 논문 저자들은 기계론적 측면에서 볼 때, 비만과 관련된 주원인 중 하나가 면역 기능 붕괴의 중심에 있다는 점을 명확하게 밝히면서, 비만으로 면역 기능이 손상되면 만성 질환과 전염병의 위험도가 수렴하며, 이는 전 세계 수많은 비만인의 코로나19 같은 바이러스 감염병 위험도를 크게 높인다고 주장했다.

우리는 전 세계의 집단면역이 완성되리라는 희망을 품는 동시에 바이러스에 감염된 이들을 더 효과적으로 치료할 방법이 개발되길 기다린다. 감염 위험도와 결과라는 측면에서 우리가 무력하지만은 않다. 식단, 수면, 운동, 스트레스 완화 같은 생활 습관은 모두 인간의 면역력에 영향을 미치며, 코로나19 바이러스가 인간을 써서 더 널리 전파되는 일을 막을 수도 있다.

최적의 건강을 추구하며, 일상에 더 주의를 기울이고 예방 대책을 마련할 기회를 부여했다는 관점에서 코로나19를 평가할 수도 있다. 요산 농도가 도로 위의 표지판처럼 앞으로 나타날 건강 문제를 예측하도록 돕는다면, 인간은 요산 농도에 주의를 기울여야 한다. 눈을 크게 뜨고 이 새로운 관점과 전략을 주시해야 한다.

요산, 대사 증후군의 새로운 지표

요산과 대사 증후군의 관계는 가장 주목받는 연구 주제이며, 요산 농도를 끝없이 높이고 대사 증후군을 유발하는 과당은 이른바 '빌런'이 됐다. 이란 연구 팀이 전 세계 논문 15편을 메타분석한 결과를 보면, 가당 음료 같은 가공식품에 든 과당은 건강한 성인의 대사 증후군을 일으키는 주원인의 하나다.

이란 연구 팀의 메타분석에서는 요산을 관찰하지 않았지만, 요산이 과당 대사의 주요 생성물이며 과당이 유도하는 대사 증후군의 원인이라는 사실을 여러 논문에서 확인했다. 이제 고요산 혈증은 '대사 증후군의 새로운 지표'가 됐다.

그간의 사실을 보면 더는 요산을 무시하거나 이 대사산물metabolite을 무고한 구경꾼으로 치부할 수 없다. 혈당, 체중, 혈압, LDL(저밀도 지단백질, 나쁜 콜레스테롤) 같은 다른 생체 지표처럼 요산도 합당한 자격을 인정받아야 한다. 나는 여기서 더 나아가 요산이 이런 지표를 높이는 데 **이바지하는 인과 인자**라는 많은 과학자의 주장에 동의한다.[51] 이것이 이 책의 핵심 명제다. 당신은 보건 전문가가 수십 년 주목했던 생체 지표를 요산이 어떻게 망치는지 알 것이다. 수많은 심혈관 대사 질환과 콩팥 질환에 앞서 요산 농도가 먼저 높아지고 이 질병의 **예측** 요인이 되는 이유도 알 것이다.[52]

요산은 혈당, 체중, 혈압, 중성지방, HDL과 LDL 비율처럼 보편적으로 측정하는 건강 생체 지표다. 많은 질병과 요산의 연관 관계는 생물학적 관점과 요산이라는 맥락에서 살펴볼 때 매우 복잡하지만, 당신이 잘 이해하도록 자세히 설명하겠다. 사실 여러 측면에서 아주 흥미로운 주제다.

예를 들어, 2형 당뇨병과 비만의 핵심 요인인 인슐린 저항성과 높은 요산 농도의 관계에 대한 설명 중에는 혈관 내벽인 내피endothelium에 일어난 손상이 원인이라는 주장도 있다.[53] 우선, 우리 몸이 자연스럽게 만드는 **산화질소NO**가 건강의 여러 측면에서 중요하다는 사실을 알아 두자.

산화질소의 가장 중요한 역할은 혈관 이완 혹은 확장이다. 혈관이 이완되면 혈관 지름이 늘어나면서 혈압이 낮아져 혈액의 순환이 원활해진다. 따라서 산화질소는 심혈관계에서 가장 강력한 조절 분자다. 산화질소는 인슐린 기능에도 중요한데, 혈관의 또 다른 중요한 기능이 인슐린을 혈액에서 세포로 옮기는 일이기 때문이다. 인슐린은 주로 근육세포로 들어가서 포도당을 글리코겐(포도당의 저장 형태)으로 바꾼다.[54]

요산은 두 가지 방법으로 산화질소 활성을 억제하는데 ❶산화질소 생산을 줄이거나 ❷산화질소가 작용하는 경로를 방해하는 식이다. 산화질소가 부족해지고 산화질소 작용 경로가 억제되면, 인슐린 기능과 전체적인 심혈관 건강이 나빠진다. 산화질소 결핍과 기능 손상이 심장 질환, 당뇨병, 심지어 발기부전erectile dysfunction(54쪽 참고)로 이어지는 이유가 여기에 있다.

오래전부터 학계는 체내 산화질소 기능을 연구하면서, 산화질소 농도가 줄면 인슐린 저항성이 나타난다고 주장했다. 산화질소가 결핍된 쥐는 대사 증후군의 특징을 나타냈다. 이런 현상이 일어나는 생물학적 이유는 인슐린과 포도당 사이에 '장애물'이 생기기 때문이다. 인슐린은 골격근으로 가는 혈액을 늘려서 이들 조직이 포도당을 흡수하도록 촉진한다. 이 작용은 산화질소가 조절하는 경로를 통해 이뤄진다. 따라서 산화질소가 부족하면 인슐린은 제 기능을 할 수 없으며, 인슐린-포도당 활성이 무너진다. 산화질소가 부족하면 고혈압을 촉진하면서 혈관 탄성도가 낮아져 혈관은 혈압 변화에 적절하게 대응하는 능력을 잃는다.

요산의 관점에서, 2형 당뇨병을 처음 진단받은 이와 그렇지 않은 이의 놀라운 차이점을 보여 주는 논문을 한 편만 더 소개하려 한다. 40~65세 성인의 공복 혈당, 인슐린, A1c, 요산을 측정했을 때, 2형 당뇨병을 진단받은 이는 전반적으로 높은 수치를 기록했다. 이 논문과 비슷한 여러 논문은 높은 요산 농도가 당뇨병을 유발하는 방식을 보여 준다. 여기에는 여러 경로가 있으며, 단순한 경로로는 요산 농도가 높아지면서 염증을 활성화해 인슐린 저항성을 유도하는 경우도 있다.

1. 요산과 산화질소의 관계

과당
퓨린 ➡ 요산 증가 ➡ 산화질소 감소
알코올

⬇

인슐린 저항성
고혈압
기관으로 가는 혈류 감소

앞서 말했듯이, 요산은 조직과 DNA를 손상하고 산화질소 기능을 억제해, 혈관 내피 기능을 손상하는 산화 스트레스를 일으키는 강력한 발전기이며, 이 모든 상황은 염증이 더 많이 일어나도록 자극한다. 이에 따라 누적되는 염증 효과만으로도 췌장 세포를 망가뜨릴 수 있고, **인슐린 유전자** 발현에 문제를 일으켜 인슐린 분비가 줄어들 수도 있다. 일단 인슐린 신호체계가 손상되면 대사 문제는 더 커진다.

요산과 발기부전의 관계

내 환자 중에는 성 기능장애나 발기부전 등을 겪는 남성도 많다. 이들은 대부분 비아그라Viagra나 시알리스Cialis 같은 약물에 의존한다. 발기부전을 치료하러 내게 오지는 않지만, 대화하다 보면 환자에겐 내가 치료하는 신경 질환만큼이나 성생활도 중요한 문제라는 걸 알 수 있다. 당시 내가 요산과의 연관성을 알았더라면 환자와 이 주제로 대화해 볼 수 있었을 것이다.

발기부전과 혈관 문제, 심혈관 질환의 연관성은 오래전에 입증됐다. 발기부전은 혈관 기능장애의 지표이며 관상동맥 질환과 강한 상관관계를 나타낸다. 고혈압이나 소혈관 질환small vessel disease 같은 심혈관 질환 병력이 있는 남성은 발기부전 위험도가 높고, 고혈압이 없더라도 높은 요산 농도 **자체만으로도** 독립적 위험 요인이 된다.[58] 어떻게 그럴 수 있을까?

요산은 염증과 산화 스트레스를 일으켜 혈관 내피를 망가뜨리며, 이로 인해 발기에 중요한 산화질소 활성을 낮춘다. 사실 비아그라 같은 발기부전 약물은 산화질소 농도를 높여 효과를 나타낸다. 어떤 연구에 따르면 높은 요산 농도는 발기부전 위험도를 36퍼센트 높인다고 봤다. 과다한 가당 음료 섭취와 '서서히 진행되는 무증상 발기부전'에는 연관성이 있으며, 결국은 완전한 발기부전으로 이어진다.[59] 고혈압, 당뇨병, 비만은 걱정하지 않더라도 성생활에 대해 걱정하는 남성에게 이 같은 연구 결과는 시사하는 바가 클 것이다.

지금까지 내가 설명한 모든 과학 지식을 당신이 이해하지 못했더라도 안심하라. 곧 이해할 것이다. 내가 말했던 중대한 생물학적 과정이 어떻게 갑상샘 기능 저하나 면역 장애처럼 이질적인 질병과 연관되는지도 알 것이다. 코로나19는 면역력에 관한 관심을 높였다. 그로 인해 우리는 자가면역 질환에 대항할 회복력을 포함한 면역 회복력을 구축하는 비밀을 연구했으며, 이 연구는 요산에 관한 지식을 명확하게 요구한다.[60]

우리 몸에는 자가 포식autophagy이라는 과정이 있는데, 이 자가 포식은 면역력뿐만 아니라 오래 사는 법에서도 주연을 맡는다. 자가 포식은 세포가 내부를 청소하는 과정이며, 이를 거친 세포는 더 젊어진다. 위험하거나 손상된 세포, 즉 문제를 일으키는 쓸모없는 '좀비 세포'와 병원체를 제거하거나 재활용하는 작용이라 생각하면 된다.

자가 포식 과정에서 면역계는 추진력을 얻는데, 이는 암, 심장 질환, 자가면역 질환, 신경 기능장애 등이 일어날 위험에 영향을 줄 수 있다. 중요한 점은 요산이 자가 포식을 억제하며 세포의 항염증 능력을 떨어뜨린다는 사실이다. 바꿔 말하면, 요산은 당신의 세포가 위험한 잡동사니를 치우고 염증을 진정시키는 작업을 막는다.

우리에게 알맞은 요산 농도는?

우주생물학astrobiology은 지구와 우주의 생명체를 연구하는 천문학 분야다. 우주생물학에서 말하는 '골디락스 지대the Goldilocks zone'는 물이 액체 상태로 존재하는 이상적 온도를 유지하는 행성(지구)과 항성 간의 거리를 가리킨다(골디락스는 많은 분야에서 '정확히 들어맞는' 상황에서만 나타나는 현상을 설명할 때 폭넓게 활용된다). 이 용어는 동화 〈골디락스와 곰 세 마리Goldilocks and the Three Bears〉에서 골디락스가 죽 세 접시를 각각 맛보고 너무 뜨겁지도 너무 차갑지도 않은, 딱 알맞은 온도의 죽을 먹은 데서 나왔다.

의학생물학자는 가끔 이 용어를 빌려, 건강을 위해 우리 몸에 필요한 요소의 이상적인 양을 설명한다. 예를 들어 운동량이 지나치게 많거나 적으면 당연히 몸에 좋지 않다. 이런 식의 설명이 모든 곳에 적용된다. 수면이 지나치게 많거나 적으면, 음식을 과하게 먹거나 적게 먹으면, 혈당이 위험할 정도로 낮거나 높으면, 필요한 약물을 지나치게 먹거나 먹지 않으면 위험하다는 식이다.

요산의 골디락스 지대를 찾는 일은 특히나 중요하다. 요즘에는 위험할 정도로 낮은 요산 농도가 문제인 일이 드물지만, 오랜 시간에 걸쳐 요산 농도가 지나치게 낮아지면 건강에 문제가 생긴다는 사실을 지적해야겠다. 이때 문제가 되는 요산 농도는 남성은 2.5밀리그램/데시리터 이하, 여성은 1.5밀리그램/데시리터 이하다. 이 경우 특정 신경학적 기능장애, 심혈관 질환, 암, 아주 희귀한 콩팥 질환인 판코니 증후군Fanconi syndrome 발병 위험도가 높아질 **가능성**이 있다. 그러나 그 연관성은 아직 완벽히 입증되지 않았으며, 낮은 요산 농도 말고 다른 요인이 중요한 역할을 할 수도 있다. 어쩌면 당신은 요산이 항산화제이며 따라서 유익하다는 정보를 들었을지도 모른다.

하지만 요산은 두 얼굴을 가졌다. 세포 밖 혈장에서는 항산화의 특성을 나타낼 수 있지만, 세포 안에서는 산화 촉진의 범죄자가 된다. '솔직히' 나는 요산 농도가 극단적으로 낮은 사람에 대해 걱정하지 않는데, 우리 다수가 마주하는 현실이 아니기 때문이다. 체지방이 극단적으로 많거나 적으면 모두 위험하지만, 과체중과 비만인 사람이 저체중인 사람보다 훨씬 더 많다. 요산도 마찬가지다. 요산 농도가 만성적으로 극히 낮은 사람은 유전에 문제가 있을 가능성이 높으며, 수백만 명 중 1명만 해당하는 변칙적인 사례다.

요산 농도의 이상적 범위를 가늠하는 또 다른 방법은 문자 U를 그려 보는 것이다. 요산 농도가 U의 양 꼭대기 끄트머리를 넘어가기보다는 U의 중간 부분에 머무르는 편이 좋다. 물론 어떻게 해야 할지는 내가 알려 줄 것이다.

1970년대 중반 이후, 인간의 요산 농도가 놀라울 정도로 높아진 데는 명확한 원인이 있으므로 짧게 설명하겠다. 나는 식단의 변화가 주원인이라고 확신한다. 인간의 DNA는 과잉 칼로리, 특히 매일 세 끼 식사에 든 과당의 사악한 영향력을 처리할 만큼 빠르게 진화하지 못했다.

당신이 과당에 숨은 과학을 이해하고, 과당이 우리 일상에 얼마나 폭넓게 스며들었는지 알면 놀랄 것이다. 직접 확인하고 싶다면 당신이 하루 동안 먹는 식음료에 든 과당을 모두 기록해 보자. 아니면 당신이 고른 식품의 영양 성분표를 읽으라. 식품을 어디서 사는지 생각해 보라. 사회 전반에서 퇴행성 질환 유병률이 높아지고 요산 농도도 점점 높아지는 것이 당연해 보일 것이다.

인간 생리의 모든 측면을 지배하고 조절하는 자연의 법칙은 우리 유전자에 수천 년간 새겨져 내려왔다. 그 암호 중 일부가 위태로운 상황으로 우리를 내몰았다. 더 늦기 전에 되돌려 보자.

2장

뚱뚱해야 살아남는다?

수Sue는 행복한 공룡이 아니었다.

티라노사우루스 렉스는 6,600~6,800만 년 전에 지구를 지배했던 가장 흉포하고 유명한 거대 파충류다. 육식동물로 동족을 잡아먹는 것도 서슴지 않았다. 여느 티라노사우루스 렉스처럼 수 역시 앞다리가 짧고, 어쩌면 동료보다 조금은 더 짜증이 많고 기분 변화가 심했을 수도 있다.

수의 성격이 특별히 나쁠 것이라 말한 데는 이유가 있는데, 수의 뼈를 연구한 결과 통풍을 앓았다는 놀라운 진단이 나왔기 때문이다(수의 성별은 알 수 없지만 수컷이었을 수도 있다).[1] 현대 파충류에는 요산분해효소가 없지만, 통풍이 공룡에 흔한 병은 아니었을 것이다. 이 진단은 왜 통풍이 이토록 오래전까지 거슬러 올라가는지 의문을 제기한다.

우리가 과거로 돌아가 수 그리고 수의 백악기 시절 사냥감을 엿볼 수 없지만, 천체물리학은 언젠간 우리가 미래로 시간 여행을 할 수 있으리라고 말한다. 미래의 인간은 어떻게 생겼을까? 수명의 한계선을 어디까지 연장할 수 있을까? 인간 게놈은 우리를 어디로 이끌까? 답을 지금 알 순 없지만 역사는 인간에게 게놈을 존중하라고, 게놈 능력뿐만 아니라 약점도 존중하라고 가르친다. 이것이 가장 중요한 교훈이다.

불행하게도 인간은 종으로서 번영하기 위해, 게놈에 대한 교훈에 특별히 주의를 기울여야 하는 진화의 분기점에 서 있다. 하지만 우리 대부분은 게놈을 존중하지 않으며, 그 결과 수많은 만성 질환을 앓는 중이다. 학계는 오래전 확립된 게놈과 21세기 환경의 단절을 **진화적/환경적 부조화**라고 부른다. 이것이 정확히 무엇인지 알아보자.

현대사회는 경이로움과 놀라운 기술을 보여 주지만 인간 게놈은 여전히 수렵 채집인 상태에 머무른다. 수렵 채집인의 게놈에는 풍요의 시기에 우리를 뚱뚱하게 살찌우는 '절약' 유전자가 프로그래밍됐다. 이른바 '절약 유전자 가설'은 미시간대 유전학자인 제임스 닐

James Neel이 1962년에 처음 주장했는데, 2형 당뇨병에는 유전자를 근본으로 한 강력한 동인이 있고, 자연선택이 인간에게 나쁜 효과를 불러온 이유를 설명했다(해당 논문 제목이 모든 것을 말해 준다. ⟨Diabetes Mellitus: A 'Thrifty' Genotype Rendered Detrimental by 'Progress'?(당뇨병: '진보'가 불러온 '절약' 유전자형의 해악인가?)⟩[2]

널은 인간의 생식력이 절정에 달한 시기에도 실명부터 심장 질환, 신부전, 조기 사망까지 온갖 쇠약 증상을 일으키는 유전자를 진화가 왜 지지했는지에 의문을 가졌다. 언뜻 보기에는 인간의 미래를 위해 좋은 징조로 보이지 않는다. 그는 또한 어떤 환경 변화가 2형 당뇨병 사례를 늘렸는지에 대해서도 고민했다. 지금은 널리 인정받은 그의 가설에 따르면, 당뇨병에 취약하게 만드는 절약 유전자는 역사상으로 인간에게 유익했다.

예전에는 식량이 부족한 시기가 오래 이어졌으므로, 식량이 풍족할 때 인간의 절약 유전자가 지방 스위치를 켜서 인간을 빠르게 살찌웠다. 그러나 현대사회는 식량에 대한 접근성을 바꿨고, 이제 대대적인 기아가 현실로 닥쳐올 가능성은 없다. 따라서 절약 유전자는 여전히 활성화되지만 지금의 인간에게 절약 유전자는 필요 없다.

인간 진화에는 고유의 연대표가 있다. 하지만 인간은 진화 속도를 높일 방법을 아직 모른다. 우리 식사에 나타난 급격한 변화를 수용할 유의미한 변화가 인간 게놈에 조금이라도 나타나려면 4~7만 년이 걸린다. 인간의 절약 유전자는 "지방을 저장하라"는 지시를 무시하도록 훈련받지 않았다. 우리를 인간이라 정의하는 게놈의 대부분은 대략 300만 년 전부터 농업혁명이 일어나기 전인 1만 1,000년 전까지의 시기인 구석기시대에 아프리카에서 선택한 유전자로 구성됐다(다만, 기간은 유동적이다. 고고학자는 지금도 인간 진화 연대기에 관한 새로운 단서를 찾아낸다. 농업혁명은 1만~1만 2,000년 전에 일어났는데, 1만 1,000년은 내 의문에 상당히 근접한다).

1만 1,000년은 인간 세대로 치면 대략 366세대에 해당하며, 호모homo 종의 역사에서는 그 비율이 0.5퍼센트에 지나지 않는다. 게다가 산업혁명과 현대사회는 각각 호모 종의 7세대와 4세대에 불과하다.[3] 겨우 몇백 년에 지나지 않는 당시에 생활 습관과 식사가 근본적으로 빠르게 바뀌었다. 이 변화는 여전히 진행 중이고, 인간의 생활 습관도 요산 농도를 자연스럽게 높이는 방향으로 전례 없는 변화를 일으켰다. 그 예로 산업혁명은 정제한 식물성기름과 곡물, 당류 소비를 압도적으로 늘리면서 정크 푸드 문화를 꽃피웠다.

인간의 식습관은 특히 1970~1990년에 파괴적인 방향으로 나빠졌다. 당시에만 과당 소비가 1,000퍼센트 이상 높아졌는데, 다른 식자재나 식품군 섭취의 변화를 크게 능가했다. 과당의 소비 급증은 높은 요산 농도, 여러 질병 증가와 궤를 같이한다. 지금 미국인은 매일 총 칼로리의 72퍼센트 조금 넘는 비율을 유제품, 정제한 당류와 곡물, 식물성기름, 알코올로 채운다.[4] 이런 정제 식품은 농업시대 이전 인류의 식단에는 전혀 없었을 것이다.

사실 식품 산업이 인간에게 가공식품을 제공한 기간은, 인간이 지구에 출현한 시간에서 겨우 0.005퍼센트가량에 지나지 않는다! 인간의 유전자는 아직 서구식 식단과 생활 습관으로 번영하는 데 적응하지 못했다.

인간이 지방 생산과 저장을 촉진하는 유전자를 짊어진 이유로 체중을 줄이고 유지하는 일이 어렵기 때문이라 믿고 싶은 사람도 있을 것이다. 하지만 인간은 **모두** 지방 스위치를 켜는 절약 유전자를 가졌다. 절약 유전자는 인간의 일부이며, 분명 지구에 사는 대다수 인간이 살아남게 도왔다.

그러나 선조들의 생리와 서구식 식단 및 생활 습관이 보여 주는 진화적 부조화는 이른바 많은 문명의 질병, 즉 관상동맥 심장병, 비만, 고혈압, 2형 당뇨병, 암, 자가면역질환, 골다공증의 바탕을 이루며, 이런 질환은 수렵 채집인과 비서구권에서는 희귀하거나 실제로 나타나지 않는다(이에 대해서는 뒤에서 더 자세히 설명하겠다).

염증이라는 불길을 키우는 것부터 마이크로바이옴을 바꾸는 일까지, 대사와 면역에 관련된 모든 현대 생활양식의 연쇄적 효과는 뒤에서 살펴볼 것이다. 통풍이나 콩팥 질환이 없는데도 요산 대사와 요산 축적의 결과가 장내 마이크로바이옴의 나쁜 변화에 직접 관련된다는 새로운 증거도 있다.

현대를 살아가는 수렵 채집인과 현대 생활양식에 최소한으로 영향 받은 집단이 설탕과 지방을 과다하게 먹는 산업화 사회 구성원과 비교해 더욱 훌륭한 건강 지표와 신체 구성, 신체적 강함을 나타낸다는 데이터에 의해, 선조가 살던 환경에 **호모사피엔스**가 최적으로 적응했다는 주장이 강화됐다. 그 데이터는 다음과 같다.

- 건강한 수준의 혈압
- 혈압과 연령 사이의 낮은 연관성

- 중년과 노년의 뛰어난 인슐린 민감성
- 낮은 공복 인슐린 농도
- 낮은 공복 렙틴 농도
- 낮은 BMI
- 적은 허리둘레 대비 키 비율(적은 복부 지방)
- 적은 상완삼두근 피하지방 두께
- 높은 최대 산소 섭취량(VO2 max)
- 좋은 시력
- 훌륭한 뼈 건강

인간은 몸이 배운 적 없는 언어를 말하도록 강요당하며, '2.0'의 세계를 '1.0'의 기술로 움직이려는 인간의 욕망은 인간에게 저항한다. 인간 게놈이 멍청하다거나 원시적이라는 말이 아니다. 운영 방법만 안다면 게놈은 우리를 위해 많은 일을 할 수 있는 놀라운 도구다.

또 다른 돌연변이를 기다리는 인간

인간의 이야기는 '초기에서 중기 마이오세'(신생대 3기를 다섯으로 나눴을 때 네 번째로 오래된 시대_옮긴이)인 1,500~1,700만 년 전 어디쯤에서 시작한다. 그때 지구는 지금과는 조금 달랐다. 다시마 숲과 초원이 주요 생태계로 펼쳐지기 시작했으며 대륙은 현재의 위치로 계속 이동 중이었다. 그렇게 남극대륙이 고립됐고, 북아메리카와 유럽에 산맥

이 형성되는 동안 동아시아에는 에베레스트가 높이 솟아올랐다. 아프리카-아라비아판은 아시아판과 만나면서 아프리카와 아시아를 가르던 해협을 닫았다. 마이오세 동물은 지금의 동물과 상당히 비슷했는데, 포유류와 조류가 번성했고 유인원이 나타나면서 그 종류가 다양해졌다.

약 2,500만 년 전부터, 동아프리카 지역에서 나타난 것으로 짐작되는 초기 유인원이 세계를 돌아다니기 시작했다.[7] 원숭이처럼 네 발로 걷고 나무 위에 살았으며 선조가 같았지만 유인원의 몸집, 머리뼈, 뇌는 원숭이보다 훨씬 컸고, 꼬리가 없었다.[8] 당시 아프리카는 과일이 무성하게 열리는 열대우림으로 유인원이 번성하기에 이상적인 환경이었다.[9] 그러나 당시부터 꾸준히 지구 기온이 낮아지기 시작했고 빙하시대가 이어지면서 아프리카와 유럽 사이에 육로가 생겼다.

인간의 먼 선조는 그 육로를 통해 아시아와 유럽으로 이주했다. 계속 내려가는 기온은 인간에게 강력한 환경 압력이 됐으며, 심각한 칼로리 결핍을 견디는 종만이 생존할 수 있었다. 이런 '잡초를 솎아 내는' 과정은 수백만 년간 느리게 이어지면서 동물의 유전자를 예리하게 다듬었다. 그렇게 유인원 중 특정 집단이 인간의 선조가 됐다. 그 선조는 아프리카로 되돌아가 우리를 위해 씨를 뿌렸다.

인간 선조의 생존 비결은 무엇이었을까? 그들은 체지방을 많이 만들었을 뿐 아니라 식량 불안정이 길어지는 동안 체지방을 보존하고 저장하는 독특한 능력을 가졌다.[10] 이 장 제목대로 '뚱뚱해야 살아남았'다. 꼭 과체중이나 비만이었다는 말이 아니라, 정상 체중으로 생존하면서, 남는 칼로리를 모두 저장해 '만약의 경우를 대비하도록' 프로그래밍됐다는 뜻이다. 유전자에 기반을 둔 이 생존 비결을 장착하기 위해 돌연변이가 일어났고, 실제로 요산분해효소 기능을 암호화한 유전자 세 개가 인간 몸에서 지워졌다.[11]

요산분해효소는 말 그대로 요산을 분해하는 효소다. 간에 있으며, 콩팥에서 요산을 쉽게 배출되도록 요산을 수용성 물질인 알란토인 allantoin으로 바꾼다. 요산분해효소 유전자를 비활성화한 돌연변이가 수백만 년 전에는 인간에게 유익했다는 사실을 다시 강조하겠다. 물론 이 결정은 요산을 몸에서 제거하고, 많은 요산이 일으키는 부작용을 회피할 능력을 빼앗기도 했다.

2. 요산분해효소 돌연변이: 예전과 지금

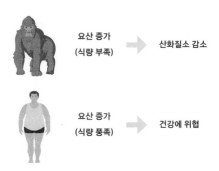

요산 증가
(식량 부족) → 산화질소 감소

요산 증가
(식량 풍족) → 건강에 위협

우리에게 '이 돌연변이'는 건강을 망치는 주범이다. 말하자면 우리는 환경과 진화적 부조화를 이룬다. 다양한 반복으로 요산분해효소 유전자에 돌연변이를 일으켜 인간 게놈 상태에 이르기까지는 어쩌면 5,000만 년이 걸렸을 것이다. 하지만 우리는 현대 환경에 맞게 수정된 돌연변이가 전할 진화적 혜택을 받을 때까지 또다시 5,000만 년을 기다릴 수 없다.

현대 환경과 진화의 부조화는 이른바 '구석기 때처럼 살기'의 핵심 전제이며, 내가 관심을 가졌던 주제이기도 하다. 1971년 3월 26일자 〈마이애미 헤럴드Miami Herald〉에는 당시 열여섯 살이었던 내가 보낸 편지가 특집으로 실렸다. 내 '첫' 출판이었다.

편집자님께.

세브링 국제 자동차 경주에서 사흘 낮과 이틀 밤을 보내고 나니 의문이 들 었습니다. 우리는 미래 환경에 적응할 수 있을지요. 어쩌면 인간의 몸은 우리 선조가 살았던 우거진 숲과 부드러운 모래가 깔린 해변에 더 적합할지도 모릅니다. 산에서 2주를 지내거나 토요일 하루를 해변에서 보내는 것만으로는 안락하고 편안한 환경에 익숙해진 몸을 적절히 유지할 수 없다고 생각합니다. 아마 우리는 캔맥주, 콘크리트, 소음에 적응하기 위해 다음 세기에 빠르게 변화할 것입니다. 우리 세대는 대기오염에 저항력이 있는 폐를 진화시킵니다. 그러나 이미 구식으로 전락한 신체에 얽매인 현대인은 어떻게 해야 할까요?

이 편지가 실린 후 수십 년간 우리는 '캔맥주, 콘크리트, 소음'을 향한 끝없는 욕망에 빨리 적응하지 못하면 어떤 일이 일어나는지를 목격했다. 우리는 뚱뚱해졌고, 실내 생활에 중독됐으며, 스트레스 지수를 높이며 수면을 망치는 소음이 가득한 현대 대도시 생활이 주는 역효과로 고통받는 중이다.

인간의 기원과 진화는 연구가 지금도 진행 중이다. 내가 학교에서 배웠던 초기 인간에 관한 지식도 많이 바뀌었다. 21세기에 새로운 인간 화석이 발견된 후에야, 아프리카 대륙을 떠난 이동이 최소한 두 번이었다는 사실이 알려졌고, 대략 2,100만 년 전에 아프리카와 유라시아를 잇는 육로가 여럿 연결되면서 그 이동이 이뤄졌다. 일부 유럽 유인원은 아프리카로 돌아와 인간의 선조가 됐고, 다른 유인원은 아시아로 이주해 해당 지역의 오랑우탄과 긴팔원숭이의 시조가 됐다는 화석 증거도 발견됐다.[12] 이 사실은 무슨 뜻일까? 요산분해효소 유전자 본체를 변형하려는 압력이 아프리카 대륙 밖에서 일어났다는 뜻이다. 700만 년 전에 이르자 유인원은 유럽에서 사라졌다.

요산분해효소 결핍은 생존에 가장 필요한 지방을 뼈에 둘렀을 뿐 아니라, 요산 농도와 함께 혈압도 높아져 물과 소금 결핍이 이어지는 시기를 견디도록 도왔다. 즉, 우리 선조에겐 그 결핍이 유익했다. 당신도 알겠지만, 소금은 물을 배출하는 콩팥 기능을 효율적으로 억제하므로 혈압을 높일 수 있다(**소금**과 **소듐**은 자주 혼용된다. 그러나 엄밀하게 말하자면 미네랄을 가리키는 정확한 용어는 **소듐**이다).

우리 주변 레시피에 적혀 있거나 요리할 때 넣는 결정 같은 화합물인 소금, 즉 염화소듐은 원소 두 개로 이뤄지는데 그중 하나가 소듐이다. 화학적으로는 그렇지만, 내 관점에서 소듐이나 소금이나 유의미한 차이는 없다(소듐은 몸에 특정 효과를 나타내는, 소금 속 성분이다). 아무튼 소금은 귀중한 물을 우리 몸에 저장하도록 돕는 자연의 섭리다.

그러나 가뭄이 들고 소금이 부족해지면 몸은 또 다른 생존법을 필요로 한다.[13]

우리의 선조는 과일에 든 당을 지방으로 바꾸고, 요산을 써서 혈압이 너무 낮아지지 않도록 유지했다. 과당 대사는 혈압을 높이고 콩팥이 물을 얻도록 돕는 **바소프레신**vasopressin 호르몬 생산도 유도한다. 2020년 〈내과학회지Journal of Internal Medicine〉에 발표된 논문에 해당 내용이 잘 나오는데 "과당의 주요 기능 중 하나는 바소프레신을 자극해 콩팥을 통한 수분 손실을 억제해서 수분을 유지하는 것이다. 또한 대사수(생체 내에서 당질, 지질, 단백질 등이 연소해 생긴 물_옮긴이)를 저장하는 지방과 글리코겐 생성을 촉진한다"[14]라고 했다. 이에 더해 과당을 먹으면 갈증이 심해지면서 귀중한 수분 함유량을 높이는 또 다른 기전을 촉진한다.

당신은 내 추론이 어디로 향하는지 짐작할 것이다. 우리 식단에는 과당, 특히 첨가당과 소금이 풍부하다. 그러나 이 풍요로운 세상에서 우리를 날씬하고 건강하게 지켜 줄 요산분해효소 유전자는 없다.

특히 우리가 지난 세기에 먹었던 당과 소금이 풍부한 식단은 고요산 혈증 관련 질환의 원인이며, 여기에는 통풍과 암, 치매 같은 다른 질환의 토대가 되는 심혈관 대사 질환이 포함된다. 그리고 과학계가 한목소리로 지명하는, 식단에 숨은 가장 흉악한 범인은 과당이다.[15] 오래전에는 건강의 지름길이었을지도 몰라도 이제 과당은 섭취량을 조절하지 않으면 몸을 망치는 살인 면허다.

어떤 종류든 당을 많이 먹으면 과잉 칼로리가 지방조직으로 저장돼 살이 찐다는 것은 상식이다. 하지만 과당이 미토콘드리아에 영향을 주기 때문에 특히 해롭다는 사실은 많이 모른다. 미토콘드리아는 세포 속에 있는 소기관으로 ATP라는 화학에너지를 생산한다. 많은 과당은 미토콘드리아의 에너지 생산을 줄이며 에너지 저장 작용을 촉진한다. 한마디로 몸에 더 많은 지방이 생긴다는 뜻이다.

원래 과당은 천연의 단맛으로 과일과 꿀에만 들었다. 자연에 존재하는 모든 탄수화물 중에 가장 달아서, 인간은 과당을 사랑할 수밖에 없다(과학자들이 당뇨병 유행을 '당류와의 연애' 탓으로 돌리는 이유이기도 하다).[16]

그러나 우리가 먹는 과당 대부분은 과일에 든 자연스러운 형태가 아니다. 인공적으로 만든 '첨가당'의 형태다. 미국인은 매일 첨가당을 평균 71.14그램 먹는다(**첨가당**이란 가공식품에 넣는 모든 형태의 당을 가리킨다. 가공 시 넣지 않으면 식품이나 음료에 들었을 수 없는 당류로 자당 sucrous, 덱스트로스, 설탕, 시럽, 꿀, 채소 및 과일 주스가 있다). 한 사람이 첨가당을 매년 약 25.86킬로그램이나 먹는 셈이며, 첨가당 대부분은 인공 과당 형태다.[17]

탄산음료, 주스 등의 가당 음료와 수많은 가공식품에 든 과당은 과당 약 55퍼센트와 포도당 42퍼센트, 그 외 탄수화물 3퍼센트로 구성된 분자로 구성된다. 과당이 대다수를 차지한다. 55퍼센트 앞에 **약**이라는 단어를 붙인 이유는 무엇일까? 몇몇 연구에서 과당이 다른 성분보다 훨씬 더 많을 수도 있다는 주장이 있으며, 실제로 과당이 90퍼센트를 차지하는 과당도 있다(물론 가공식품의 영양 성분표에서 과당 비율을 확인할 수는 없다).[18]

과당은 정부 보조금 덕택에 옥수수 가격이 낮았던 1970년대 후반에 인기를 얻었다(대개 과당을 만드는 옥수수는 GMO다). 예전에야 '혁신의 역사적 사례'로 일컬어졌지만, 이제는 건강 파괴의 역사적 사례가 됐다.[19] 이 책에서 과당에 얽힌 생물학을 세세히 탐구하면서 요산 농도와의 연관성을 살피겠지만, 여기서 간단히 짚고 넘어가려 한다.

과당이 신체에 '안전'하다거나 '더 안전한' 설탕이라는 주장이 있다. 천연당 중에서 GI가 가장 낮기 때문인데, 췌장에서 인슐린을 반사적으로 분비해 혈당을 높이지 않기 때문이다. 다만 천연당은 혈류로 곧바로 들어가 혈당을 높이지만, 과당은 간에서만 대사된다. 다른 당류와 결합한 상태라면 알려진 대로 순환하며 혈당을 높이겠지만 과당은 오로지 간에서만 대사된다. 우린 과당이 혈당이나 인슐린 농도에 즉각 영향을 미치지 않는 점을 오해하지 말아야 한다. 혈당이나 인슐린, 그 외 수많은 대사 건강 지표에 장기적으로 미치는 위험이 엄청나기 때문이다.[20]

과당 섭취는 포도당 내성glucose tolerance 손상, 인슐린 저항성, 높은 혈중 지방, 고혈압과 연관성이 있다. 과당은 인간의 대사를 통제하는 핵심 호르몬인 인슐린과 렙틴 생산을 촉진하지 않으므로, 과당이 많이 든 식단은 비만과 이에 따른 대사 반격을 부른다. 미국에서 점차 퍼지는 비만의 유행엔 과당 섭취가 연루됐으며, 과당은 비만 범인의 상단을 차지하고서 다른 당류를 몰아냈다.

세계에서 비만율이 급증한 지역을 보면 현대사회의 진화적 부조화를 생생하게 보여 준다. 아마 당신이 상상하지도 못한 장소일 것이다. 세계에서 과체중과 비만이 가장 심각한 지역은 폴리네시아로 태평양 중남부에 흩어진 수천 개의 섬으로 이뤄진 지역이다. 여행 잡지에서는 이곳을 '천국 같은 휴양지'라고 선전하겠지만, 실상은 고혈압, 비만, 당뇨병을 앓는 이들이 살아가는 그라운드 제로다.[21] 폴리네시아인은 대개 높은 비율로 고요산 혈증과 통풍까지 앓는다. 세계 그 어떤 곳도 이보다 더 두드러진 진화적 부조화를 보여 주는 곳은 없을 것이다.

세계보건기구WHO에 따르면 남태평양 폴리네시아 쿡제도 인구의 절반 이상이 비만이며, 폴리네시아 전체로 보면 비만 비율이 35퍼센트에서 50퍼센트 이상이다.[22] 당뇨병도 만연하며, 마셜제도의 경우 인구의 47퍼센트가 당뇨병을 진단받았다.

호주에 있는 베이커 심장과 당뇨병연구소Baker Heart and Diabetes Institute의 조너선 쇼Jonathan Shaw 교수는 "유전적 소인이 있는 인구 집단이 서구식 생활양식을 받아들이면 높은 비율로 당뇨병이 나타난다. (이 현상은) 분명히 높은 비만율 때문에 나타났다"라고 말했다.[23] 현재 폴리네시아인의 4분의 1가량은 고요산 혈증을 앓는다.

역사적으로 폴리네시아인은 오랜 항해를 견딘 강인한 민족이다. 인간의 절약 유전자가 항해를 통한 이주에서 폴리네시아인의 생존을 도왔지만, 값싼 고칼로리, 고당류의 가공식품을 먹는 21세기에는 도움이 되지 않는다.

흥미롭게도 피지처럼 다양한 민족이 어울려 살아가는 폴리네시아 국가(토착민 비중이 절반을 조금 넘고, 나머지는 인도 계열)는 비만율이

36.4퍼센트로 매우 낮다. 토착민 중 40퍼센트인 약 1,000만 명은 비전염성 질환인 당뇨병, 심혈관 질환, 고혈압을 진단받았는데 이런 질환은 만성 혈당 혼란과 요산 농도 상승 모두와 관련 있을 수 있다. 이 질환이 피지 토착민 사망 원인 중 4분의 3에 해당하며 보건 의료 총지출의 40~60퍼센트를 차지한다.[24]

예전부터 태평양 토착민의 건강은 우려의 대상이었다. 1960년 당시 뉴질랜드 퀸엘리자베스 류머틱병 병원Queen Elizabeth Hospital for Rheumatic Diseases의 의사들은 마오리족의 대사 질환과 요산 농도가 극명하게 높아진다는 논문을 발표하기 시작했다.[25]

서구인이 마오리족을 처음 만났을 당시, 북유럽 지역에는 통풍이 광범위하게 유행했지만 마오리족에게 통풍이나 비만은 사실상 없었다. 하지만 20세기 중반이 되자 태평양 해역 분지의 토착민 사이에서 통풍이 나타났다. 1975년에 한 연구는 "유럽과 북아메리카 생활양식을 수용한 뉴질랜드, 라로통가섬, 푸카푸카섬, 토켈라우에 거주하는 폴리네시아인의 절반이 고요산 혈증을 진단받았다. 이와 연관된 통풍 발생률은 20세 이상 마오리족 남성의 경우 10.2퍼센트에 이른다"라고 지적했다. 이어서 "여러 폴리네시아 토착민이나 마오리족과 사모아족에게서 고요산 혈증과 통풍이 많아지는 한편 비만, 당뇨병, 고혈압, 이와 연관된 퇴행성 혈관 질환이 독립적으로 나타났다. 이는 우려할 만한 공중 보건의 중대하고도 복잡한 문제를 보여 준다"라고 했다.[26]

그 후에는 캘리포니아대 샌프란시스코 캠퍼스와 피츠버그대 연구팀이 폴리네시아인 선조를 가진 하와이 토착민에 대해서도 우려를 표했다. 연구 팀은 하와이 토착민 역시 비만, 2형 당뇨병, 심혈관 질환,

여러 암 질환의 위험도가 하와이의 유럽계·아시아계 미국인에 비해 상당히 높아졌다고 보고했다.[27] 그 이유는 피지의 경우와 같다. 강력한 절약 유전자를 가진 상황에서 고칼로리 식사를 하는 서구식 생활양식을 도입하니 요산 농도가 높아져 그 이후 따라오는 효과에 취약해졌기 때문이다.

하와이 토착민 4,000명의 DNA를 연구한 역학자들은 폴리네시아인의 유전적 기원을 대표하는 DNA 양이 10퍼센트 늘어날 때마다 당뇨병 위험도가 8.6퍼센트, 심부전 위험도가 11퍼센트 높아진다고 보고했다. 베로니카 헤케탈Veronica Hackethal은 〈메드스케이프 의학뉴스Medscape Medical News〉에 쓴 기고문에서 "3,000년간을 항해한 폴리네시아인은 비만을 선호하는 유전자 돌연변이라는 선택적 이익을 취했을 것이다"라고 말했다.[28] 폴리네시아인에게 고요산 혈증이 광범위하게 퍼진 원인을 아주 설득력 있게 설명한 셈이다.

폴리네시아인에게 강력한 절약 유전자 외에도 고요산 혈증과 통풍에 취약한 경향을 더 촉진하는 다른 유전자 돌연변이도 있다. 예를 들어, 말라리아 감염에 대항하는 진화적 방어는 수천 년 전에 일어난 유전자 변화지만, 이 돌연변이는 폴리네시아인을 고요산 혈증과 통풍에 취약하게 한다. 말라리아 감염 과정에서 요산염이 만들어지는데, 요산염이 강력한 염증 반응을 촉진하기 때문이다.

즉, 말라리아가 풍토병인 지역에서 인간은 생존율을 높이려 높은 요산 농도를 '선택했을' 수 있다.[29] 다시 강조하는데, 이런 변화는 생존 압력을 받는 상황에서 나온 절충안이다.

비만과 여러 대사장애의 토대가 유전자라는 사실은 의학에서 거의 다루지 않거나 경시되는 편이다. 예를 들어 비만 환자 대부분에겐 유전적 원인을 찾을 수 없으며, 실제로 비만과 직접 연관되는 유전자는 많지 않다. 비만과 관련된 인간 게놈 영역을 탐색한 연구에서 비만 관련 유전자가 체중과 BMI 변화에 미치는 전체적인 영향력은 2퍼센트 이하로 밝혀졌다. 즉, 비만과 여러 대사장애의 경우 유전보다 환경이 더 연관된다는 뜻이다.

물론 프라더-빌리증후군Prader-Willi syndrome처럼 유전자가 비만을 유발하는 희귀 사례도 존재한다. 이 증후군은 호르몬을 망가뜨릴 뿐만 아니라 2차 성징을 늦추고, 지속적인데 충족할 수 없는 공복감을 만든다. 더불어 행동 문제와 지적장애, 작은 키도 유발한다.

프라더-빌리 증후군처럼 특이 사례를 제외하더라도, 지난 반세기 동안 태평양 토착민에게 나타난 급격한 건강 변화는 '유전자 결함'과 관련 없는 유전변이가 실제 대사 문제로 이어지는 발판을 마련할 수 있다는 점을 보여 줬다. 오래전에 확립된 생존 기전이지만 20세기와 21세기 생활양식과 맞닥뜨리면서 무시무시한 결과를 불렀다. 이 혼란스러운 동향을 더 깊이 탐색한 학계는 강력한 절약 유전자를 가진 폴리네시아인이 퓨린과 과당이 많은 현대 식단을 먹으면 '식사를 통한 대량 학살'을 당하는 셈이라고 주장했다.[30]

태평양 고요산 혈증은 이제 의학 문헌에서는 표준 용어다. 내가 보기에 지금은 누구나 태평양 고요산 혈증을 어느 정도 겪는다고 본다. 의학 문헌을 보면 태평양 토착민과 백인종 모두 고요산 혈증과 통풍에 가장 취약한 집단이라는 꼬리표가 붙었다. 당신이 선조 중에 태평양 토착민이 없더라도 폭식가가 아니라 식량 약탈자에 걸맞은 유전자를 가졌을지도 모른다. 당신의 요산 농도는 이런 이야기 파악에 도움이 된다. 높은 요산 농도는 그 자체로 비만을 일으킨다는 게 아니라 복잡한 대사 과정에서 반드시 고려해야 할 요인이라는 뜻이다. 아래 '도표 3'은 요산 농도 상승과 BMI 및 허리둘레 증가 경향이 유사하다는 사실을 보여 준다.[31]

3. 요산과 BMI, 허리둘레의 관계

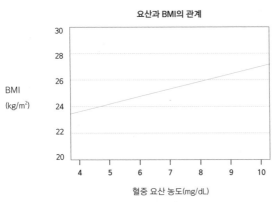

요산과 BMI의 관계

BMI (kg/m²)

혈중 요산 농도(mg/dL)

출처: Nurshad Ali et al., PLOS ONE, Novermer 1, 2018

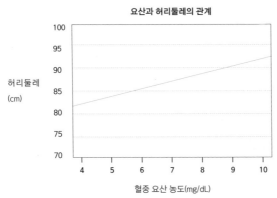

요산과 허리둘레의 관계

허리둘레 (cm)

혈중 요산 농도(mg/dL)

출처: Nurshad Ali et al., PLOS ONE, Novermer 1, 2018

대사 속도를 높이는 운동부터 이상적인 식사 시간, 숙면까지(수면이 어떻게 칼로리를 소모하는지는 뒤에서 설명하겠다) '과잉의 지방을 태우는 방법'에 대해 당신은 귀가 솔깃해질 테다. 그러나 인간의 생리작용에서 지방을 에너지원으로 쓸 것인지 여부를 매 순간 결정하는 기전이 있다는 사실은 우리 대부분이 모른다. 하지만 대사 과정이 지방을 다루는 방식을 인간이 통제할 수 있다는 점이 최근 연구를 통해 밝혀졌다.

지방 대사 연구는 그 자체만으로도 책 한 권을 쓰고도 남을 주제지만, 여기서는 이 책의 핵심 주제와 연관된 생리적 측면 몇 가지만 짚고 넘어가려 한다. 아마 당신은 이 분자에 대해 들어 본 적이 없을 텐데, 바로 AMPKAdenosine Monophosphate-activated Protein Kinase(아데노신1인산-활성화 단백질인산화효소)다. 이 보석 같은 효소는 지방을 저장할지 태울지를 결정할 뿐만 아니라 노화에서도 중요한 역할을 한다. AMPK는 체내에서 마치 잭나이프 같은 다목적 도구로, 인간의 체형을 결정한다.

AMPK는 활성화하면 우리가 지방을 태우든 저장하든 간에 체내 세포를 청소할 뿐만 아니라 에너지 균형을 촉진한다. 이 때문에 생물학자는 AMPK를 노화 방지 효소라 생각한다. 조금 더 쉽게 비유해 보겠다. AMPK는 활성화하면 기본적으로 몸에게 "사냥하기 좋아"라고 말한다. 즉, 몸에 식량이 풍부하니까 지방을 만들거나 저장하고 혈당 생산을 늘릴 필요가 없다고 알려 주는 것이다. 그러면 몸의 대사는 지방 저장에서 연소로 바뀌어, 우리는 날씬하고 능률적인 사냥 기계로 바뀐다.

또한 몸에 식량이 풍부할 때 AMPK는 포도당 생산을 줄이도록 돕는다. 유명한 당뇨병 치료제인 메트포민Metformin은 이 기전을 완벽히 활용한다. 즉, AMPK를 직접 자극해 혈당을 낮춘다. 이런 활성은 메트포민 복용 시 종종 복부 지방이 줄어드는 '부작용'을 겪는 이유를 설명해 준다. 운동을 하거나 베르베린berberine(항균 작용을 하는 알칼로이드의 일종_옮긴이)을 복용하는 이들도 AMPK를 자극해서 비슷한 효과를 얻는다. 뒤에서 설명하겠지만 약물요법이 아니라 특정 식품이나 영양제 먹기, 운동, 간헐적 단식으로 AMPK를 활성화하는 전략은 많다.

이렇듯 AMPK 활성을 유지하면 바람직하지만, AMPK의 쌍둥이 '빌런'인 AMPD2Adenosine MonoPhosphate Deaminase 2(아데노신1인산 탈아미노효소 2)까지 활성화해서는 곤란하다. AMPD2는 AMPK와 쌍둥이지만 반대 작용을 하는 효소다. 즉, 지방 연소를 줄이고 지방 저장을 촉진한다. 기본적으로 이 쌍둥이는 지방 처리의 방향을 조절하며, 이들 중 무엇을 활성화할지를 결정하는 데는 상당 부분 요산이 관여한다. 참고로 요산 농도가 높으면 AMPD2 활성이 높아지고 AMPK 활성은 낮아지거나 정지된다.

2015년, 한 논문에서는 여름에 지방을 저장하고 겨울에는 지방을 태우도록 스위치를 바꾸는(겨울잠을 자는) 동물을 연구한 결과, 지방 간 원인이 AMPD2가 활성화하고 AMPK가 비활성화하기 때문임을 발견했다.[32] 동물이 겨울잠을 준비할 즈음 AMPD2를 활성화해 지방을 저장하고, 겨울잠을 자는 동안은 AMPK를 활성화해 지방을 태우는데, 요산은 이 스위치를 켜고 끈다.

해당 연구 팀이 발표한 다른 논문에 따르면, 과당 공급원인 자당을 먹인 쥐에 예상한 대로 지방간이 생겼다. 하지만 쥐에 메트포민을 투여해 AMPK를 활성화하면 간에 지방이 더 축적되지 않았다. 다시 강조하면, 요산은 지방을 저장할지 태울지를 결정한다. 특히 몸이 퓨린과 과당을 분해할 때, 긴 연쇄반응을 거쳐 만들어지는 수많은 분자 중 AMP가 대사 과정의 최종 산물인 요산의 생성을 촉진한다. AMP가 생긴다는 것은 에너지를 쓴다는 뜻인데, 에너지를 보존해야 하니 지방을 만들어 저장하라는 신호다. 이것이 우리 몸에 식량 부족이 영향을 미치는 방식이다.

또한 이 특별한 논문은 대사 과정을 거쳐 나온 요산이 AMPK를 억제하고 AMPD2를 활성화한다는 사실을 처음으로 밝혀냈다. 더 나아가 AMPD2 활성을 끌어내는 주범으로 과당을 지목했다.

이제 우리는 그동안의 지식을 한 단계 더 발전시켜서 과당이 어떻게, 왜 그토록 해로운지 알아볼 것이다. 일단 여기서는 과당 섭취와 그로 인해 높아지는 요산 농도가 AMPK와 AMPD2 중 어느 것을 활성화할지 결정한다는 점만 기억하자. 덧붙이자면, 요산 농도는 교차로에 달린 신호등과 같아서 우리 몸이 지방을 저장할지 태울지를 정해 준다.

현실적으로 대사 과정 통제는 요산에서 시작하고 끝나는 셈이다. 요산은 우리에게 절대로 오지 않을 '겨울'을 대비해 몸이 지방을 축적할지 결정할 때 중요한 역할을 하니, 이제 우리는 요산 농도를 조절하는 법을 배워 건강에 대한 목표를 이뤄야 한다.

요산과 장 건강

인간과 여러 생물은 선사시대부터 수천 년간 독특한 진화 그 이상을
공유했다. 인간은 미생물 군집과도 공진화했으며 이들은 인간 마이크
로바이옴microbiome을 이룬다. 내 책《장내세균 혁명Brain Maker》에
우리 체내 마이크로바이옴의 과학에 대해 자세히 설명했으니 한번 보
기 권한다.

참고로 우리가 실행할 LUV 프로그램은 건강한 마이크로바이옴을
키우도록 설계했으며 요산을 조절하는 방법이기도 하다. 그러나 마이
크로바이옴과 요산의 관계를 알아보기 전에, 마이크로바이옴에 관한
기초 지식을 몇 가지 설명하려 한다.

장내세균은 인간의 생존 비결이다. 장내세균은 우리가 장내 마이
크로바이옴이라 부르는 형태로 존재하며 많은 생리 기능에서 중요한
역할을 한다. 장내세균은 인간이 스스로 만들지 못하는 신경전달물질
과 비타민을 만들고, 정상적인 소화 기능을 촉진하며, 감염으로부터
몸을 보호하고, 대사와 음식 흡수를 조절하며, 혈당 조절을 돕는다.
심지어 당신이 과체중이 될지 날씬해질지, 허기가 질지 배가 부를지
에도 영향을 미친다.

우리 몸 안팎(참고로 피부에도 미생물이 산다) 구석구석에 사는 모든
미생물을 아우르는 마이크로바이옴은 우리 각자의 독특함을 보여 준

다. 물론 비슷한 환경에서 살아간다면 마이크로바이옴에 일정한 패턴이 나타나지만, 마이크로바이옴은 마치 지문처럼 완전히 똑같지 않다.

마이크로바이옴의 건강은 우리의 면역 기능과 염증 수준에 영향을 미치는 요인이다. 그래서 이 미생물은 본질적으로는 우울증, 비만, 장 질환, 당뇨병, 다발경화증multiple sclerosis, 천식asthma, 자폐증autism, 알츠하이머병, 파킨슨병 심지어 암 같은 질병에 걸릴 위험에 영향을 미칠 수 있다. 이 미생물은 건강에 위협적 요소로 가득한 외부 세계와 인간 사이에서 문지기 역할을 한다. 예를 들어 그 문이 무너져 장 누수leaky gut가 일어나면, 식품 독소와 병원체가 혈류로 들어가 공격적이면서 장기적인 면역반응을 일으킨다. 세균의 주요 구성 성분인 LPSLipoPolySaccharide(지다당류)도 장 누수가 일어나는 장벽을 통과해 혈류로 나와 염증에 불을 붙일 수 있다.

유익한 장내세균 중 많은 균주에는 스스로를 보호하고 구조를 유지하는 데 LPS가 필요하지만, 사실 LPS는 해로운 내독소이며(동물실험 대상에 염증을 즉각적으로 일으킬 때 LPS를 쓴다) 혈류로 흘러가서는 안 된다. 사실 혈중 LPS를 측정하는 검사는 장 누수를 검출하는 방법인데, LPS는 혈액 속에 있으면 안 되는 물질이기 때문이다. 신경과에서는 LPS가 신경 퇴행성 질환에서 핵심 역할을 한다고 추측하기 시작했다. 여기서 놀라지 말자. 장 건강과 당신의 혈류에 LPS가 있을지에 요산도 관계가 있다.

장 내벽의 틈새는 장뿐만 아니라 다른 기관과 조직(골격계, 피부, 콩팥, 췌장, 간 그리고 뇌의 건강과 기능)에 영향을 준다. 여기서 요산은 어떤 역할을 할까? 체내 요산은 상당량이 장에서 분비된다. 그 결과 요산에 노출된 장내 산도가 높아지면 장내세균 구성은 염증을 선호하는 균주로 바뀔 수 있다. 게다가 장 내벽이 망가지는 과정이 촉진되기도 하는데 이는 전신 염증으로 향하는 고속도로를 놓는 셈이다. 의학계에서 고요산 혈증과 장 내벽 기능장애, 면역 질환의 강한 연관성을 주장하는 것은 당연하다.[34]

크리스퍼CRISPR(흔히 유전자 가위라고 한다_옮긴이) 기술을 쓴 최근 논문에서는 쥐의 DNA를 '편집'해서 요산 농도를 비정상적으로 높였다. 그 결과 염증을 촉진하는 세균이 쥐의 마이크로바이옴을 지배하면서 장 내벽 손상이 명확해지는 등, 마이크로바이옴이 무너지는 상황이 일상적으로 일어났다.

높은 요산 농도와 장내세균의 변화에는 아주 깊은 관계가 있으며, 학계는 이제 FMTFecal Microbial Transplant(분변 미생물 이식)로 급성 및 재발 통풍을 치료할 수 있을지를 연구 중이다. FMT는 신체 건강한 이의 분변에서 마이크로바이옴 샘플을 얻어 여과한 뒤, 이를 환자에게 주입하는 방법이다. 지금까지 임상 사례에서는 FMT가 요산 농도를 현저하게 즉각적으로 줄이며, 급성 통풍의 발병 횟수와 지속 기간도 줄인다고 밝혀졌다. FMT 치료 후에는 내독소인 LPS 농도가 줄어든다는 사실도 흥미롭다.

높은 요산 농도와 관련된 해로운 세균을 '통풍 세균'이라 언급한 논문은 훨씬 더 흥미롭다. 이런 류의 논문 중에서 최초로 발표된 논문은 통풍 관련 세균 17종을 식별하고, 장내세균을 관찰하는 것만으로도 통풍 진단 여부를 90퍼센트의 정확도로 맞췄다.[35] 당연하게도, 통풍 환자의 장내세균은 2형 당뇨병 환자나 여러 대사 증후군 환자의 장내세균과 상당히 유사하다는 사실도 나왔다.

이 모든 상황엔 공통점이 숨었다. 생물학이라는 씨실과 날실을 관통하는 단 한 가닥의 실인 요산이다. 요산을 이젠 더 무시하기 어렵다. 하루 빨리 요산 농도를 건강한 수준까지 낮춰서 장내 마이크로바이옴의 영향과 작용을 지지할수록 우리는 건강해질 것이다. 자세한 방법은 2부에서 살피기로 하자. 아직은 너무나 오랫동안 저의를 감춘 당류와 개인적으로 더 친밀해야 한다.

3장

요산 뒤의 빌런, 과당

먼저, 쉰 살의 조안나에 대해 이야기하려 한다. 고혈압, 당뇨병 전 단계, 불어난 27킬로그램 체중까지, 풀리지 않는 건강 문제를 해결하려 수년간 노력한 끝에 그는 '**더는 안 되겠어**'라고 생각했다. 그렇게 큰마음을 먹고 메디컬 스파에 갔다. 신기술을 도입하고 개인별로 최적화한 계획을 세워 주는 의사가 있는 곳이었다.

그동안 조안나의 주치의 중 모두가 알맹이 있는 조언 대신 "먹는 거 조심하고 운동 더 하세요"라는 판에 박힌 소견만 냈었다. 주치의 중 누구도 조안나가 앓을 것이 확실하지만 공식 진단받은 적이 없는 대사 증후군에 대해 설명하지 않았다.

주치의가 혈당과 고혈압 관련 약물을 복용해야 한다고 강력하게 권했지만, 조안나는 생활 습관 개선만으로 건강을 되찾고 싶었다. 하지만 유명 다이어트 요법부터 고문에 가까운 운동까지 시도해 봐도 소용없었다. 스파를 찾기 전까지는 말이다. 그가 대사 증후군이라고 진단한 의사의 질문은 딱 하나였다.

"환자 분, 과당을 얼마나 드세요?"

조안나는 이 질문에 어떻게 대답해야 할지 몰랐다. 그러다 떠올린 것은 과일이었는데, 아마 충분히 먹지 않은 것 같다고 인정했다. 그다음으로는 평소에 몹시도 좋아한 가당 음료를 떠올렸다. 가당 음료가 그의 식단에서 가장 큰 약점이었지만, 그 외에는 큰 문제가 없었다.

의사는 자신의 진단을 확인하려 몇 가지 기본 검사를 시작했다. 조안나는 대사 증후군 증상(46쪽 참고) 검사의 다섯 항목 중 최소 세 가지에 표시했지만, 의사의 생각은 달랐다. 그가 다섯 항목 모두를 충족했기 때문이다.

조안나의 혈중 지방, 즉 중성지방과 콜레스테롤 농도 역시 대사 증후군을 의심할 만한 수준이었다. 결정적으로 의사는 요산 농도에 주목했다. 검사 결과에서는 갑상샘 기능 저하가 나타났는데, 나중에 조안나는 갑상샘 기능 저하가 요산 농도 문제를 꼬이게 했을 수 있다는 사실을 깨달았다. 갑상샘호르몬은 대사와 콩팥 기능 조절을 도우므로 갑상샘호르몬 균형이 무너지면 콩팥에서 요산이 적절히 배출되지 못하고 혈액에 축적된다. 전신 염증 수준을 나타내는 CRP 수치도 비정상적으로 높았다.

의사는 조안나에게 요산과 대사 질환 사이 연관성, 다양한 질병(심장 질환, 치매, 비만, 암 등)에 미치는 영향을 길게 설명했다. 요산과 대사 증후군 간의 연관성을 처음 들은 조안나는 요산에 대해 더 알고 싶어졌다. 의사의 설명에서 가장 놀라운 점은 요산과 과당의 숨겨진 연관성이었다.

조안나는 이미 과당이 건강에 좋지 않음을 알았지만 적당량만 먹으면 괜찮으리라고 생각했었다. 그러나 의사의 설명을 듣자 머리로만 알던 지식의 상당 부분 바뀌었다. 곧 그는 과당의 진짜 모습, 과당이 자신의 건강을 얼마나 크게 해치는지에 관한 단서가 없다는 점도 깨달았다. 자신도 모르는 사이 자신의 몸을 바꾼 범인이 나오는 추리소설을 본 느낌이었다.

요산과 대사 증후군 사이 관계를 몰랐던 것처럼, 조안나는 과당이 건강을 해치는 데 요산이 공모자 역할을 한다는 사실 역시 들어 본 적이 없었다. 그는 의사의 말을 경청한 후, 요산 농도를 낮추고 혈당 균형을 맞추는 처방을 준수했고, 몇 달 만에 건강을 되찾았다.

나는 당신도 조안나처럼 바뀌길 바란다. LUV 프로그램은 조안나가 질병을 개선하고 체중을 조절했던 처방을 기본으로 한다. 하지만 이를 설명하기 전에 당신이 알아야 할 과학 지식이 몇 가지 남았다. 빌런 1호인 과당부터 시작한다. 과당과 요산 농도의 연관성에 관한 이야기는 절대 과당처럼 달콤하지 않다.

2010년대 초에 미국 옥수수가공협회Corn Refiners Association가 냈던 텔레비전 광고가 있다. 과당 소비 감소를 막고, 세간의 나쁜 인식을 허물려는 시도였다. 옥수수 밭을 가로지르면서 아버지가 딸에게 "과당은 설탕과 같다는 전문가 말에 안심했단다"라고 말하는 이 광고는 큰 논란을 일으켰다. 뒤이어 아버지는 "우리 몸은 둘의 차이를 구별할 수 없단다. 그저 다 같은 설탕일 뿐이지"¹라고 말한다.

이 텔레비전 광고는 서부설탕협동조합Western Sugar Cooperative과 설탕 업계의 분노를 불렀다. 이들은 광고를 낸 옥수수가공협회와 아처대니얼스미들랜드Archer Daniels Midland, 카길Cargill을 허위 광고로 고소했다(아처대니얼스미들랜드와 카길은 세계적인 곡물 유통 회사로 옥수수를 과당으로 가공한다). 서부설탕협동조합은 손해배상으로 15억 달러를 요구했고, 이는 즉각 옥수수가공협회의 530만 달러에 달하는 맞고소로 이어졌다. 옥수수가공협회의 주요 고소 사유는 설탕 업계가 과당에 대한 잘못된 정보를 퍼트린다는 것이었다.

그렇게 2015년 11월 3일에 서부설탕협동조합과 옥수수가공협회 사이 재판이 열렸다.² 수십억 달러가 걸린 만큼 설탕 업계와 옥수수 업계의 전쟁은 갈수록 맹렬해졌다. 재판을 통해 수십억 달러 규모의 과당 업계가 얼마나 추잡한지, 과당을 판매할 시장 점유율을 얼마나 요구할지가 드러났다. 수백 쪽의 기업 기밀과 보고서가 대중에게 공개됐고, 뒤에서 은밀하게 진행한 로비와 집단 따돌림, 기만, 인신공격, 공포감 조성 등이 낱낱이 드러났다.

재판이 시작될 때까지 수년 동안 옥수수 업계는 불리한 여론을 바꾸려 갖은 노력을 했고, 심지어는 과당 명칭을 '옥수수설탕'이라고 명칭을 바꿀 수 있는지 FDA(식품의약국)에 문의하기도 했다. 당연히 FDA는 그 시도를 차단했다.

옥수수가공협회는 설탕보다 과당이 건강에 해롭다는 우려를 가라앉히기 위해 제임스 리프James M. Rippe에게 약 1,000만 달러의 연구비를 4년간 지원했다. 매사추세츠주의 심장병 전문의였던 리프는 그렇게 과당이 특정 질환과 연관성이 있다는 주장을 반박하는 논문을 여러 편 발표했다.[3] 이에 더해 그는 지역 언론에 과당이 설탕보다 덜 위험하다는 정기 기고문을 싣는 대가로 매달 4만 달러를 추가로 받았다. '끼리끼리 논다'라고 생각할 수도 있지만, 나는 그 이상으로 이 상황이 해롭다고 생각한다.

특정 조합이나 협회가 자신들의 상품 판매를 위해 연구를 지원하는 일은 흔하지만, 우리 건강에 중대한 영향을 미치는 성분과 상품이라면 이는 막아야 한다고 나는 생각한다. 담배 업계로부터 연구비를 받는 과학자가 담배가 안전하다고 주장하면 우린 이를 믿을 수 있을까? 터무니없는 일이다.

하지만 식음료 업계에서는 이런 해로운 관계가 자주 일어난다. 역으로 소비처인 식음료 회사의 관심을 끌려 서로를 밀쳐 내기도 한다. 감미료와 체중 증가, 당뇨병의 상관관계가 약하다고 주장한 논문은 대개 식음료 업계에서 연구비를 지원받아 나왔으니 건강에 도움이 되지 않는다.[4]

재판이 시작되고 열흘이 지나자 설탕과 과당 사이에 휴전이 성립됐다. 하지만 그 휴전은 뒤에서 비밀리에 진행했다. 흥미롭게도 타협을 통해 발표한 공동 성명 내용은 설탕이나 과당 중 어느 쪽이 더 건강에 좋은지에 대해서는 모두가 입을 닫았다. '소비자가 우리들 상품을 안전하고 건강하게 쓰도록' 격려하기로 약속했을 뿐이었다.[5]

체내에 존재하는 당에 대해 쪽지 시험을 치르면 당신은 낙제점을 받을지도 모른다. 실제로 가공식품에 든 당류는 수많은 이름(농축사탕수수당즙, 사탕수수당즙고형물, 사탕수수당즙결정 등)으로 위장하니 당연하다. 그 다양한 이름은 2부에서 모두 공개하겠다. 일단은 과당에 집중하자. 과당은 다른 당류와 매우 다르고 요산과 함께 문제를 일으키기 때문이다.

자연 상태의 포도당과 과당, 즉 **단**당류monosaccharides는 말 그대로 가장 단순한 형태의 당이다. 우리가 보통 설탕이라고 부르는 자당은 **이**당류(분자 두 개가 연결된 것)로 분류한다. 포도당과 과당이 결합한 형태이기 때문이다. 우리가 자당(설탕)을 먹으면 소장 내 수크로오스sucrose가 자당을 과당과 포도당으로 분해하고, 이는 몸에 흡수된다.

앞서 말했듯이, 과당은 과일과 꿀 외에도 많은 채소에도 들었다. 하지만 자연 상태에서 과당을 많이 먹기는 어렵다. 과일과 꿀, 채소에는 과당이 들었어도 아주 소량인 데다가 섬유질 때문에 흡수가 느리기 때문이다. 따라서 이를 아무리 많이 먹어도 대체로 요산 농도가 높아지지는 않는다.

이에 더해 많은 과일에는 포타슘, 플라보놀flovonol(폴리페놀의 하나이며 강력한 항산화 및 항염증 물질_옮긴이), 섬유소, 비타민C처럼 요산 농도를 조절하는 영양소가 들었다. 특히 비타민C는 요산 배출을 촉진한다.

하지만 시판용 과일 주스를 마시는 것은 과일과 채소 자체를 먹는 것과 다르다. 과당이 든 주스나 음료를 마시면 단시간에 많은 양의 과당을 먹는 셈이다. 즉, 당신이 원하지 않는 급격한 대사 효과가 나타난다. 즉시 효과를 느낄 수는 없겠지만 몸은 이를 계속 기록한다.

1900년대 초, 미국인은 과당을 하루에 약 15그램 먹었다(사과 한 개 혹은 블루베리 1컵 정도). 하지만 현재 미국인은 거의 4배나 많은 55그램의 과당을 먹는다. 그 공급원은 대부분 가공식품의 과당이다.[6]

분명히 말하는데, 여기서 말하는 과당은 자연 상태의 과당과 다르다. 현재 우리의 하루 평균 과당 섭취량은 13스푼 이상인데, 이는 하루에 섭취하는 총 칼로리의 10퍼센트다.[7] 과당은 청량음료, 빵 등 다양한 가공식품의 주원료다. 대부분의 청량음료는 당류 중 과당이 최소 58퍼센트이며, 코카콜라, 스프라이트, 펩시에는 최대 65퍼센트나 들었다.[8]

"지방을 더 많이 만들어 저장해!"

과당은 대사산물인 요산을 통해 몸에 전하는 구조 신호다. 우리가 겨울잠을 잔다면야 과당이 잔뜩 든 음식을 실컷 먹는 게 맞다. 겨울에 살아남아 봄을 맞이하려면 지방이 필요하니 말이다.

측정치가 들쭉날쭉하고 실제 수치를 정확하게 계산하기는 어렵지만, 미국인이 자연 상태가 아닌 당(첨가당)을 하루 평균 94그램 먹는다는 사실은 정설이다. 이는 미국 보건복지부 산하단체인 질병예방과 건강증진국Office of Disease Prevention and Health Promotion 권장량보다 네 배 많다.[9] 그러나 첨가당은 먹을 필요가 없으며 영양학적 가치도 없다. 심지어 질병예방과 건강증진국 권장량은 시대에 크게 뒤떨어졌다. 한마디로 매우 너그러운 기준이란 말이다.

미국심장협회American Heart Association나 미국당뇨병협회American Diabetes Association 같은 단체가 내놓은 권고안 역시 최근 연구 결과보다 매우 너그럽다는 점에서는 질병예방과 건강증진국 권고안과 다를 바 없다. 인간과 당류와의 관계가 아주 좋다고 말할 의학 전문가는 아마 없을 것이다.

가당 음료의 해악을 입증하는 과학 데이터를 정리해 현재의 건강 지침을 바꾸려면 꽤나 시간이 걸릴 것이다. 그사이 요산은 그 레이더망을 빠져나가려 할 것이다. 2019년 〈영국의학저널British Medical Journal〉에서 발표한 대규모 메타분석은 15만 4,000명 이상을 대상으로 가당 음료 섭취와 요산 농도 증가 및 통풍의 강력한 상관관계를 입증했다. 하지만 의학계의 주목을 받지 못했다.[10]

해당 연구에서 가당 음료를 많이 먹은 사람은 그렇지 않은 사람에 비해 통풍 발병률이 곱절 이상 높았다. 시판용 과일 주스도 통풍 위험도를 높였다. 여기서 과일 자체 섭취와 통풍 사이에는 상관관계가 없다는 사실이 중요하다. 뒤에서 내가 권장 식단을 설명할 때 중요한 요인이다.

우리의 과다한 과당 섭취는 가당 음료와 시판용 과일 주스가 주범이지만, 물만 마시는 사람도 온갖 소스, 잼과 젤리, 아이스크림, 과자와 빵, 시리얼, 가당 요구르트, 수프 등의 다양한 가공식품을 통해 얼마든지 과당을 먹을 수 있다. 대부분의 햄버거나 샌드위치, 피자 소스에도 과당이 들었다. 심지어 쓴맛을 없애기 위해 아스피린에도 들었다. 정말 어디에나 있다. 《잡식동물의 딜레마The Omnivore's Dilemma》를 쓴 마이클 폴란Michael Pollan은 과당의 위상(?)에 대해 이렇게 말하기도 했다.

"아주 단순합니다. 미국에선 과당에 보조금을 주지만 당근에는 주지 않거든요."

옥수수 업계 광고와 달리 과당과 포도당은 같은 생물학적 효과를 내지 않는다. 과당을 포도당의 쌍둥이 '빌런'이라 하는 게 정확하다. 포도당을 먹으면 우리 몸은 포도당을 써서 에너지를 만든다. 하지만 과당을 먹으면 몸에 변화가 일어나면서 에너지를 지방으로 저장한다. 더 간단히 말하면 포도당은 에너지 '생산'에 관련된 당이고, 과당은 '저장'에 관련된 당이다.

과당이 대사되는 과정을 알고 나면 왜 과당이 최악의 당인지 이유를 당신은 깨달을 것이다. 그리고 의학계를 포함해 식품 업계의 가장 신뢰할 만한 곳에서 말한 것과 달리, 과당이 '대체 가능한 안전한 식품'이 아니라는 사실을 깨달을 것이다. 마치 담배, 마가린과 같다. 이 과당의 최종 대사산물인 요산은 실로 사악한 작용을 한다.

여러 번 강조하지만, 과당은 소화 및 대사 과정이 다른 당과 다르다. 내 동료이자 내분비학자인 로버트 루스티히Robert Lustig는 과당을 마치 '취하지 않는 알코올' 같다고 말한다. 소아비만증의 권위자인 그는 과당을 '인간 질병의 주범'으로 지목하면서, 과당과 알코올이 몸에 미치는 악영향을 비교하기도 했다.

알코올 섭취와 과당 섭취를 비교해 보면 공통점이 많다. 둘 다 양에 비례하는 독성 효과를 나타내는데 고혈압, 인슐린 저항성, 혈중 지방, 지방간 질환을 촉진한다. 알코올처럼 과당도 인간의 '쾌락 경로'를 직접 자극하거나 '기아 경로'를 간접 자극해서 중추신경계의 에너지 신호 전달 능력을 변화시킨다. 조금 더 자세히 설명해 보겠다.

첫째, 인간의 쾌락 경로는 생리적으로 에너지가 필요 없어도 쾌락을 위해 먹는 것을 유도한다. 실제로 배고프지 않아도 맛있는 음식을 보면 대부분 먹지 않는가? 우리 뇌에는 진한 초콜릿케이크를 한입 베어 물 때 만족감을 느끼도록 설정된 보상 체계가 있다. 내 추측이 맞다면, 지금 당신은 그 케이크가 얼마나 맛있을지 상상할 것이다. 군침이 고였을지도 모르겠다. 이게 바로 쾌락을 좇는 뇌가 당신을 움직이는 방식이다.

기아 경로는 굶주리지 않을 때도 굶주린다 착각하게 해 더 많이 먹게 하는 것이 특징이다. 여기서 과당은 공복 신호를 무력화하고 포만감을 느끼지 못하게 하므로 특히 기아 경로에 더 위협적이다.

그렇게 인간은 계속 음식을 먹어 '무분별한 폭식' 상태가 된다. 과당이 들어오면 몸은 지방을 저장하는 방향으로 바뀌며, 지금 굶주린다는 착각 아래 자기 보존을 위해 할 수 있는 모든 일을 한다. 그리고 인슐린은 제대로 기능을 발휘하지 못해 체계가 무너지며 염증을 유도한다(뒤에서 자세히 설명하겠다). 만약 쾌락 경로와 기아 경로가 같이 활성화하면 폭식의 악순환이 발생한다. 체중 증가, 혈압과 혈당 문제, 이에 따른 모든 결과가 분명히 나타난다.

우리가 먹는 설탕의 주요 공급원은 과일이나 꿀이 아니라 사탕수수와 사탕무로 만든다. 과거 사치품이자 희귀품이었던 설탕은 뉴기니와 인도에서 처음 만들었다. 유럽의 상인과 무역상은 베네치아 같은 무역항을 통해 중세 유럽에 설탕을 널리 전파했다.[12]

현대사회를 지배하는 과당은 어떨까? 미국의 생화학자 리처드 마셜Richard O. Marshall과 얼 쿠이Earl Kooi가 1957년에 오클라호마주립대 농업시험장에서 과당을 처음 만들었다. 이들은 옥수수의 포도당을 화학적으로 재배열하는 효소를 만들어 과당을 뽑아냈다.[13] 그로부터 10년 후, 설탕보다 달고 더 싼 과당은 우리 식단에서 설탕을 대체하기 시작했다. 1970년대부터는 식품 업계에서 제품에 과당을 넣기 시작했고, 1984년에는 코카콜라와 펩시가 설탕 대신 과당을 쓰겠다고 선언했다.

1970년대 후반이 되자 과당은 어디에나 존재해 피할 수 없는 수준이 됐다. 미국인의 연간 1인당 과당 섭취량은 1970년에는 0이었지만 2000년이 되자 27.2킬로그램까지 뛰었으며, 이는 연간 1인당 당류 총섭취량의 절반에 해당한다.[14] 1970년대 이후 미국에서 비만과 당뇨병이 증가한 현상이 과당 섭취량이 가파르게 증가한 것과 연관성이 있다고 장기간의 역학 연구가 보여 준다.[15]

과당 섭취가 빠르게 증가하는 동안 미국 농무부, 미국의학협회, 미국심장협회는 그릇된 판단을 했다. 이들이 지방 섭취를 줄이고 탄수화물 섭취를 늘리라고 권장하면서 건강한 지방 섭취는 더욱 줄어들었다. 저지방 식단의 열풍으로 건강한 지방과 단백질 대신 탄수화물 섭취가 과하게 늘어났다. 실제로 건강한 지방과 단백질은 포만감을 느끼게 해 준다. 오메가3 같은 특정 지방은 과당의 나쁜 효과를 누를 수 있다.

지난 25년간 미국인 식단에서 지방 비율은 40퍼센트에서 30퍼센트까지 낮아졌지만 탄수화물 비율은 40퍼센트에서 55퍼센트로 높아졌으며, 이 모든 상황은 폭발적인 비만의 대유행과 궤를 같이한다.[16] 특히 과당이 건강을 위협하는 방법 중 하나가 요산 농도를 높이는 것이라는 사실은 꽤나 뒤늦게 밝혀졌다. 즉, 요산은 과당 섭취와 질병 사이의 잃어버린 연결 고리다. 과당과 다른 모든 당류를 구분 짓는 요인이다.

과당의 역할이나 요산과의 은밀한 관계를 자세히 설명할수록, 당신은 포도당을 영웅처럼 볼 수 있다. 당연히 아니다. 물론 포도당은 세포 에너지와 연관된 작용을 하지만, 좀 더 신중하게 다뤄야 한다. 체내의 수많은 분자와 약물처럼 포도당도 그 양에 따라 독이 될 수도 있다. 당신이 건강해지려면 포도당과도 건강한 관계를 확립하고 그 양을 통제해야 한다. 참고로 2형 당뇨병 발생률은 과당을 적게 먹는 국가보다 많이 먹는 국가에서 20퍼센트 더 높다.[17] 2030년까지 세계 인구의 7.7퍼센트가 당뇨병에 걸릴 것으로 전망된다.[18]

과당 대사 과정은 화학적으로 매우 복잡하다. 긴 데다 혀까지 꼬이는 이름을 가진 수많은 분자가 관여한다. 하지만 당신은 이것만 알면 된다. 우리 몸이 포도당과 과당을 위장관에서 흡수할 때는 각기 다른 기전이 작동한다. 포도당이 들어오면 췌장이 인슐린을 분비하지만, 과당이 들어오면 반응하지 않는다.[19] 이 사실은 과당이 인슐린 반응을 유도하지 않으니 '더 안전한' 당류라는 마케팅 도구가 됐다. 하지만 과당 섭취량이 증가하면서 나타나는 효과는 인슐린과 관계된 만큼 대단히 파괴적이며, 요산은 여기서 중대한 역할을 한다.

화학구조상 과당과 포도당은 화학결합 두 개만 빼면 거의 똑같아 보인다. 그러나 그 차이가 중대한 영향을 미친다. 무슨 영향일까? 포도당인산화효소glucokinase가 포도당을 대사하는 첫 번째 단계는 이름처럼 포도당을 인산화하는 단계로 매우 주의 깊게 조절된다. 체내에 가장 중요한 에너지 분자인 ATP의 세포 속 농도 역시 엄격하게 유지된다. 하지만 과당의 경우 그렇지 않다. 과당은 바로 혈액으로 흡수돼 간으로 이동한 뒤 대사한다. 간세포에서 과당인산화효소fructokinase가 ATP를 소모하면서 과당 대사를 시작한다.

뭔가 눈치챘는가? 과당 대사는 ATP를 **쓰므로** 과당 대사는 에너지원을 심하게 **줄인다**. 귀중한 에너지를 **훔친다**. 이것도 모자라 ATP를 마구잡이로 써 댄다. 만약 한 세포에 많은 과당이 유입되면 그 세포의 ATP 농도가 40~50퍼센트 가까이 곤두박질친다.[20] 과당이 ATP를 훔치면 미토콘드리아 기능장애를 일으킬 뿐 아니라 혈중 요산 농도도 빠르게 높인다.

이렇게 과당이 세포 속 에너지를 빨아들이면 몸에서는 **"우리 에너지가 바닥나고 있어!"**라는 구조 신호가 비명처럼 울려 퍼진다. 그리고 몸은 에너지 보존 모드로 들어간다. 기초대사량 소비를 줄이기 위해 대사는 느려지고(지방을 적게 태움), 들어오는 칼로리를 무조건 저장한다(체지방이 된다).

나는 이 연쇄반응을 자세히 들여다보면서, 다양한 단계의 과당 대사를 거쳐 ATP가 AMP로 바뀌며, 이 결과물로 요산을 만든다는 사실을 덧붙이겠다. 높은 요산 농도는 과당인산화효소를 계속 자극하므로 스스로 작동하는 사이클이 계속 이어진다(**되먹임 강화**feedback potentiation라고 한다).[21]

높은 요산 농도는 마치 마약 밀매자처럼 과당인산화효소를 계속 활성화해서 에너지를 줄이고 미토콘드리아 기능장애, 염증과 산화 스트레스를 조장한다. 혈압과 인슐린 저항성도 높이고, 체지방 생성을 지속한다. 만약 당신이 수렵 채집인이라면 이 과정이 유익하다.[22] 그러나 현대사회에서는 이런 과정이 필요할까? 그리고 과당은 몸이 보내는 구조 신호인 공복과 갈증을 유발해서 당신이 더 많이 먹고 마시게 한다. 이 구조 신호를 따르는 순간, 잠재적인 에너지는 '가장 효율적 저장 형태'인 지방이 된다.

이 과정을 멈추게 하는 생리 기전이 물론 존재한다. 특정 반응이 지나치게 과열돼 위협이 되지 않도록 막거나 더는 필요 없는 과정을 중단하게 한다. 이를 '음성 되먹임 기전negative feedback system'이라고 한다. 최종 산물의 양이 티핑 포인트에 이르면 자신의 생산을 멈추게 하는 식이다. 물론 과당 대사 생성물은 이 기전에 해당하지 않는다.

과당인산화효소에는 음성 되먹임 기전이 없으며, 그저 요산 생성만 도울 뿐이다. 그렇게 과당 대사가 계속 일어나 에너지가 큰 폭으로 줄어들며, 세포 수준에서 해로운 농도의 요산을 쌓는다. 이 통제 불가능한 기전은 수렵과 채집으로 살아가던 선조와 계속 겨울잠을 자는 포유류엔 적절했을 것이다. 그러나 지금 우리에겐 이 생리 기전이 우리 자신을 죽인다.

과당 섭취 시 인간은 DNA 가장 깊은 곳의 프로그램을 쓴다. DNA가 총알을 장전하고, 환경이 방아쇠를 당기는 식이다. 일단 과당이 간에 도착하면 많은 일이 일어난다. 에너지를 쓰는 일 외에도 간에 **지방생성**lipogenesis을 촉진한다. 즉, 과당 대사는 중성지방을 만든다. 혈중 중성지방 농도가 높으면 당연히 심장마비나 관상동맥 질환 같은 심혈관 질환의 주요 위험 인자가 된다.

오래전부터 높은 중성지방 농도는 탄수화물 과다 섭취의 증거였지만, 이제 인간은 탄수화물 중에서도 어떤 것이 주범인지 안다. 이 상황을 명확하게 보여 주는 한마디가 있다. 뉴욕주립대 오스위고 캠퍼스의 영양학 교수 에이미 비드웰Amy J. Bidwell이 2017년에 발표한 논문 〈Chronic Fructose Ingestion as a Major Health Concern(주요 건강 문제로서의 만성 과당 섭취)〉 중 한마디다.

"과당의 가장 큰 해악은 간세포에서 지방산으로 변하는 것이다."[23]

또 하나 중요한 것은 간세포에 지방이 축적되는 과정 자체가 일으키는 피해다. 간세포에 지방이 쌓이면 인슐린은 본연의 임무와 포도당을 저장하는 능력을 점점 잃기 때문이다. 게다가 대사에서 생긴 요산은 췌장 세포 안에 작은 섬처럼 무리를 짓는데, 인슐린을 생산하는 랑게르한스섬에 산화 스트레스까지 일으킨다.

결론은 무엇일까? 과당이 직접 인슐린 농도를 높이지 않는다는 것은 맞다. 하지만 결국은 요산을 바탕으로 인슐린 저항성을 높인다. 이것이 과당 그리고 높아진 요산 농도가 당뇨병과 다른 대사 기능장애를 유발하는 정확한 과정이다. 요산은 단순한 부산물이 아니다. 대사 그리고 몸 전체에 해로운 영향을 미치는 반응의 주범이다.

한때는 과당이 인슐린 흐름에 영향을 미치지 않고 혈당도 높이지 않는다는 잘못된 생각으로 당뇨병 환자에게 과당을 권했다는 사실에 나는 부끄러웠다. 과당은 '간에서 몰래' 작용하므로 그때 사실은 과학에 정면으로 위배된다. 요산 농도 상승으로 막을 내리는 과당만의 독특한 대사는 나쁜 결과, 즉 에너지 감소와 지방 생성, 몸의 인슐린 체계 손상으로 이어진다. 결국에는 전신 염증과 산화 스트레스를 촉발하면서 또 다른 생물학적 타격이 된다.

포도당과는 다른 문제를 유발하는 과당에 관한 흥미로운 논문이 있다. 캘리포니아대 데이비스 캠퍼스, 터프츠대, 캘리포니아대 버클리 캠퍼스 등은 10주 동안 연구 참여자에게 하루 섭취 칼로리의 25퍼센트를 포도당이나 과당이 들어간 가당 음료로 제공했다.[24] 그 결과 가당 음료를 마신 집단은 그렇지 않은 집단과 비교해 내장지방 조직(복부 지방)이 훨씬 더 많이 늘어났다.

모두가 알겠지만 복부 지방은 지방 중에서도 가장 최악의 지방이다. 복부 지방이 많아지면 염증 및 인슐린 저항성 증가, 2형 당뇨병, 알츠하이머병, 관상동맥 질환과 같은 질병과 연관된다. 결정적으로 가당 음료를 마신 집단의 경우 중성지방이 급증했고, 인슐린 저항성과 연관이 있는 간세포 지방 생성 역시 많아졌다. 다양한 심혈관 위험 지표도 마찬가지다.

또 다른 연구에서는 가당 음료를 10주 동안 마신 여성의 대사 효과를 연구했는데 결과는 똑같았다. 중성지방이 급격히 늘어나고, 공복 혈당도 치솟았으며, 인슐린 저항성이 높아졌다.[25]

과당 대사의 직접적 결과로 지방을 생성하는 요산의 위력을 보면서, 이제 당신은 요산이 순진한 구경꾼이 아니라는 사실을 깨달았을 것이다.[26] 나쁜 생물학적 효과를 일으킨다는 증거가 있는 유력한 용의자라고 보는 게 더 맞다.

여기까지만 하면 좋겠지만, 간에서 분해된 과당은 요산 농도를 높이고 중성지방 합성에 필요한 구성 요소를 만들 뿐 아니라 포도당 생산

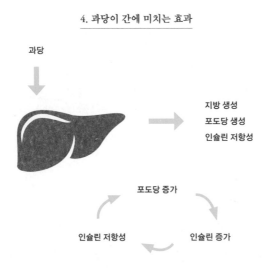

4. 과당이 간에 미치는 효과

과당

지방 생성
포도당 생성
인슐린 저항성

포도당 증가

인슐린 저항성

인슐린 증가

에 필요한 구성 요소까지 만든다. 즉, 과당은 간에서 포도당 생산을 촉진한다. 이렇게 만들어진 포도당이 순환계에 들어가면? 췌장에서 인슐린이 분비된다. 악순환의 고리다. '도표 4'에서 그 내용을 볼 수 있다.

과당에 대한 이런 사실은 알츠하이머병 위험 요인을 연구하는 신경외과 의사들을 매우 놀라게 했다. 또한 과당이 뇌에 미치는 영향을 다시 생각하도록 했다. 의학계에서는 과당을 치매를 일으키는 '잠재적 시한폭탄'이라고 부르는데, 나도 이 말에 백번 동의한다.[27] 다른 연구 결과는 요산이 치매 위험도와 관련 있다는 사실을 보여 줬다.

케임브리지대와 유니버시티칼리지 런던 학계는 "과당 과잉 섭취와 인지능력 손상 위험도 증가의 연관성은 과당 과잉 섭취로 상승하는 혈장 내 요산 농도에도 영향받을 수 있다"라고 경고했다. 저자들이 발표한 논문 제목은 〈Fructose and Dementia: A Potential Time Bomb(과당과 치매: 잠재적 시한폭탄)〉으로 의학계에 파란을 일으켰다.

논문은 요산 농도가 높아지는 현상이 자유 라디칼free radicals(쌍을 이루지 못한 전자를 가진 산소 분자_옮긴이) 증가와 산화질소 합성 감소 등 나쁜 방향의 효소 활성이 늘어난다는 명확한 증거라고 설명한다. 나는 앞 장에서 산화질소가 혈관 건강에 중요한 요소라고 말했다. 실제로 산화질소는 메시지 전달과 기억 형성에 직접 관여하는 뇌 건강의 열쇠이기도 하다.

다음 장에서 자세히 설명하겠지만, 인슐린이 몸과 **뇌의** 포도당 유입을 촉진하려면 산화질소가 필요하다. 과당이 유도하는 고요산 혈증은 대사 증후군에 직간접적으로 영향을 주며, 뇌 기능장애의 큰 위험 요인이다. 따라서 지금 인간에겐 수많은 연구로 입증된 상관관계, 즉 요산 농도와 인지능력 저하 위험 사이의 또 다른 연결 고리가 주어진 셈이다.

요산을 끊임없이 만드는 과당

우리가 포도당과 과당의 차이 중 가장 오해하는 부분이 있다. 바로 식욕에 미치는 영향이다. 과당이 체내에 더 은밀하게 퍼지는 데 유리한 이유가 여기 있다. 그렐린ghrelin과 렙틴이라는 호르몬이 있는데 각각 공복감과 포만감을 준다. 한마디로 그렐린은 공복, 렙틴은 포만을 유도한다. 공복일 때 위는 그렐린을 분비해 뇌에 '음식을 먹으라'는 신호를 보낸다. 반대로 위가 가득 차면 지방세포가 렙틴을 분비해 뇌에 '음식을 그만 먹으라'는 신호를 보낸다.

내가 전에 여러 번 인용했던 2004년 시카고대 연구 팀 논문이 있다. 해당 연구에서 렙틴이 18퍼센트 낮아진 연구 참여자의 경우 그렐린이 28퍼센트 높게 나왔다. 이에 따라 식욕이 24퍼센트 증가하면서 고칼로리·고탄수 음식을 더욱 많이 먹는다는 사실이 밝혀졌다.[28] 이 논문은 식욕 호르몬을 조절하는 수면의 위력을 처음으로 보여 주기도 했는데, 렙틴과 그렐린 변화의 원인은 바로 수면 부족이었다. 연구 참여자가 겨우 이틀 동안 네 시간 잤을 뿐인데도 이런 놀라운 결과가 나왔다. 우리가 곧 실천할 LUV 프로그램에서 숙면이 중요한 이유가 여기 있다.

이제, 여기에 과당이 어떻게 끼어드는지 알아보자. 그렐린과 렙틴에 모두 반응하는 포도당과 달리 과당은 렙틴을 억제하고 그렐린을 촉진한다.[29] 쉽게 말하면, 과당은 당신이 포만감을 느끼지 못하게 한다. 그렇게 과식을 하며 렙틴 저항성이 높아진다. 몸이 '기아 상태'라고 착각하도록 만드는 셈이다.

렙틴과 인슐린은 서로 반대 작용을 하지만 공통점이 많다. 그중 하나가 염증 촉진이다. 렙틴은 이른바 '염증성 사이토카인inflammatory cytokine'으로 체내 염증에 중요한 역할을 하며, 몸 전체의 지방조직에서 다른 염증 분자가 만들어지는 과정을 조절한다. 과체중과 비만인 이들의 몸 구석구석에서 만성 퇴행성 질환 위험도를 포함해 염증성 질환에 민감한 이유가 여기 있다. 렙틴과 인슐린은 몸의 명령 체계에서 '상급자'에 해당하므로 이들의 불균형은 나선을 그리며 내려와 사실상 두 호르몬의 통제 범위를 넘어 몸의 모든 체계를 파괴하는 경향을 보여 준다.

더 놀라운 것은 렙틴과 인슐린이 수면 부족, 첨가당의 과다 섭취 등 같은 요인에 의해 악영향을 받는다는 점이다. 첨가당을 먹을수록 렙틴과 인슐린은 균형을 잃으며, 첨가당 중에서도 과당이 최상단을 차지한다. 반복되는 인슐린 분비와 혈당 균형 체계가 결국 인슐린 저항성으로 이어지듯이 계속되는 렙틴 신호도 같은 결과를 불러온다.

렙틴 급증을 유발하는 물질의 과부하가 거듭되면, 렙틴 수용체는 신호를 무시해 버려 렙틴 저항성이 나타난다. 그렇게 우리 몸은 질병에, 더 나아가 기능장애에 취약해진다. 이러면 렙틴 농도가 높아져도 음식을 '그만 먹으라'는 신호가 뇌로 가지 않는다. 식욕을 조절하지 못하면 대사 증후군 위험에 노출되며, 차례로 다른 기능장애 위험도 높아진다. 몸에 중성지방 농도가 높아지는 것은 무슨 뜻일까? 평소 식단에 과당이 너무 많다는 신호이자 렙틴 저항성이 일어난다는 신호임을 시카고대 연구 팀이 보여 줬다.

사실 과당과 렙틴 저항성 사이 상관관계가 높다는 점은 명확하다. 한 연구 팀은 "인슐린과 렙틴, 어쩌면 그렐린도 에너지 균형을 장기적으로 조절하는 중추신경계의 핵심 신호이므로, 순환하는 인슐린과 렙틴 감소, 그렐린 증가는 (…) 과당이 많은 식단을 계속 먹으면 칼로리 섭취가 늘어날 수 있어 결국 과체중과 비만에 이를 수 있다"라고 언급했다.[30]

과당과 렙틴 저항상 사이 연관성을 탐구한 2018년 논문에서는 쥐의 몸에서 과당을 만들게 했는데, 여기서 놀라운 효과를 입증했다.[31] 쥐 식단에 소금을 첨가해 포도당을 과당으로 바꾸는 유명한 경로를 활성화했는데, 그 결과 쥐에 렙틴 저항성과 비만이 나타났다. 고염 식단으로 쥐의 체내 과당 생성을 높일 수 있었다면? 고염 식단으로 사람도 고혈압부터 지방간까지 일련의 질병을 앓을 수도 있다는 뜻이다.

체내에서 소금이 포도당을 과당으로 바꿔 요산 생성을 촉발하는 당 교환sugar swap 과정에 대해서는 5장에서 자세히 보겠다. 이 과정은 고염 식단이 대사 질환 중에서도 비만과 당뇨병 촉발에 연관되는 이유를 설명해 준다. 고염 식단→과당 과잉→렙틴 저항성 감소→식욕 강화와 과식→비만→인슐린 저항성→지방간으로 이어지는 과정은 상당히 명확하며 두렵기도 하다. 절대 바람직한 연쇄반응이 아니다.

과당이 유도하는 대사 증후군에서 요산의 역할을 증명한 최초의 논문은 2005년에 발표됐다.[32] 쥐를 대상으로 한 매우 혁신적 연구였다. 연구 팀은 쥐에 과당 과잉 식단을 먹인 후 나타난 생리 현상을 기록한 뒤, 일부 집단에 요산 억제 약물을 투여했다. 결과는 어땠을까? 요산 억제 약물을 투여하지 않은 집단에서는 요산의 효과가 명확히 나타났다. 즉, 대사 증후군의 주요 특징인 인슐린 증가, 중성지방 상승, 혈압 상승이 나타났다. 요산 억제 약물을 투여한 집단은 어땠을까? 대사 증후군 지표에 변화가 없었다.

쥐를 대상으로 한 연구 외에도, 과당이 혈압에 미치는 효과를 관찰하기 위한 연구가 인간을 대상으로 이뤄졌는데, 여기서도 요산이 나쁜 존재로 드러났다.[33] 그 연구에서 요산이 중요한 역할을 한다는 사실을 어떻게 확인했을까? 요산 억제 약물을 쓰니 과당이 혈압에 미치는 효과가 크게 낮아졌기 때문이다.

5. 과당 과잉 섭취자가 요산을 억제한 효과

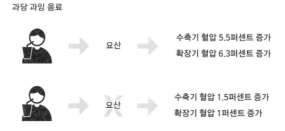

이 가설은 2017년 또 다른 연구로 더 탄탄해진다. 2017년 연구는 뇌에 있는 도파민 신호 경로에 과당이 영향을 미친다는 사실을 보여줬다.[34] 물론 도파민 신호 경로가 무너지면 강박적인 과식과 비만으

로 이어질 수 있다는 사실이 인간과 동물실험에서 이미 밝혀졌지만, 이에 더해 과당이 **비만이 아닌 인간에게도** 대사조절 장애를 촉발하며 도파민 신호를 변형한다는 점을 입증했다.[35] 또한 이 연구는 과당으로 도파민 신호가 줄면 강박적인 과식, 음식 중독, 비만을 촉진할 수 있다고 경고했다. 즉, 건강한 체중을 유지하는 인간도 과당을 먹으면 대사와 체중의 혼돈이라는 문을 여는 셈이다.

나는 이런 연구를 살펴보면서 ADHDAttention Deficit Hyperactivity Disorder(주의력결핍과다활동장애)를 떠올렸다.[36] ADHD는 4~17세의 미국 어린이 중 최소 10퍼센트가 앓는 질환으로, 그 수는 540만 명에 해당한다. 이 중 절반 이상은 적극적으로 치료받는 수준이다.[37] [38] ADHD 어린이 환자가 과당 섭취를 중단하면 어떨까? 비만과 ADHD가 나란히 증가하는 현상이 만성적인 당 섭취와 연관된다는 사실이 놀랍게 들리는가? 그러나 예일대, 프린스턴대, 플로리다대, 콜로라도대 의대가 함께 연구한 또 다른 논문을 보면 더 많은 연결점이 보인다. 바로 도파민 활성 감소는 요산 증가와 연결된다는 사실이다.[39] 이 연구 팀은 요산이 도파민 수용체의 수를 줄여 그 효과를 낮출 수 있다고 주장했다. 그리고 ADHD 어린이 환자의 혈중 요산 농도가 해당 질병이 없는 어린이보다 높다는 사실도 발견했다.

물론 당 섭취량과 ADHD 같은 행동 문제의 연관성은 오랫동안 문헌에서 제기되고 경험담으로 전해졌다. 하지만 최근까지도 도파민 신호와 요산 농도의 관계는 정확히 알 수 없었다. 1989년부터 요산 농도와 과다 활동 증상의 연관성이 입증됐지만, 관련 연구가 깊이 진행되기까지는 시간이 걸렸다.[40]

나는 어린이 사이에 점점 더 널리 퍼지는 ADHD 같은 질환을 약물 요법 대신 생활 습관 개선으로 치료하길 바란다. ADHD의 경우 주로 어린이에 초점을 두기는 하지만, 거의 1,000만 명에 가까운 미국 성인도 이 질병을 앓는 것은 우연이 아니다. 성인 ADHD 환자 치료도 어린이와 다르지 않다. 일단 당 섭취를 줄여야 한다.

미국 국립보건원의 최근 연구는 약한 ADHD부터 양극성장애 bipolar disorder까지, 충동 성향이 높은 인간의 경우 요산 농도가 높다고 보고했다.[41] 흥미롭게도 강박 성향의 도박꾼을 대상으로 한 실험 연구에서, 도박꾼이 돈을 걸 때는 요산 농도가 높아졌지만, 걸리지 않을 때는 요산 농도가 변하지 않았다![42]

3~14세 인플루언서가 올린 인기 영상에 대해 조사해 보니, 놀랍게도 음식료품 홍보의 비중이 43퍼센트였다. 그 음식료품 중 90퍼센트 이상은 패스트푸드, 사탕, 탄산음료 등의 정크 푸드였다.[43] 건강에 좋은 음식료품은 3퍼센트뿐이었다.

어린이 이야기가 나온 김에, 과당 과잉 섭취와 청소년에게 나타나기 시작한 질환에 대해 몇 마디 하고 싶다. 어린이와 청소년이 다른 연령대보다 과당을 훨씬 더 많이 먹는 게 사실이지만, 과당을 질병 위험 요인으로 연구하기 시작한 지는 얼마 되지 않았다. 관련 연구 결과는 심각했다. 성인과 마찬가지로 과당 과잉 식단을 먹은 어린이는 심혈관 질환과 2형 당뇨병 위험을 나타내는 여러 지표가 올라갔으며, 복부 비만을 겪는다는 사실도 드러났다.[44] 청소년 사이에서 치솟는 대사 증후군 발생이라는 맥락에서 연관성을 연구한 학계에서는 당연하다 여길 내용이다.

현대사회는 빈곤과 탄수화물 위주 식단에서 청소년을 보호해, 그들이 자라면 당류에서 '벗어나' 체중도 줄어들 것이라 믿고 싶어 한다. 하지만 그 태도는 내겐 매우 어리석게 보인다. 사실 우리는 청소년이 커서 수많은 건강 문제를 떠안은 채 만성 질환과 함께 살도록 길들이는 중이다. 어린 시절에 건강이 나빠지는 것은 암, 치매, 조기 사망을 위한 무대를 마련하는 것과도 같다.

설탕 카르텔의 음모

실제로 나는 설탕에 대한 나쁜 이미지를 세탁하려는 업계의 노력을 목격했다. 초판 발행 후 5년 뒤에 나온 《그레인 브레인Grain Brain》 개정판을 홍보하기 위해 지상파 방송 프로그램에 출연했을 때였다. 어느 프로그램인지 밝히지 않겠지만 유명 아침 프로그램이었다.

나는 설탕 섭취가 건강을 위협한다고 설명하려 했지만 곧바로 저지당했다. 담당 프로듀서는 심지어 미국제당협회로부터 "설탕은 적당히 먹으면 좋은 식품으로, 수십 년의 연구 결과가 이 사실을 뒷받침한다"라는 대사까지 받아 온 상태였다. 하지만 나는 내 주장을 굽히지 않았고, 노골적인 정보 왜곡과 싸워야 했다. 그러다 나는 반사적으로 설탕 업계를 믿는 것은 수십 년 전 나온 담배 무해론을 믿는 만큼이나 어리석은 일이라고 말했다. 불행하게도 진행자는 내 말의 요점을 알아차리지 못했다.

스탠퍼드대를 졸업한 의사이자 의학 연구자인 케이시 민스Casey

Means와 나는 당시 취임한 조 바이든 대통령에게 〈메드페이지 투데이MedPage Today〉를 통해 공개편지를 실었다. 편지 제목은 "미국 농무부의 당류 지침에 숨은 쓰디쓴 진실"이었다. 편지를 통해 우리는 명백한 괴리를 지적했다.

> 트럼프 시절 농무부가 발표한 2020~2025년 식단 지침 중 첨가당 권고안은 해당 업계의 주장과 자금만을 쫓았다. 이 권고안은 과학과 배치되며, 앞으로 수년간 미국 어린이와 성인에게 심각한 상해를 일으키는 동시에 건강과 재정에 불운한 영향을 미칠 것이다.[15]

우리는 바이든 행정부가 농무부 식단 지침의 총 칼로리 중 첨가당 비율을 '10퍼센트에서 6퍼센트 이하'로 낮추고, 미국인에게 건강을 위해 싸울 기회를 부여하라고 촉구했다. 미국인의 건강과 생산성을 개선하려면 반드시 당류 섭취량을 줄여야 한다는 뜻이다. 그리고 의회가 무려 5,000억 달러의 보조금을 할당한 과당에 대해서도 지적했다. 당류가 많은 식단이나 혈당 조절 장애는 인지 및 학습 능력 저하, 심장 및 정신 질환과 알츠하이머병, ADHD, 자살과 연관성이 있으며 암, 뇌졸중, 불임, 만성 콩팥 및 간 질환, 발기부전, 예방 가능한 실명과도 연관성이 있다고 지적했다.

당류 과다 섭취로 인해 미국인이 겪는 고통과 경제적 피해는 천문학적인 수준이다. 경제적 피해는 보건 의료 비용부터 생산성 감소까지 다양한 모습으로 나타난다. 예를 들어 2형 당뇨병 환자의 경우 뇌 기능이 떨어지며, 자연스레 업무 생산성도 44퍼센트나 낮아진다.

내 웹사이트에 과일에 든 과당과 인공 과당의 차이점을 설명하면서 과당의 위험을 경고하고, 동시에 요산을 조심해야 한다는 글이 올라갔을 때 반응은 뜨거웠다. 하지만 우리는 과당이란 존재에 대해 오랫동안 혼란을 겪었으며, 요산과의 관련성 역시 딱히 들은 적도 없었다. 요산에 관한 내 글은 과당과 요산 간 관계에 대한 문을 열어젖힌 셈이다. 그리고 이 책의 목적은 불편하게 들릴지라도 편향되지 않은 과학적 사실을 전하는 것이다.

이제 업계의 달콤한 목소리는 잊어버리고, 진정한 과학적 사실을 받아들이라. 예전에도 학계는 계속 같은 말을 반복했다. 당이 서서히 우리를 죽인다고 말이다. 그리고 요산과 얽힌 과당에 관한 사실은 새로운 이야기를 쓰기 시작했다. 그 이야기에는 그간 새로운 과학적 발견이 뇌에 어떤 말을 하는지도 알 수 있다. 대체 어떤 말을 하는지 이제 알아보자.

4장

뇌를 망가뜨리는 요산

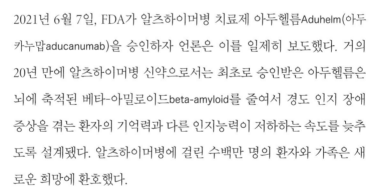

2021년 6월 7일, FDA가 알츠하이머병 치료제 아두헬름Aduhelm(아두카누맙aducanumab)을 승인하자 언론은 이를 일제히 보도했다. 거의 20년 만에 알츠하이머병 신약으로서는 최초로 승인받은 아두헬름은 뇌에 축적된 베타-아밀로이드beta-amyloid를 줄여서 경도 인지 장애 증상을 겪는 환자의 기억력과 다른 인지능력이 저하하는 속도를 늦추도록 설계됐다. 알츠하이머병에 걸린 수백만 명의 환자와 가족은 새로운 희망에 환호했다.

아두헬름의 소식은 상장한 생명공학 기업 중 신경 퇴행성 질환을 연구하는 일부 기업의 주가를 올리기도 했다. 다른 거대 제약사는 오래전에 포기했던 알츠하이머병 신약 개발을 다시 하기 시작했다. 거대 제약사와 투자자가 차세대 블록 버스터급 약물을 주시하면서 수십억 달러의 이익이 걸린 듯 보였다.

파괴적인 불치병을 치료할 신약이 출현했다는 팡파르를 기대하던 이들은 신약이 구원자가 되리라는 설명을 향한 의심과 공격에 빠르게 먹혀들었다. 그러나 뉴스는 희망적이지 않았다. 구원은 절대 일어날 수 없는 일이었다.

바이오젠Biogen이 만든 아두헬름은 이내 효과에 대한 증거도 없이 너무 빠르게 승인받았다며 많은 과학자, 신경학자, FDA 내 독립 자문위원회의 질책을 받았다(며칠 뒤 FDA 전문가 3명이 사임했다). 전문가 집단은 환자 1명당 1년에 5만 6,000달러나 하는 비싼 가격도 지적했다. 아두헬름은 매달 정맥주사로 투여해야 했고, 뇌에 부기나 출혈이 일어날 수 있어서 정기적으로 자기공명영상MRI 검사까지 받아야 했다. 논란에 더해 누구에게 약물을 투여해야 할지를 두고 논쟁도 벌어졌다. 알츠하이머병의 징후가 나타나는 모든 환자에게 투여해야 할까? 아니면 초기 단계의 환자에게만 투여해야 할까?

7월이 되자 엄청난 압력을 견디지 못한 FDA는 경도 수준의 기억력 및 사고력 저하를 겪는 환자에게만 아두헬름을 처방해야 한다고 발표했다. 알츠하이머병 말기 단계에 투여했을 때 데이터가 없었기 때문이었다. 발표 후 1주가 지나자 미국에서 가장 큰 의료 기관인 클리블랜드클리닉Cleveland Clinic과 마운트사이나이병원 건강 및 인지기능센터Mount Sinai Hospital's Center for Wellness and Cognitive Health는 환자에게 아두헬름을 처방하지 않겠다고 발표했다. 뒤이어 재향군인회를 포함한 다른 기관도 비슷한 발표를 했으며, 이들 기관은 처방전 목록에서 아두헬름을 뺐고 더 나아가 처방 반대까지 했다.

아두헬름을 둘러싼 극적인 상황은 알츠하이머병을 치료하고픈 인류의 열망을 반영하며, 우리가 가진 무기 중 최소한 **무언가**는 이 질병의 진행에 맞설 수 있다는 점을 보여 준다. 인류는 심장 질환, 뇌졸중, 에이즈, 다양한 암 같은 질병 치료에서 위대한 진보를 이뤘지만 치매, 특히 알츠하이머병 치료는 막다른 골목에 멈춰 있다. 숫자는 절망적이다. 미국인 600만 명 이상이 알츠하이머병을 앓으며 이 숫자는 이후 40년 사이 네 배 이상 늘 것으로 추정된다.

알츠하이머병은 65세 이상의 미국인 10명 중 1명을 괴롭히며, 이 숫자는 꾸준히 증가한다. 가장 최근 결과를 보면 65세 이상 인구의 주요 사망 원인에서 심장 질환과 암에 이어 알츠하이머병이 3위를 차지한다. 2021년에 알츠하이머병과 다양한 치매는 미국에서 3,300억 달러를 소요하는 것으로 나타났으며, 2050년이면 이 비용은 더 늘어나서 1.1조 달러에 이를 것으로 추정된다. 가족 중에 알츠하이머병 환자가 있다면 이 질병이 환자뿐만 아니라 가족에게도 얼마나 파괴적이며 비용이 많이 드는지 잘 알 것이다.[1]

따라서 인간은 이 문제를 다른 관점에서 바라봐야 한다. 유의미한 치료법이 전혀 없다면 애초에 이 질병이 나타나기 전에 할 수 있는 모든 예방법을 시도해야 하지 않을까? 우리 시대 최고의 여러 과학자는 이 질병을 예방할 도구가 있다는 단순한 사실을 분명히 말한다. 분명히 인간에겐 **지금 당장** 알츠하이머병 위험을 놀라울 정도로 낮출 방법이 있다.

알츠하이머병을 예방할 수 있다면 어떨까? 돈으로 가치를 매길 수 없지 않을까? 생활습관학lifestyle medicine을 활용하면 건강에 이상이 생기고 증상이 나타나기 훨씬 전부터 완벽히 뇌 기능을 유지할 수 있다고 모든 데이터가 말한다. 한 여론조사에 따르면 인간은 암이나 사망 자체보다 인지능력 저하를 더 두려워한다고 한다.[2] 살아야 할 날은 남았지만 일상을 꾸리지 못할 지경까지 서서히 정신이 시들어 가는 일은 상상하기도 싫다. 아두헬름은 인간의 하루를 구하지 못하겠지만, 내가 당신에게 공유하는 많은 기술은 과학적으로 입증됐으며 뇌의 회복 탄성을 최대한 높일 것이다. 여기서 요점은 요산을 반드시 통제해야 한다는 것이다.

혈당 증가, 인슐린 저항성, 비만, 당뇨병, 고혈압, 염증 같은 특정 질환은 모두 뇌 수축과 인지능력 저하와 강한 연관성을 보인다. 《그레인 브레인》에서 설명했듯이, 혈당이 아주 조금만 높아져도 인지능력이 떨어질 위험은 심각하게 높아진다. 또한 이전에도 설명했듯이, 인지능력 저하를 나타내는 주요한 예측 변수는 복부 둘레(허리와 엉덩이 둘레 비율)와 BMI라는 사실이 오래전부터 알려졌다. BMI가 높을수록 위험은 더 높아진다. 이제 우리는 위험 요인 목록에 높은 요산 농도를 덧붙일 수 있다.

비만은 높은 요산 농도를 예측할 중요 변수이자 치매의 주요 위험 요소이며, 이 둘은 항상 함께 움직인다. 40~45세의 비만 남녀 1만 명 이상을 27년에 걸쳐 관찰한 종단 연구를 보면, 이들은 정상 체중이나 과체중인 경우에 비해 알츠하이머병에 걸릴 위험도가 74퍼센트 높았다.[3] 만약 이 연구를 시작한 과거로 돌아가 연구 참여자의 인지능력이 떨어지기 훨씬 전인 40대의 요산 농도를 측정한다면, 요산 농도가 놀랄 만큼 높으리라고 장담할 수 있다. 이는 다른 연구에서 이미 밝혀진 사실이다.

그중 한 사례로 치매 위험이라는 맥락에서 노인 집단의 요산 농도를 측정한 2016년 일본 논문을 보자. 요산 농도가 높은 연구 참여자는 치매를 진단받을 **위험이 네 배나 더 높았다.** 저자는 이 사실을 결론에서 "혈중 요산 농도 상승은 인지능력 저하와 독립적인 연관성을 보인다"고 간결하게 언급했다.

여기서도 **독립적 위험 요인**이라는 말이 나타났다. 만약 비만, 2형 당뇨병, 고요산 혈중이 각각 치매의 독립적 위험 요인이라면, 이 질병을 **모두** 앓는 인간의 위험도는 기하급수적으로 증가하리라고 짐작할 수 있다. 어떤 논문은 높은 요산이 뇌혈관을 손상하는 효과에 초점을 맞췄지만, 그 외에도 높은 요산 농도가 뇌에 위협적인 이유를 입증할 하위 효과는 수없이 많다.

높은 요산 농도가 뇌에 미치는 나쁜 결과의 연관성을 입증한 많은 논문에서 정의하는 '높은' 요산 농도는 얼마 정도일까? 당신의 주치의가 정상이라고 생각하는 농도보다 아주 조금 높은데(남성은 5.75밀리그램/데시리터, 여성은 4.8밀리그램/데시리터), 즉 우리가 정상 범위라며 쉽게 무시하는 정도라는 사실이 매우 중요하다.

2007년까지 거슬러 올라가면 존스홉킨스대 연구 팀은 "정상 범위 안이지만 비교적 높은 요산 농도는 간신히 감지할 수 있는 '미니' 뇌졸중을 일으킬 수 있으며, 이는 노년기 성인의 인지능력 저하를 유도할 수 있다"라고 경고했다. 의사가 권장하는 요산 농도 수치보다 더 낮게 유지하라고 권고하는 이유다.

2007년 이후 발표한 여러 연구에서는 '정상 범위 안이지만 비교적 높은' 요산 농도를 나타내는 사람을 평균, 혹은 낮은 요산 농도를 나타내는 사람과 비교할 때 뇌 백질white matter 부피가 2.6배까지 차이 나는 현상과 연관성이 있다고 확인했다.[7] 뇌 백질 구조의 변화든 손상이든 절대 반갑지 않다는 점은 확실하다. 60세 이상 성인 중 '정상' 범위지만 높은 요산 농도를 나타내는 사람은 사고 속도와 기억력에서 하위 25퍼센트에 속할 가능성이 2.7~5.9배 더 높았다. 보통 인지능력 저하를 걱정하는 쪽은 노년층이지만, 비만은 모든 연령대에서 낮은 인지능력과 연관된다.[8]

우리는 청년의 뇌가 가장 빠르고 활기차며 질병에서 자유롭다고 오해하지만 그렇지 않다. 수많은 논문에서 청년이 나쁜 기억력, 부족한 어휘력, 느린 사고 속도, 낮은 추론력을 나타내는 이유는 과체중이 뇌에 영향을 미치기 때문이라고 밝혔다. 이 현상은 다섯 살 어린이에게도 나타나며, 비만인 어린이는 정상 체중인 어린이보다 교과 시험에서 낮은 점수를 받는 경향이 있다.[9] 즉, 철자법을 틀리고 연산 능력이 손상되며, 집중력과 전체적인 사고 유연성이 떨어진다.

우리는 대사 증후군이 요산과 연관된다는 사실을 안다. 다섯 살이든 일흔다섯 살이든 대사 증후군 환자는 요산 농도가 높다는 공통점을 보이며, 노년에 접어들면 치매 위험도가 심각하게 증가한다.

'요산'과 '인지능력 저하' 관련 논문을 검색하면 대부분은 2010년 이후에 발표됐다(미주에 추가 인용한 논문이 매우 많을 것이다). 명확하게 근래 출현한 과학이다. 이들을 읽다 보면 인지능력 저하와 당뇨병의 연관성을 발견하고, 요산이 빌런으로 등장하는 때이기도 하다.

'3형 당뇨병'에 대해

알츠하이머병에 대해 이야기하다 보면 요즘은 당뇨병이 꼭 끼어든다. 〈타임〉 표지를 만성 염증이 장식한 지 1년 뒤인 2005년에 알츠하이머병을 3형 당뇨병으로 규정한 논문이 과학 문헌에 조용히 등장하기 시작했다.[10]

달콤한 과당 과잉 식단과 알츠하이머병의 연결 고리는 확고해졌으며, 생화학적인 관점에서 과당 섭취가 치매 위험을 높이며, 요산이 치매의 주범이라는 점이 최근 연구를 통해 밝혀졌다. 이러한 논문을 보면 걱정되면서도 한편으로는 기운이 난다. 요산 농도를 통제하면 알츠하이머병 위험도를 낮출 수 있다는 생각은 놀랍기만 하다. 다만 알츠하이머병만이 아니라 다른 뇌 기능장애 예방에도 요산은 많은 영향을 미친다.

뇌의 뉴런이 인슐린과 반응하는 능력이 떨어진 결과가 '3형 당뇨병'이라는 사실이 이제서야 드러나기 시작했다. 기억과 학습을 포함한 뇌의 기본 기능을 수행하려면 뉴런이 인슐린에 반응해야 한다. 뉴런의 인슐린 저항성이 알츠하이머병에서 나타나는 악명 높은 베타-아밀로이드 형성을 촉발하지 않을까라는 추측도 있다.

특이한 단백질로 구성된 베타-아밀로이드는 뇌를 제멋대로 써서 정상 뇌세포를 대체한다. 일부 전문가는 알츠하이머병에서 나타나는 인지능력 저하가 인슐린 저항성 때문이라고 말한다. 당뇨병 전 단계나 대사 증후군 환자도 알츠하이머병이 본격적으로 진행되기 전에 나타나는 치매 전 단계와 경도 인지 장애 위험도가 높다.[11]

어떤 질병의 증상이 나타나면 대개 되돌리기가 불가능하다는 점을 되풀이해서 강조해야겠다. 역을 떠난 기차가 점점 더 속도를 높이듯이 말이다. 다만 당뇨병과 알츠하이머병 위험 사이에 연관성이 있다 해서 당뇨병에 걸리면 곧바로 알츠하이머병에 걸린다는 뜻은 아니다. 두 질병이 같은 기원을 공유할지도 모른다는 뜻이다.

당뇨병과 알츠하이머병 모두는 대사 기능장애로 이어지는 장기간의 식습관에서 시작될 수 있으며 더 진행되면 질병이 될 수 있다. 그렇다면 과당과 요산은 어느 단계에 숨어드는 걸까? 여러 연구를 보면 혈당을 직접 높이지 않는 대신 뇌에 지옥을 펼치는 당류에 대한 오해를 바로잡는 새로운 통찰이 빛난다.

첫째, 앞 장에서 설명했듯이 과당이 유도한 인슐린 저항성은 혈당을 위험할 정도로 높게 유지한다. 인슐린 저항성 때문에 뇌세포는 필요한 에너지를 받아들이지 못한다. 인슐린은 강력한 **영양** 호르몬으로 뉴런에 영양을 공급하며, 뇌 에너지론의 근본이다. 신경 에너지론이라고도 하는 뇌 에너지론은 뇌세포를 돌보고 뇌세포에 필요한 산소, 연료, 영양을 충족하기 위한 에너지 흐름 체계다. 그런데 뇌세포에 중요한 부양자를 제거하면 뇌세포는 고통을 겪고, 최악의 경우 죽는다.

둘째, 몸이 과당을 대사하는 방식은 더 많은 요산을 만들고 ATP를 줄이며, 더 나아가 뇌까지 전파되는 염증(신경 염증neuroinflammation)

을 일으킨다. 과당 대사는 뇌에서 직접 일어날 수도 있다. 오랫동안 믿었던 것과 달리, 뉴런과 신경 아교 세포glial cell 같은 뇌세포에는 과당을 대사하는 생화학 기전이 있다.[12] 이 놀라운 최근 데이터는 뇌 과당 대사에 관한 낡은 지배 교리를 뒤집었다.

셋째, 에너지가 줄어드는 것 외에도 혈관이 제 기능을 적절하게 수행하고 인슐린 수송에 중요한 분자인 산화질소 생성을 줄인다는 사실을 잊지 말자. 요산 농도가 높아지면 산화질소 활성이 억제되면서 죽상경화판 질환atherosclerotic disorders과 혈관 치매vascular dementia 위험이 높아지고, 혈당과 인슐린 저항성도 높인다. 뇌의 인슐린 신호체계에서 일어나는 미묘한 변화조차 신경 염증에 불을 붙일 것이다. 또한 과당은 학습과 기억을 담당하는 뇌 영역뿐만 아니라 음식 섭취와 보상 기전을 조절하는 뇌 영역에도 영향을 미칠 수 있다(쾌락 경로를 떠올려 보자).[13] 결국은 원인이 요산으로 되돌아오겠지만, 생물학적 사실을 몇 가지 검토해 보자.

쥐 실험 결과, 과당은 뇌 해마의 시냅스(세포 간 연결) 가소성을 줄인다고 밝혀졌다.[14] 쉽게 말하면 뇌의 기억 센터에 있는 세포가 학습 과정과 기억 형성에서 중요한 시냅스를 만들기 어려워진다는 뜻이다. 동시에 과당은 새로운 뇌세포 성장까지 억제한다.[15] 이 두 가지 증상은 치매의 전형적인 특징이다. 뇌가 정보를 매끄럽게 처리하지 못하고, 학습과 새로운 기억 형성에 어려움을 겪고, 뇌세포 형성과 교체가 어려워지면, 심각한 인지능력 저하와 치매로 이어진다. 단순한 문제다.

쥐를 대상으로 과당이 들어간 식단을 여러 주 동안 먹인 연구에서,

쥐는 대사 증후군과 인지능력 저하의 징후를 보였다. 하지만 식단에서 과당을 빼자 일부나마 회복이 됐다. 즉, 뇌의 퇴행 과정을 되돌릴 기회가 있다는 뜻이다. 치매로 가는 길에서 건강과 뛰어난 인지능력을 회복하는 길로 되돌아올 수 있다. 하지만 조건이 있다. 빨리 시작해야 한다. 일단 심각한 질병이 뿌리내리면 이미 입은 손상을 지우고 회복하기는 매우 어렵기 때문이다.

즉, 과당은 전반적으로 뇌 에너지 기전을 손상하며, 특히 인간에게 가장 중요한 해마에 있는 미토콘드리아를 손상한다. 캘리포니아대 로스앤젤레스 캠퍼스의 데이비드게펜의과대학원David Geffen School of Medicine at UCLA 과학자는 "과당 섭취는 신경세포의 회복력을 떨어트려서 뇌의 인지 기능장애와 신경학적 기능장애 민감성을 평생 높인다"고 밝혔다.[16] 두 가지 이유에서 과당과 뇌의 관계를 아는 것은 매우 중요하다.

첫째, 뇌의 장수 그리고 인지력 저하를 막는 **인지적 비축**을 위해 신경 회복력이 꼭 필요하다. 신발이 낡았을 때를 대비해 새 신발을 준비해 두는 것과 같다.

인지적 비축 능력이 뛰어난 사람의 경우 뇌가 쇠락한다는 신체적 징후, 즉 베타-아밀로이드와 타우 단백질 매듭이 나타나도 치매에 걸리지 않는다. 이 사실은 병으로 인해 뇌 상태가 엉망이지만, 마지막 순간까지 명료한 정신을 유지했던 100세 노인의 부검을 통해 밝혀졌다. 그 비결은 무엇이었을까? 제대로 기능하지 못하는 신경 회로를 보완하기 위해 신경 도로와 우회로를 구축했다. 이는 뇌의 놀라운 면으로, 실제로 뇌는 몸에서 가장 잘 변하는 기관 중 하나다. 나이 들면서 자연스레 마모되는 다른 기관과 달리, 뇌는 대사와 관련된 올바른 자원 투입만 된다면 시간이 지날수록 더욱 기능이 향상될 수 있다.

둘째, 뇌는 우리 몸에서 에너지를 가장 많이 쓰는 기관이다. 몸무게의 2~5퍼센트밖에 안 되는 무게지만 **쉬는 동안에도** 뇌는 몸이 쓰는 전체 에너지의 25퍼센트를 쓴다. 이런 뇌에서 에너지를 뺏으면 어떤 일이 일어날까? 뇌가 기능상 장애와 상실에 빠지도록 하는 셈이다. 최근 연구는 손상된 뇌 에너지 기전이 알츠하이머병의 가장 근본 기전임을 암시한다. 그 주범은 비열한 데다 노련하기까지 한 과당임이 분명하다.

1장에서 설명한, 프레이밍햄 심장 연구에 참여한 과학자는 2017년에 이른바 '알츠하이머병 잠복기'에 주목하면서 매일 마시는 주스가 뇌에 얼마나 해로운지 증명했다. 이 잠복기는 뭔가 석연찮다. 행동에 이상이 보이거나 인지능력이 떨어지지 않되 병의 초기 단계기 때문이다. 증상이 나타날 때까지 이 기간은 몇 년 혹은 수십 년 이어질 수 있다(질병의 발현과 진행을 막는 데 잠복기를 활용해야 하는 중요한 이유다).

보스턴대 연구 팀이 발표한 이 특별한 논문에서는 가당 음료가 뇌에 어떤 영향을 미치는지 확인하기 위해 수천 명을 대상으로 신경 심리검사와 MRI를 실시했다. 가당 음료를 하루 한 잔 이상 마신 이들과 그렇지 않은 이들의 뇌를 비교하기 위함이다.[17] 결과는 어땠을까? 가당 음료를 많이 마실수록 뇌의 총 부피와 해마 부피가 모두 줄어들고, 기억 회상력을 측정하는 검사의 점수가 낮았다.

이 논문의 결론은 과당이 뇌에 미치는 효과를 정면으로 지적했다('도표 6' 참고).

6. 가당 음료와 뇌 수축의 관계

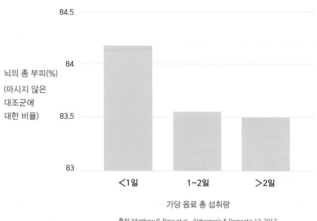

출처: Matthew P. Pase et al., Alzheimer's & Dementia 13, 2017

이 결과는 중년층 표본에서 분명히 나타난다는 점에서 놀랍다. 또한 당뇨병, 칼로리 총 섭취량, 신체 활동량 같은 수많은 교란 변수를 통계적으로 조정한 후에도 관찰된다. 관찰한 결과는 뇌의 총 부피를 볼 때 **뇌의 노화가 1.5~2.6년** 일어난 것과 같고, 일화 기억(일상 사건 중 특별한 기억) 측면에서는 **뇌의 노화가 3.5~13년** 진행된 것에 해당한다.

논문 결론에서 연구 팀은 과당 섭취와 함께 진행되는 알츠하이머병의 병리적 측면이라는 비슷한 결과를 입증한 다른 실험 내용을 인용했다. 그런데 요산은 이 내용 중 어디에 숨었을까? 이 논문에서는 연구 참여자의 요산 농도를 관찰하지 않았지만, 요산 농도를 측정한 다른 논문도 있다. 이를 통해 과당이 뇌에 악영향을 미치는 기전에 요산이 개입한다는 점이 계속 확인된다.[18] 즉, 요산은 과당과 뇌 기능 퇴화 사이의 점을 잇는 연결 고리다. 과당이 요산 농도를 높이면서 인슐린 신호체계를 손상하면 뇌세포는 포도당을 적절히 쓰는 능력을 잃어버린다.

뇌의 에너지 기전 장애는 키토제닉 식단이 알츠하이머병에 효과적임을 설명하는데, 키토제닉 식단은 뇌에 포도당이 아니라 케톤ketone을 연료로 제공한다.[19] 내가 알츠하이머병의 뇌 에너지학을 연구하는 신경학자인 매슈 필립스Matthew Phillips를 인터뷰했을 때, 그는 파킨슨병 치료법으로 키토제닉 식단이 유용하다고 설명했다. 파킨슨병 역시 뇌 에너지 결함으로 일어나는 질병이기 때문이다. 요약하자면 생체 에너지 문제는 인슐린 저항성이 일으키는 결과이며, 우리는 이 슬픈 사건에서 요산이 수행하는 핵심 역할이 무엇인지 알 수 있다.

이전 장에서 간략하게 언급했던 영국의 연구도 잊어서는 안 된다. 그 연구는 과당과 요산이 공모해 뇌 기능 저하를 유도한다고 강조했다. 〈Increased Fructose Intake as a Risk Factor for Dementia(치매 위험 요인으로서의 과당 섭취량 증가)〉라는 논문 제목이 모든 것을 말해 준다. 이 연구는 과당의 과잉 섭취가 치매를 촉진한다는 사실을 명확히 입증했으며, 실험에서 당류를 빠르게 먹은 쥐는 인슐린 저항성과 인지능력 저하를 일으켰다. 더 나아가 과당이 뇌의 사고력, 학습 능력, 기억력을 손상하며 당연하게도 여기에는 요산이 중요한 역할을 한다고 설명했다.

자유 라디칼이 증가하고 산화질소 합성이 줄어 혈류, 특히 뇌로 가는 혈류를 방해하는 현상과 높은 요산 농도는 연관성이 있다. 게다가 혈관 속 산화질소가 줄면 혈당을 처리하는 인슐린 기능이 망가진다.

마지막으로 영국 연구 팀은 뇌에서 산화질소를 만드는 산화질소 합성 효소nitric oxide synthase가 줄면서 시냅스 신경 전달과 기억 형성까지 줄어드는 것을 발견했다. 시냅스 신경 전달은 연결된 시냅스를 통해 뉴런이 이웃 세포와 소통하는 방법이다. 요산이 그저 혈류 공급량을 줄이고 인슐린 활성을 손상하는 것에서 더해, 산화질소와 관련된 경로를 통해 더 심각한 손상을 입힌다는 뜻이다.

이렇듯 요산은 신경세포가 의사소통하는 경로를 직접 망가뜨린다. 뇌를 '퍼지 상태'로 만든다. 비유하자면 선명한 영상을 보여 주지 못하는 낡은 텔레비전 화면처럼 말이다. 시냅스를 통해 빠르고 명확하게 메시지를 전달하는 능력은 뇌 건강과 기능의 기본이다. 이 과정을 가로막는 것은 중대한 범죄이며, 정신 기능과 인지능력 저하라는 위험을 포함해서 하위 경로에 심각한 영향을 미칠 것이 틀림없다.

요산이 인지능력 저하에 미치는 영향을 알고 싶다면, 요산 농도를 낮추는 약물이 치매 유발 위험을 낮추는 결과를 보면 된다. 메디케어 Medicare(미국 노인 의료보험 제도_옮긴이) 데이터를 기초로 한 2018년 후향성(특정 시점에서의 과거 방향_옮긴이) 연구 결과는 치매를 예방하기 위해 요산 농도를 낮추는 실험에 대한 해답을 보여 줬다.[20]

요산 농도를 낮추고 통풍을 치료하는 대중적 약물인 알로퓨린올과 페북소스타트febuxostat를 비교하던 앨라배마대 연구 팀은 저용량 알로퓨린올(하루 200밀리그램 이하) 복용 집단 대비 고용량 알로퓨린올과 페북소스타트 40밀리그램을 날마다 같이 복용한 집단은 치매 진단 위험도가 20퍼센트 이상 낮아진다는 사실을 발견했다. 알츠하이머병의 유의미한 치료법이 없는 상황에서 엄청난 숫자다.

앨라배마대 연구 팀은 요산과 치매 위험의 연관성을 연구하도록 자극했고, 요산 농도를 낮추는 약물을 써서 치매를 예방하는 방법에 엄청난 관심이 쏟아졌다. 위약 대조군을 설정해서 누가 치매에 걸리거나 걸리지 않는지 확인하지는 않았지만, 통풍과 신장결석 등의 다른 이유로 요산 농도를 낮추는 약물을 먹거나 먹지 않는 집단을 관찰하고, 치매 위험을 낮추는 부수적인 이익을 누가 얻는지에 관해 언급했다.

이제는 이 발견과 관련된 연결 고리와 근본 기전에 대해 더 많은 단서가 나올 것이다. 게다가 〈Lowering Uric Acid with Allopurinol Improves Insulin Resistance and Systemic Inflammation in Asymptomatic Hyperuricemia(알로퓨린올의 요산 농도 억제와 무증상 고요산 혈증의 인슐린 저항성과 전신 염증의 개선)〉 같은 논문을 읽은 나는, 인슐린 저항성과 전신 염증이 보여 주는 수많은 위험 요인을 고려하면 이제 뇌 질환을 예방하고 심지어 치료할, 완전히 새로운 방법을 탐구하는 궤도에 올라섰다고 확신했다.[21] 2021년 〈미국노년정신의학저널American Journal of Geriatric Psychiatry〉에 실린 사설에서 듀크대 의사인 제인 가글리아디Jane Gagliardi는 "치매 치료에서의 중요한 전략은 '바꿀 수 있는 위험 요인'을 목표로 하는 것이다"[22]라고 말했다.

높은 요산 농도는 사실 우리가 뒤늦게 발견한 엄청난 위험 요인이다. 의학계에는 '토양이 바뀌면 싹트지 않는다'라는 속설이 있다. 완벽한 '토양'을 구성하는 여러 중요한 요소 중에서도 요산을 통제할 수 있다면 최적의 건강과 뇌 기능을 뒷받침할 수 있다.

이 연구는 요산 농도를 낮추는 약물 복용자 뇌에 나타나는 혜택을 보여 주지만, LUV 프로그램이 지향하는 방식은 아니다. 지금부터는 당신의 뇌 건강을 위협하지 않는 수준까지 요산 농도를 낮출 방법 중에서 '약물을 제외하고' 당장 할 수 있는 방법을 광범위하게 다룰 것이다. 2부에서 설명할 생활 습관 전략을 써서 쉽게 몇 가지만 통제하면 된다.

'도표 7'은 존스홉킨스대 연구 팀 자료다. 존스홉킨스대 연구 팀은 2007년에 노년층에서는 아주 살짝만 요산 농도가 높아져도 골칫거리가 될 수 있으며 인지능력 저하 위험도를 높인다고 경고했다.[23] 도표에 보이는 것처럼 요산 농도가 아주 조금만이라도 높은(낮지만 중간 수준), 높지만 정상 범위에 있더라도 요산 농도는 인지능력 저하를 부를 수 있다.

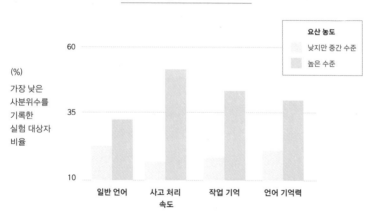

7. 요산과 인지능력 손상의 관계

출처: David J. Schretlen et al., Neuropsychology 21, no. 1, 2007

이런 도표는 내게 많은 이야기를 들려준다. 나는 알츠하이머병과 관련된 놀라운 통계와 함께 우리가 현재 어디 있으며 어디로 가야 할지를 말하면서 이 장을 시작했다. 알츠하이머병에는 유의미한 약물요법이 없다는 사실을 기억해야 한다. 예방 전략 외에 선택의 여지는 없다. 그리고 이 예방 전략은 전 세계 최고의 연구 팀이 입증했다.

신경학자로서, 나는 정신 건강의 운명을 결정할 매일매일의 선택을 명확하게 알리는 연구 결과에 특히 관심이 많다. 그러나 다른 동기도 있다. 지금도 이 글을 쓰면서 내 아버지의 손을 잡은 채 알츠하이머병이 그의 삶을 집어삼키는 상황을 보기만 해야 했던 순간을 떠올린다. 이 기억은 대부분이 잘 모르는 알츠하이머병 이면의 이야기를 공유하도록 나를 이끌며, 어쩌면 신경학자로서의 사명감보다 더 강력한 동기다. 그저 살아가면서 언젠가 약물요법이 나오리라는 희망을 품으라는 말은 부당하며 잔혹하다.

내가 방송에서 뇌가 건강해지기 위해 당류 섭취를 줄여야 한다고 말했을 때, 계속 즐거운 길을 선택하면서 설탕을 먹으며 희망을 품으라는 설탕 업계 주장과 정면으로 부딪친 내가 어떤 기분이었을지를 상상해 보라. 우리는 더 나은 대접을 받을 자격이 있다. 당신은 훨씬 더 가치 있는 사람이다.

요산과 건강이라는 맥락에서 당류, 특히 과당을 혼냈으니, 논리적으로 보면 다음 질문이 나온다. 당류, 과당 외에 요산 농도를 높이는 것은 무엇일까?

5장

오산을 높이는 나쁜 습관 다섯 가지

지금으로부터 한 세기 전, 오슬러는 당대의 가장 진보적인 의사였다. 현대 의학의 아버지로 불리며, 교과서뿐만 아니라 환자에게서 보고 배우는 지식의 가치를 이해하고 가르쳤던 열정적인 관찰자였다.

오슬러의 중대한 책《The Principles and Practice of Medicine(의학 원리와 실습)》은 1892년에 출판됐으며(헤이그의 책과 같은 해에 나왔다), 이 책에서 그는 통풍을 '영양 장애'로 정의하고, 만성 통풍은 '탄수화물을 극히 적게 먹는' 저탄수 식단으로 치료해야 한다고 말했다.[1] 또한 통풍 환자는 과일 섭취를 제한해서 관절염 재발을 막아야 한다고 했다. 그는 설탕과 과당의 역할을 어렴풋이 알았지만, 과일과 가당 음료의 차이까지는 알지 못했다. 과당이 아직 세상이라는 무대에 오르지 않았던 시대였다.

이제 '빌런' 1호인 과당이 요산 농도를 높인다는 사실을 확인했으므로, 다른 성분과 습관이 어떻게 문제를 일으키는지 알아볼 차례다. 적절한 요산 유지를 방해하는 요인은 수없이 많고, 1960년대 중반 이후로 과학적 증거가 점점 늘어났다.[2] 이런 요인 중에는 현대사회에선 일상인 것도 있어서 놀랄 수도 있다. 물론 나는 이를 다루는 실용적 지침을 알려 줄 것이다. 이제 시작해 보자.

나쁜 습관 1: 수면 부족

인간은 생애 3분의 1을 수면으로 보낸다. 예전에는 불가능했지만 이젠 과학적 관점에서 수면의 가치를 이해할 수 있다. 체내 모든 체계가 수면의 양과 질에 영향을 받는다고 최신의 실험 및 임상 논문이 한목소리로 증명하며, 이미 당신도 온라인 매체와 책을 통해 이 사실을 알 것이다. 그러나 여기, 당신이 아직 모르는 새로운 정보가 있다. 수면이 몸에 미치는 영향은 모두 생화학 효과와 연관되며, 당연히 요산과 관련된 효과도 포함한다.

수면과 요산의 연관성을 보기 전에 간략하게라도 수면의 이점을 짚어 보자. 수면은 공복감을 통제하고, 식사량을 정하며, 대사 속도를 조절하고, 얼마나 뚱뚱해지거나 날씬해지는지 결정하고, 감염과 맞서 싸우고, 창의력과 통찰력을 뒷받침하며, 좋은 결정을 돕고, 스트레

스를 처리하며, 학습 속도를 정하며, 기억을 조직하고 저장하고 회상하는 통제력을 높인다.[3]

19세기에 생겨난 "Good night, sleep tight(잘 자, 푹 자)"라는 밤 인사는 비틀스가 1968년에 발매한 '화이트 앨범White Album' 수록곡 '굿 나잇Good Night'에 가사로 삽입되면서 보편적인 인사말로 자리 잡았다. 이때 우리는 수면이 몸에 미치는 마법 같은 효과에 서서히 눈을 뜨기 시작했지만 수면 부족이 염증을 촉진하고, 호르몬 신호와 혈당 조절을 방해해 근본적으로 건강한 대사를 파괴한다는 사실을 입증하는 실험을 하기까지는 수십 년이 더 지나야 했다.

수면 부족이 대사를 파괴하는 속도는 생각보다 빠르다. 이와 관련된 최초 연구는 건강한 청년에게 엿새 동안 수면 시간을 네 시간으로 제한한 뒤, 그동안 부분적 수면 손실이 반복되면서 호르몬과 대사 변수에 어떤 변화가 생기는지를 평가했다.[4] 닷새째 되는 날, 청년의 포도당 내성glucose tolerance(몸이 포도당을 대사하는 능력_옮긴이)은 평소와 비교해 40퍼센트나 줄었다. 이 획기적인 연구는 시카고대 이브 반 카터Eve Van Cauter 연구 팀이 1999년에 시행했다.

수면 부족과 사망률의 보편적 연관성을 보고한 최초의 논문은 정확히 1964년에 발표됐다. 100만 명 이상의 성인을 관찰한 이 연구는 연속으로 일곱 시간을 자는 사람의 사망률이 가장 낮다는 사실을 발견했다. 그러나 잠자는 동안 일어나는 근본적인 생물학 기전과 분자 수준의 과정을 정확하게 집어내지는 못했다. 그 후 수많은 논문이 쏟아지면서 수면과 사망률의 관계를 밝혔고, 수면이 DNA 반응에 미치는 영향을 설명하는 등 많은 문제의 답을 밝혔다.[5]

이렇게 수면과 요산의 숨겨진 관계가 드러났지만, 경험담을 비롯해 증거는 그전부터 매우 충분했다. 그 예로, 통풍 환자는 잠자다 급성 통증을 겪을 때가 많고, 심장마비가 많이 일어나는 이른 아침에 요산 농도가 절정을 이룬다는 사실은 수면과 요산이 복잡한 관계라는 점을 시사한다.

'적절한' 수면은 대략적으로 최소 일곱 시간의 연속적 수면을 뜻하는데, 이는 인간의 유전자에도 영향을 미친다. 내 이전 책에서도 설명했듯이, 2013년 초 영국 과학자는 1주간의 수면 부족이 스트레스, 면역, 대사, 염증과 관련된 유전자를 포함한 유전자 711개의 기능을 바꾼다는 사실을 발견했다.[6] 몸의 중요 기능에 악영향이 가면, 감정부터 생각까지 인간의 모든 면에도 영향이 간다.

인간은 손상된 조직을 대체하거나 회복할 때 유전자에 의존해 단백질을 생산하는데, 이런 유전자가 단 1주의 수면 부족으로 작동을 멈춘다면? 몸의 모든 곳이 나빠질 것이다. 이 관계에 대해서는 다시 설명할 테니, 일단은 수면의 힘을 더 자세히 알아보자.

인간의 수면은 평균 90분 길이의 주기가 여럿 합쳐져 구성되며(개인의 차이는 있다), 뇌는 비렘non-REM수면과 렘REM수면을 오간다(렘은 '빠른 안구 운동Rapid Eye Movement'의 두문자어이며, 렘수면은 안구가 무작위로 빠르게 움직이는 독특한 수면 단계다). 이 주기는 상당히 안정적이되 비렘수면과 렘수면의 비율이 바뀌며, 새벽이 가까워지면 렘수면으로 점차 바뀐다. 렘수면보다 비렘수면이 활력 회복에 더 중요하다고 주장하는 연구도 있지만, 비렘수면과 렘수면 모두 필요하다. 비렘수면이 몸을 물리적으로 회복하고 새롭게 한다면, 렘수면은 학습과 기억에 중요하기 때문이다.

'유전자 수준에서 나타나는' 수면 부족의 부작용을 우리가 바로 인지할 수는 없지만 수면 부족이 나타내는 여러 신호[혼동, 기억 손실, 브레인 포그(머릿속에 안개 낀 듯한 느낌이 드는 뇌 기능 저하 현상_옮긴이), 면역력 저하와 만성 감염, 탄수화물 탐식, 체중 증가와 비만, 심혈관 질환, 당뇨병, 만성 불안과 우울]는 확실히 알 수 있다. 이 신호는 얼마나 규칙적으로 잠을 자는지, 수면으로 세포의 활기를 되찾고 체계를 점검할 수 있는지와 깊은 관련이 있다. 밤새 활력을 회복할 만큼 깊게 자는가? 중간에 깨는 일 없이 푹 자는가? 잠에서 깨면 개운한가? 수면은 규칙적으로 하는가?

유전자가 움직이는 방식에 영향을 미치는 것 외에도 수면 부족은 인터루킨-1β interleukin-1β, 인터루킨-6 interleukin-6, CRP, TNF-α 같은 강력한 사이토카인 농도를 직접 증가시킨다는 사실이 입증됐다.[7] 몸이 상처 입기 쉽다는 신호인 백혈구도 활성화된다. 이런 지표는 많은 질병 위험 요인과 연관성을 보인다.

하룻밤만 못 자도 염증 물질은 급격히 증가한다. 평소보다 두 시간을 덜 자도 마찬가지다. 만약 숙면의 요인이 시간뿐이라 생각했다면 생각을 바꿔야 한다. 수면 시간이 길어도 활력을 회복하는 수면이 줄거나 수면무호흡을 앓는다면 체내 사이토카인이 늘어난다.

2016년 한 논평은 총 5만 명을 대상으로 한 72편의 논문을 대규모로 분석했다. 이를 통해 수면 장애가 명확하게 염증 지표 증가와 연관성을 보인다고 주장했다.[8] 다만, 여덟 시간 이상 자는(오래 자는) 경우도 염증 물질 증가가 촉진된다고 밝혀졌다. 다른 연구도 마찬가지다.

너무 긴 수면은 모든 유형의 사망률을 23~30퍼센트 높이는 등의 연관성을 보였다.[9] 너무 긴 수면도 인지능력 저하의 잠재적 초기 지표로 여겨진다는 사실을 짚고 넘어가야겠다.

〈신경학Neurology〉 2017년 연구에 따르면, 밤새 아홉 시간 이상 자면 10년 안에 임상 치매가 진전될 위험이 커질 수 있다.[10] 이는 상당히 중요한 주장이며, 이 연구에서 오래 자는 사람의 뇌를 측정했을 때 총부피가 줄었다는 결과를 보면 더더욱 걱정스럽다.

수면의 이점을 최대로 활용할 수 있는 '스위트 스폿'은 분명히 존재한다. 우리에게 그 스폿(수면 시간)은 일고여덟 시간으로 보인다. 그러나 대부분은 대개 그 정도도 잠들지 못한다. 미국인의 약 25퍼센트가 일시적 불면증을 호소하며, 약 10퍼센트는 만성 불면증을 겪는다.[11]

어린이도 마찬가지다. 한 조사를 보면 6~11세 어린이의 30퍼센트가 수면 부족 상태로 드러났다. 해당 연령대에서 대사 증후군이 늘어나는 이유가 여기 있음이 확실하다.[12] 잠을 적게 자는 어린이는 놀랍게도 비만 위험도가 89퍼센트까지 높아진다.[13] 수면의학은 수면 부족이 대사 증후군 위험에 미치는 영향에 많은 관심을 쏟는다. 수면은 포도당 대사부터 인슐린 신호체계, 공복감(그렐린)과 포만감(렙틴) 호르몬까지, 몸의 중요한 과정을 뒷받침해 영향력이 가장 큰 활동이다.

수면 부족이라는 주제는 항상 대사와 비만 및 당뇨병 위험에 관한 토론으로 흘러간다. 수많은 연구 끝에 수면 부족은 인슐린 저항성을 높이며 모든 대사 질환 위험도를 심각하게 높인다고 입증됐다. 어떻게 그럴 수 있을까?

수면-각성 주기는 하루주기리듬circadian rhythm 상태를 결정하며,

이는 인간의 건강과 행복에 관여하는 호르몬 분비와 억제, 체온 변화, 특정 분자의 변동에 영향을 미친다. 수면 패턴이 몸의 생리적 요구를 충족하지 못하면, 식욕을 자극하는 복잡한 호르몬 변화부터 정크 푸드에 대한 강한 탐식까지 여러 효과가 동시에 나타난다.

식욕, 포만감과 관련된 호르몬 균형에서 수면이 지휘자 역할을 한다고 밝혔던 3장의 획기적 연구를 떠올려 보자. 수면이 부족하면 공복 호르몬의 균형이 무너지며, 결과적으로 건강한 생리작용과 전쟁을 벌일 '나쁜 음식에 대한 갈망'을 억누르지 못한다.

2017년 한 연구는 당뇨병 전 단계인 성인 1만 8,000명을 대상으로 진행됐는데, 수면 시간이 여섯 시간 이하라면 당뇨병이 완벽히 발현될 위험이 44퍼센트 증가하며, 수면 시간이 다섯 시간 이하라면 위험도가 68퍼센트까지 높아진다고 보고했다.[14] 이 연구는 "당뇨병 전 단계가 당뇨병으로 진행하는 상황을 막기 위해서는 충분한 수면 시간이 중요하다"라고 결론 내렸다.

관상동맥 질환, 당뇨병 전 단계, 당뇨병은 다른 질병을 촉진할 수 있는 염증 질환이라는 사실을 상기하자. 상습적인 수면 부족은 모든 원인의 사망 위험도를 최대 12퍼센트까지 높일 수 있다는 사실은 이젠 놀랍지도 않다.

수면이 부족하면 복잡하게 얽힌 생물학 경로를 통해 다음 항목의 위험이 커진다.

- 과체중과 비만
- 인슐린 저항성, 대사 증후군, 당뇨병
- 기억력 저하, 혼동, 브레인 포그
- 치매와 알츠하이머병
- 면역 기능 저하
- 심장마비를 포함한 심혈관 질환
- 암
- 성욕 감소, 성 기능장애
- 기분 저하, 우울증
- 감염에 취약해짐
- 충동 성향
- 중독
- 기대 수명 감소

당신은 이 '비극'의 모든 일이 어디서 일어나는지 보일 것이다. 높은 요산 농도는 수면 습관, 혹은 수면 부족에 영향을 받는 질환과 연관되니 말이다. 즉, 요산이 비극 뒤에 숨은 주역이라는 사실을 알 수 있다. 2019년의 한 연구는 수면 시간과 혈중 요산 농도의 강한 역상관관계를 밝혔다. 충분한 숙면은 곧 낮은 요산 농도와 같은 뜻이다.[15] 다른 연구에서도 질 낮고 짧은 수면은 높은 요산 농도와 상관관계를 나타낸다는 사실에 더해 이 같은 사실을 확인했다.[16]

통풍 환자가 밤에 통증을 느끼는 이유는 '관절에 요산 결정을 촉진하는' 생리적 변화 때문이다. 이 변화에는 체온과 호흡 패턴 변화, 코티솔cortisol 농도 저하가 포함된다. 코티솔은 항염증 분자로, 수면 시 생산량이 줄어드므로 밤에 나타나는 통풍성 염증에 대응할 양이 부족해진다.

탈수도 원인 중 하나일 수 있다. 수면 시 호흡과 땀으로 몸에서 수분이 빠져나가면 농축된 혈중 요산이 관절에 고이면서 결정화된다. 다만, 통풍을 앓아야만 요산 농도가 높은 것은 아니다. 통풍을 겪지 않아도 나쁜 수면이 이어지는 밤에 체내를 들여다보면 요산 농도가 치솟으면서 조용한 파괴를 일삼는다. 바꿔 말하면, 수면은 요산 농도를 억제하도록 돕는다. 결과적으로 몸에 필요한 시간만큼 잘 자기만 해도 요산 농도를 잘 통제할 수 있다.

대부분 사람에게 잠드는 일은 어렵지 않지만, 중간에 깨지 않기는 생각보다 어렵다. 폐쇄성 수면무호흡obstructive sleep apnea은 매우 흔한 수면 장애로, 혀와 연구개처럼 목의 부드러운 조직을 지지하는 근육이 일시적으로 이완하면서 기도가 좁아져 호흡이 끊기는 현상이다. 잠에서 반쯤 깨어날 때까지 호흡이 끊기며, 다시 잠들면 같은 과정이 반복된다. 그렇게 수면 주기는 엉망이 된다.

폐쇄성 수면무호흡의 가장 큰 원인은 무엇일까? 비만이다. 목 부분에 불어난 살이 호흡 장애에 이르는 과정을 연쇄적으로 촉발한다. 여기에 폐쇄성 수면무호흡 환자에게 치매가 나타날 가능성이 곱절로 더 높다는 사실까지 알려졌다. 건강한 뇌, 대사 건강 유지에 꼭 필요한 잠을 자지 못하기 때문이다.

폐쇄성 수면무호흡으로 수면이 흐트러지면 요산 농도가 상당량 증가한다는 사실을 증명한 연구도 있는데 '도표 8'을 참고하라(무호흡-저호흡 지수apnea-hypopnea index는 수면 붕괴 수준을 나타내며, **저호흡**은 비정상적으로 얕거나 느린 호흡을 가리킨다).[17] 이 연구는 평균 BMI가 과체중 범위에 해당하는 2형 당뇨병 환자를 대상으로 시행했는데 이들은 폐쇄성 수면무호흡 증상을 나타냈다. 폐쇄성 수면무호흡, 당뇨병, 과체중의 세 가지 조건은 종종 같이 나타나며, 이를 하나로 묶는 공통점은 바로 대사 증후군이다.

그간 수면의 양과 질에 대해 완벽한 정보를 얻으려면 수면 클리닉에서 수면다원검사polysonmogram를 받아야 했다. 수면다원검사는 수

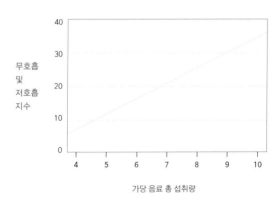

8. 요산과 수면무호흡의 관계

무호흡
및
저호흡
지수

가당 음료 총 섭취량

출처: Caiyu Zheng et al., Disease Markers April 3, 2019

면 시간뿐만 아니라 다양한 수면 단계의 질을 평가하는 매우 유용하고도 복잡한 검사다.

예를 들어 기억을 강화하는 렘수면은 그 양이 중요하다. 뇌 속의 독성 대사 쓰레기와 다양한 물질을 제거하는 '청소 주기'인 글림프 체계glymphatic system를 활성화하는 숙면 역시 중요하다. 뇌의 경우 알츠하이머병에서 나타나는 위험한 단백질인 베타-아밀로이드 같은 물질도 청소한다.[18] 흥미롭게도 뇌 스캔 장치를 쓴 최근 연구에서는 단 하룻밤만 수면이 부족해도 연구 참여자의 뇌 속 베타-아밀로이드 농도가 높아진다고 보고했다.

요즘에는 수면의 질과 양에 관한 통찰력 있는 정보를 얻기 쉽다. 다양한 기기와 애플리케이션이 많아지면서 운동 중 심박수와 혈중 산소 농도 같은 다양한 정보를 추적할 수 있고 혈당과 수면까지도 추적할 수 있다.

부족한 수면을 해결할 더 많은 정보는 2부에서 말하겠다. 일단 지금은 요산 농도를 높이는 다른 선동 요인을 보도록 하자.

나쁜 습관 2: 고염 식단

세계인의 일일 평균 소금 섭취량은 10그램 이상으로, 원래 먹어야 할 양의 수십 배다. 고염 식단이 고혈압과 심혈관 질환 위험을 높인다는 사실은 이미 알려졌다. 또한 과학 문헌에서는 고염 식단이 비만 발생률 증가, 인슐린 저항성, NAFLD, 대사 증후군과 연관성을 나타낸다고 오랫동안 주장했다. 짧게는 닷새간의 고염 식단으로도 인슐린 저항성을 유도할 수 있다. 그러나 소금의 체내 활성과 관련된 정확한 기전과 대사에의 영향력은 그간 명확하게 드러나지 않았다.

인간은 체내에서 포도당을 과당으로 바꿀 수 있는데, 이 과정은 **알도스환원효소**aldose reductase라는 특별한 효소가 활성화하면서 일어난다. 쥐를 통해 이 과정을 연구한 결과, 소금이 이 효소를 활성화해서 체내 과당 생산량을 늘릴 가능성이 제기됐다.[19] 또한 이 연구는 고염 식단이 대사 증후군을 유도한다는 사실도 발견했다. 그러나 과당 대사의 필수이자 요산 생성 버튼을 계속 누르는 과당인산화효소가 없는 쥐에서는 대사 증후군이 관찰되지 않았다. 비만이 되지도 않았다. 즉, 과당 대사를 차단해서 요산 생성을 억제하면 대사 질환을 막을 수 있다는 뜻이다.

이 같은 발견은 소금 섭취와 과당 생성은 서로 연관될 뿐 아니라, 과당 대사 자체가 대사 증후군을 촉진한다는 점을 보여 준다. 이에 더해 과당인산화효소를 가진 대조군 쥐(즉, 과당을 요산으로 바꿨다)에서는 고염 식단이 렙틴 저항성, 비만으로 이어지는 무분별한 과식, 인슐린 저항성, 지방간 같은 여러 질환과 연관된다는 사실을 보여 줬다. 인간을 연구했을 때도 같은 인과관계가 나타났다.

2018년 논평에서는 건강한 성인 1만 3,000명에게 매일 소금 11그램 이상을 먹는 고염 식단을 실험한 결과, 당뇨병과 NAFLD 발생이 **예측**된다고 평가했다.[20] NAFLD가 당뇨병의 전조라는 사실을 상기해 보자. 이 둘은 서로 밀접하게 연관된다. 기억해야 할 메시지는 명확하다. 가당 음료도 몸에 나쁜데, 거기에 소금까지 많이 먹는다면?

상처에 소금을 뿌리는 격이다.

소금이 인간의 과당 생성을 심각히 촉진한다 주장할 정도로 확실한 연구 결과는 아직 없다. 하지만 의심스러운 증거는 차고 넘친다. 훌륭한 연구 여러 편을 검토한 논평을 보면 총 칼로리 섭취량을 조정한 뒤에도 소금 섭취가 대사 증후군 발생률 증가와 연관될 수 있다는 점이 드러났다.

소금에는 칼로리가 없지만 단순하게 과당 생성을 촉진해 체내 대사를 일으키면서 식욕을 자극할 수 있다. 그리고 이 연쇄반응은 체내 과당이 폭식 반응과 렙틴 저항성을 자극해 음식을 더 많이 먹게 유도하면서 시작한다. 쥐가 과당을 먹으면 소듐 흡수를 촉진해서 과당인산화효소를 활성화하면서 과당 대사를 증가시킨다. 이것은 악순환의 고리이며, 앞으로의 연구는 인간을 대상으로 이 부분을 입증할 것이다. 〈네이처Nature〉는 이 2018년 논평에 특별히 주목하며 "이 발견은 고혈압 환자에게만 소금을 제한해야 한다는 원칙에 반하며, 우리는 다양한 집단의 소금 섭취를 정밀하게 관찰해야 한다"[21]라고 연구 팀이 내린 결론을 강조했다.

또한 소금이 요산처럼 실험동물의 내피 산화질소를 손상해서 인지 기능장애로 이어진다는 사실이 입증됐다고도 덧붙여야겠다. 산화질소는 혈액 공급과 혈관 건강에 중요한 역할을 하며, 감추려야 감출 수 없는 알츠하이머병 징후인 타우tau 단백질 형성도 억제한다. 2019년에 〈네이처〉는 웨일코넬의과대 페일가족뇌정신연구소Feil Family Brain and Mind Research Institute의 논문 〈Dietary Salt Promotes Cognitive Impairment(소금이 인지 기능 손상을 촉진한다)〉를 게재했다.

이 논문은 산화질소 경로를 무너트려 악명 높은 타우 매듭을 축적하는 기전을 설명했다.[22]

　앞으로 이뤄질 인간 대상 연구는 소금과 인간 생리학의 복잡한 상호작용을 더 자세히 규명하고 건강한 소금 섭취량을 재정의하길 바란다. 우리에게 설탕과 소금은 음식의 주재료다. 하지만 이를 많이 먹으면 그 자체로 탈수를 일으키며 몸의 기능을 무너트리고 요산 농도를 높인다.

나쁜 습관 3: 특정 약물 복용

특정 약물이 요산 농도를 높이기도 한다.[23] 다만 그런 약물이 요산 농도를 높이는 기전을 상세히 설명하지는 않겠다. 약물이 요산의 재흡수를 높이고, 요산 배출을 억제하며, 혈액에서 분해돼 더 많은 요산을 만드는 퓨린을 증가시킨다는 설명으로도 충분하니 말이다. 또한 세포독성cytotoxicity(암세포를 죽이는 능력)이 장점인 항암 화학요법 약물은 사용 시 세포가 파괴될 때 퓨린이 배출되면서 요산 농도를 높인다(여기에 대해서는 곧 설명하겠다).

　다음은 요산 농도를 높일 수 있는 약물 목록이다. 물론 해당 약물의 복용을 멈추거나 줄이거나 유지하는 결정은 반드시 주치의와 상담해야 한다.

- 아세틸살리실산acetylsalicylic acid(해열·진통·소염제)

- 테스토스테론testosterone(스테로이드계 성호르몬)
- 티카그렐러ticagrelor(혈전용해제)
- 실데나필sildenafil(발기부전 치료제)
- 오메프라졸omeprazole(위장약)
- 사이클로스포린cyclosporine(면역억제제)
- 나이아신niacin(비타민B 복합체)
- 아시트레틴acitretin(항염증제)
- 페그필그라스팀filgrastim(호중구 감소증 치료제)
- L-도파L-dopa(파킨슨병 치료제)
- 테오필린theophylline(이뇨제)
- 각종 베타차단제(심장 질환 치료제)

많은 이들이 1년에 한두 번 약장 정리하는 일을 잊는다. 그렇게 특정 약물이 꼭 필요하지 않아도 약물을 복용하는 데 익숙하다. 내가 항상 드는 사례인 위장약 넥시움Nexium, 프릴로섹Prilosec, 프로토닉스Protonix에 대해 설명해 볼까 한다. 이들 약물은 요산 농도를 직접 높이지는 않지만, 위식도역류병GastroEsophageal Reflux Disease, GERD을 치료하기 위해 위장약을 복용하는 미국인 약 1,500만 명이 잠재적 위험에 빠질 수도 있다. 왜 그럴까?

위장약은 위산을 억제하는데, 정상적인 소화 과정에서는 위산이 필요하다. 이들 약물을 먹으면 영양과 비타민 결핍, 목숨을 위협할 수도 있는 감염에 취약해질 뿐 아니라 심장 질환과 만성 신부전 위험을 높여서, 결과적으로 요산을 배출하는 기능에 영향을 미칠 것이다. 거기에 유익한 장내세균에 해를 입혀서 당신의 몸의 요산 청소에 악영향을 미칠 것이다.

GERD 증상을 치료하려 위장약을 복용하는 사람의 70퍼센트가 효과를 느끼지 못할 뿐 아니라 장내 마이크로바이옴의 나쁜 변화를 겪는다는 점이 연구가 거듭될수록 드러난다.[24] 이 나쁜 변화는 1주 내로 매우 빠르게 일어난다. 그렇게 위장약은 소화기계통의 통합성과 대사를 효율적으로 무너트릴 수 있다.

하지만 당신이 GERD를 앓더라도 LUV 프로그램이 치료를 도울 수 있다. 이에 더해 당신의 장내세균은 크게 기뻐하며 당신이 요산 농도 목표치를 달성하도록 도울 것이다.

나쁜 습관 4: 알코올과 자일리톨 섭취

자일리톨은 약물이 아니지만 인공감미료로 많이 쓰니 특별히 다루겠다. 자당과 비교할 때 자일리톨은 GI와 칼로리가 상당히 낮아서 설탕이나 기존 인공감미료의 건강한 대체재로 홍보됐고, 많은 당뇨병 환자에게도 권장했다. 자일리톨은 제과류, 껌, 치약 등 다양한 제품에 들어간다. 자연상 자일리톨은 섬유질 과일과 채소에 소량 들었다. 그러나 자일리톨이 퓨린의 분해 작용을 촉진해 요산 농도를 높인다는 사실이 오래전부터 알려졌다. 내 생각으로는 식품에 첨가된 자일리톨은 먹지 말아야 한다.

술은 어떨까? 적당히 즐기면 되지만 일부 술이 특히 요산 농도를 높이니 주의해야 한다. 그중에서 맥주가 다른 술보다 요산을 더 많이 만든다. 와인은 적당히 마시면 괜찮다. 알코올이 요산을 늘리는 생화학적 방법은 세 가지가 있다. ❶분해된 알코올이 퓨린의 공급원이 된다. ❷콩팥에서 요산 대신 알코올을 배출해 순환계에 요산이 더 많이 남는다. ❸뉴클레오타이드 대사를 높여서 요산으로 바뀌는 퓨린의 공급량을 늘린다.

맥주가 요산 증가에 최악인 이유는 효모로 발효해 퓨린 자체가 많기 때문이다(2부에 퓨린이 없는 맥주를 고르는 요령을 소개하겠다). 맥주를 많이 마시는 사람은 복부 비만(술배)이 생길 뿐만 아니라 지방간, 고혈압, 건강에 나쁜 중성지방 농도가 높아진다.

증류주나 와인과 달리 맥주는 펀치를 두 번 날린다. 퓨린 농도를 **높이면서** 동시에 요산을 더 많이 만들기 때문이다. 알코올은 ATP를 AMP로 소모하고 요산 생성의 길을 닦는다는 점에서 과당과 비슷한 방식으로 대사된다. 따라서 마시는 술의 종류로 인해 요산 차이를 나타낸다.[25] 여성은 와인을 마시면 요산 감소와 연관성이 나타나지만, 남성은 유의미한 효과가 없다는 점이 밝혀졌다.

현재는 와인에 든 항산화 물질인 폴리페놀 같은 비알코올 성분이 여성의 몸에서 요산이 증가하는 것을 막는다고 추측된다. 그렇다고 해서 여성은 와인을 마음껏 마셔도 된다는 뜻은 아니다. 여기에 대해서는 2부에서 더 자세히 다루겠다.

정적인 생활이 해롭다는 사실이 놀라운가? 나는 대사를 활발하게 하고, 장수 유전자를 활성화하며, 뇌 건강에 좋은 영향을 주고, 우리를 공격하는 모든 질병을 예방하는 움직임의 마술을 여러 번 설명했다.

인간은 운동선수로 설계됐으며, 초기 인간은 자연선택을 통해 가장 민첩한 존재로 진화했다. 긴 다리, 뭉툭한 발가락, 큰 뇌, 복잡한 내이(귀 안쪽 뼈로 둘러싸인 부분_옮긴이)가 발달했는데, 이 부분의 기관은 인간이 두 발로 걸을 때 균형과 협응 능력을 유지하게 돕는다. 수백만 년이 흐르는 동안 인간의 게놈은 식량을 찾기 위한 끊임없는 신체적 도전을 통해 진화했다.

내가 이전에도 말했듯이 인간 게놈은 삶을 지속하기 위해 인간이 계속 움직이리라고 **예측한다**. 불행하게도 이런 몸의 요구를 존중하는 인간은 극소수이며, 이에 따라 만성 질환과 높은 사망률이 나타난다. 전문가는 세계 인구 사망률의 거의 10퍼센트가 정적인 생활양식이 늘어난 결과라고 추정하며,[39] 세계보건기구는 신체 활동 감소가 질병과 장애의 가장 주원인이라고 말한다.[40]

많은 언론에서 '앉는 습관은 새로운 형태의 흡연이다'라는 관점을 선택했다. 그중에서 가장 많이 보도된 연구는 2015년 〈내과학연보〉에 발표된 메타분석 논평으로, 이 논평은 정적인 생활이 모든 원인에 의한 조기 사망과 심혈관 질환, 당뇨병, 암의 위험 증가와 연관됐다고 했다.[41]

놀랄 일은 아니지만, 주로 앉아서 생활한다면 일상에서의 신체 활동량은 큰 의미가 없다고 한다. 즉, 온종일 앉는 습관의 폐해를 한 시간의 운동이 누르지 못한다는 뜻이다. 주중에 운동을 안 하다가 주말에 격한 운동을 몰아서 하는 것도 마찬가지다.

덧붙여서 정적인 생활을 깨는 규칙적 움직임은 질병과 사망을 예방한다고 나타났다. 이런 움직임은 과할 필요도 없다. 2015년에 발표된 다른 연구를 보면 여러 해에 걸쳐서 사람을 관찰했는데, 한 시간마다 의자에서 일어나 단 **2분만** 가볍게 움직여도 모든 사망 원인으로 인한 조기 사망률 위험이 33퍼센트나 줄었다.[42]

2분 챌린지 도전하기

한 시간마다 일어나 단 2분만 가볍게 움직인다면(위아래로 뛰어오르거나, 스쿼트와 런지를 몇 번 하거나, 한 블록 정도를 빠르게 걷는다면), 모든 원인으로 인한 당신의 사망 위험도가 33퍼센트까지 낮아진다고 전문가는 말한다! 최소한의 시간을 희생해서 오래 살 수 있다.

신체 활동을 시작하면 여러 효과가 나온다. 첫째, 운동은 강력한 항염증 효과를 나타낸다. 이에 더해 인슐린 민감성도 높이고, 혈당이 균형을 이루도록 도우며, 포도당과 단백질이 얽히는 생물적 과정이자 조직과 세포가 딱딱해져 유연성을 잃는 단백질 당화 반응glycation을 줄인다. 운동이 단백질 당화 반응의 지표인 헤모글로빈 A1c에 미치는 효과를 연구한 논문은 사실로 증명됐다. 또한 운동은 뇌에서 새로운 뉴런의 성장을 유도하며, 정신도 명료하게 하고, 인지적 비축을 구축하며, 인지능력 저하도 막는다는 사실도 증명됐다.

지난 몇 년간 과학계는 마침내 운동이 요산 농도에 미치는 영향을 연구하기 시작했고, 당연하게도 내가 1장에서 설명했던 U 모양의 곡선을 똑같이 발견했다. 고강도 운동을 지나치게 하면 조직 ATP의 회전율이 늘어나며, 요산의 전구체인 퓨린 풀이 증가한다. 그런데 운동을 너무 적게 해도 요산 농도가 상승할 위험이 커진다. 이 같은 논문 중 처음으로 발표된 논문은 정적인 생활 습관과 고요산 혈증의 연관성에 주목한다.

2019년 한국 연구 팀은 하루에 10시간 이상 앉는 사람은 하루에 다섯 시간 이하로 앉는 사람과 비교할 때 고요산 혈증 발병률이 높았다고 보고했다.[43] 이 연구는 소규모 연구가 아니라 건강한 남녀 16만 명을 관찰한 결과다. 연구 팀은 적거나 적절한 강도의 신체 활동을 한 집단에서는 요산 농도 상승 위험도가 12퍼센트 낮아졌고, 고강도 신체 활동을 한 집단에서는 29퍼센트까지 줄었다고도 추정했다. 몸 기저에 숨은 모든 생물 기전을 우리가 다 알지는 못하지만, 정적인 생활 습관과 고요산 혈증은 인슐린 저항성 및 비만과 연결되며, 신체 활동과 체중 감량은 요산 농도를 급격히 개선할 수 있음은 확실하다.[44]

여기서는 규칙적으로 운동하며, 때로는 조직을 분해하고 요산을 높일 정도로 혹독한 운동을 광적으로 하는 사람에 대해서는 다루지 않겠다. 이런 '소수' 집단보다는 땀을 흘리지 않고, 움직임의 이로움에 아랑곳하지 않으며, 몸을 충분히 움직이지 않는 다수 집단이 더 걱정스럽기 때문이다. 쉽게 할 수 있고, 효과도 좋은 신체 운동은 종류가 많다. 2부에서 이를 설명하려 한다.

당신도 알다시피 많은 식품에는 퓨린이 들었다. 퓨린이 가장 많은 식품은 동물성 식품으로 쇠고기, 양고기, 돼지고기 같은 적색육과 내장, 멸치, 정어리, 청어 같은 기름진 생선이 있다. 렌즈콩, 완두콩, 대두, 그 외 많은 과일과 채소에도 퓨린이 들었다. 그러나 퓨린이 많은 식품이라고 해서 무조건 요산 농도를 높이지는 않는다. 이런 미묘한 차이점은 LUV 식단의 개요를 설명하고 식단을 조절해서 요산 농도를 낮출 방법을 보여 줄 2부에서 설명하겠다.

적색육, 멸치, 내장, 가당 음료, 주류를 많이 먹으면 분명히 요산 농도가 높아지고 관련 질환의 위험도가 높아지겠지만, 영양학계의 보물인 완두콩, 아스파라거스, 시금치를 과식한 뒤 요산 농도가 높아진 원인이라고 비난할 일은 없을 것이다.

여러 대규모 연구에서 퓨린이 많은 높은 채소를 먹더라도 채소 섭취와 요산 농도 상승은 관련이 없음을 증명했다. 실제로 비타민C가 많은 과일, 섬유질이 많은 채소, 특정 콩과 유제품처럼 퓨린이 들어간 식품 일부는 요산 농도가 높아지는 것을 **예방**할 수 있다. 대두는 사정이 조금 다른데, GMO를 조심해야 한다(2부에서 자세한 지침을 설명하겠다).

폭넓은 관점에서 바라볼 수 있도록, 다양한 식품 섭취에 따른 통풍 위험도를 평가하기 위해 19편의 횡단 연구(같은 관점에서 다양한 집단을 비교하는 연구법_옮긴이)를 검토한 2018년 논평을 보자.[26] 논평에서 밝힌, 통풍 위험도를 높이거나 낮춘 식품 목록이다.

- 적색육: 위험도 29퍼센트 증가
- 해산물: 위험도 31퍼센트 증가
- 과당: 위험도 114퍼센트 증가
- 알코올: 위험도 158퍼센트 증가
- 채소: 위험도 14퍼센트 **감소**
- 콩 제품: 위험도 15퍼센트 **감소**
- 커피: 위험도 24퍼센트 **감소**(남성만 해당)
- 유제품: 위험도 44퍼센트 **감소**

통풍에 걸릴 위험뿐만 아니라, 식품 범주와 고요산 혈증 혹은 요산 농도 증가 위험도를 관찰했을 때 백분율도 매우 비슷하게 나타났다. 해산물, 적색육, 주류, 과당은 위험도를 높였고, 커피, 유제품, 콩 제품은 위험도를 낮췄다. 남성에겐 커피 효과가 가장 좋았다. 그러나 여성에겐 통풍은 아니라도 고요산 혈증 위험도를 살짝 높이는 것으로 보였다. 이 사실이 남녀 섭취량에 어떤 의미가 있는지는 2부에서 설명하겠다.

내가 지적하고 싶은 것은 인간은 단맛, 짠맛, 신맛, 쓴맛, 감칠맛을 모두 느낀다는 사실이다. 입안에 침이 고이게 만드는 감칠맛은 대개 글루탐산일소듐MonoSodium Glutamate, MSG에서 발견되는 아미노산의 일종인 글루탐산염glutamate에서 나온다. 퓨린이 많은 식품은 감칠맛이 나며, 감칠맛으로 우리 입안에는 침이 고이고, 그렇게 퓨린이 많이 든 음식을 원한다.[27] 이런 식품은 탐식을 불러 우리를 쾌락 경로로 이끈다. 이렇게 감칠맛은 음식을 잔뜩 먹어 저장하게 한다.

식품 제조사는 제품의 풍미를 강화하고 식욕을 자극하려 감칠맛을 MSG 형태로 자주 활용하지만, 이런 식품은 대부분 두 가지 이유로 요산 농도를 높인다. 첫째, 앞서 언급했듯이 MSG는 퓨린이 많은 식품에 들었다. 둘째, MSG는 대개 요산으로 바뀌는 이노신산염 inosinate이나 구아닐산염guanylate 같은 첨가제와 함께 제조된다.

쥐를 대상으로 실험한 결과, 어린 쥐가 MSG를 먹으면 비만을 유도한다고 밝혀졌다.[28] 이에 더해 성체 쥐에 MSG를 먹이면 인슐린 저항성, 중성지방 상승, 고혈압, 허리둘레 증가가 나타나며, 이 모든 것은 대사 증후군의 특징으로 요산이라는 맥락에서 설명할 수 있다. 인간 대상 실험에서는 건강한 성인을 5년가량 추적 관찰한 결과, MSG를 많이 먹으면 연구 참여자의 체중이 급격히 늘어나면서 BMI가 높아졌다.[29] 다수의 인간 대상 연구에서는 MSG 섭취량이 많으면 고혈압과 연관성을 보이기도 했다.[30]

이 같은 결과에 숨은 기전은 여전히 연구 중인데 아마도 췌장이나 포도당 대사, 총체적인 혈당 통제에 영향을 미치는 여러 경로가 관여할 것이다. 이에 더해 MSG는 식욕을 돋우고 렙틴 신호를 교란해서 몸의 에너지 균형을 무너트릴 수 있다. MSG가 인터루킨-6과 TNF-α 같은 염증 물질 분비를 촉진해서 인슐린 저항성을 부추긴다는 점도 연구를 통해 입증했다.[31]

2020년 칠레 연구 팀에 의하면 MSG를 먹은 비만 쥐는 혈중 콜레스테롤과 혈당, 요산 농도가 모두 높아졌다.[32] 비만 쥐의 혈중 요산 농도가 높아지는 것은 충분히 예상한 결과였는데, 과체중일수록 콩팥이 대사 물질을 배출하기가 더 어렵기 때문이다.

그러나 요산 농도를 높이는 MSG의 존재로 다른 생물학적 결과가 나타날 수도 있다. MSG가 일으키는 비만과 고혈압 자체로도 요산 농도는 정상보다 높아지는데, 이들 질환은 콩팥이 요산을 효율적으로 배출하는 것마저 막기 때문이다.

과거에는 MSG가 '억울하게' 두통과 편두통을 일으키는 주범으로 지목되기도 했다. 그러나 요산 농도를 높인다는 비난에서는 벗어날 수 없을 것이다. 인간에게 없어도 잘살 수 있는 단 하나의 성분이 있다면 그건 바로 MSG다.

요산이 불러오는 대표적 질환

대사 기능장애가 특히 요산 농도 증가와 얽힌다는 점은 분명하다. 대사 기능장애 말고도 일어날 수 있는 질병 몇 가지를 뽑았다.

건선

건선, 건선 관절염psoriatic arthritis과 통풍의 연관성은 수십 년간 기록됐다. 이젠 이들의 공통분모가 요산 농도 상승이라는 점이 알려졌는데, 건선에 걸리기 쉬운 사람에게 흔히 나타나는 빠른 피부 세포 회전율과 전신 염증의 부산물이 바로 요산이다. 한마디로 건선은 '면역 관련 만성 염증 피부 기능장애'로, 건선 환자의 25퍼센트가 건선 관절염을 함께 앓는다.

2014년의 연구는 9만 9,000명(남성 2만 8,000명과 여성 7만 1,000명)의 연구 참여자를 추렸다. 연구 결과, 건선을 앓는 남성은 그렇지 않은 남성보다 통풍 발병률이 곱절로 높다는 사실을 발견했다. 여성의 경우도 그런데, 건선이 있는 여성의 통풍 발병률이 1.5배 더 높았다. 또한 남녀 모두에서 건선과 건선 관절염을 동시에 앓는 사람은 그렇지 않은 사람에 비해 통풍 발병률이 다섯 배나 더 높았다.[33] 이런 연관성 뒤에 숨은 뒤얽힌 기전을 밝히려는 연구는 현재도 진행 중이다.

하지만 건선, 건선 관절염과 통풍이 전신 염증과 대사 기능장애를 포함한 복잡한 상호작용을 공유하며, 면역 기능에도 관여한다는 점은 명확하다. 2020년에 프랑스 연구 팀은 통풍과 건선이 동시에 발병하는 상태를 사우트psout라 이름 붙이고, 건선 환자가 요산 농도를 통제하는 것만으로 질병을 다루는 것에 대해서는 더 많은 연구가 필요하다고 주장했다.[34]

신부전과 만성 콩팥 질환

신부전(콩팥이 노폐물을 걸러 내지 못하는 상태)과 만성 콩팥 질환 환자는 상당히 많다. 신부전의 뒤를 잇는 만성 콩팥 질환은 미국 기준 3,700만 명(혹은 성인의 15퍼센트), 그러니까 미국 성인 7명 중 1명이 앓는 것으로 추정된다.

만성 콩팥 질환 환자의 대략 90퍼센트는 발병 여부를 모른다. 참고로 미국 성인 3명 중 1명은 만성 콩팥 질환의 위험에 노출됐다. 이 연관성은 아주 그럴듯하다. 만약 콩팥이 요산 같은 노폐물을 거르고 배출하지 않으면 어떨지 상상해 보라. 당연히 요산이 축적될 것이다.

미국인 중 약 2,000만 명은 갑상샘 질환을 앓으며, 미국갑상샘협회 American Thyroid Association에 따르면 미국 인구의 12퍼센트 이상은 일생에 한 번은 갑상샘 질환을 앓는다고 한다.

갑상샘저하증hypothyroidism과 높은 요산 농도의 관계는 1955년부터 알려졌다. 그러나 높은 요산 농도와 갑상샘저하증, **그리고** 갑상샘 기능 항진증hyperthyroidism의 관계는 1989년이 돼서야 밝혀졌다.[35] 앞서 설명했듯이 갑상샘호르몬이 부족해지면(즉, 갑상샘저하증인 경우) 요산이 배출되지 않아 혈중 요산 농도가 높아진다. 갑상샘 기능 항진증이라면 갑상샘 기능이 활발해지면서 퓨린이 배출되는데, 이 과정에서 요산이 생긴다.

갑상샘은 대사 총책이며, 요산 조절 인자로 규정된 호르몬인 렙틴에 크게 영향받는다는 사실도 덧붙여야겠다. 렙틴 불균형이나 결핍, 요산 농도 상승은 모두 대사 증후군의 예측 인자이며, 렙틴과 요산이 밀접하게 연결된다는 사실을 기억하자.

납중독

1848년 영국 의사 앨프리드 베링 개러드Alfred Baring Garrod가 통풍 환자의 혈액에서 비정상적으로 높은 요산을 발견했을 때, 통풍은 많은 요산으로 일어나는 질병으로 처음 규정됐다. 이전에는 누구도 이 연관성을 발견하지 못했다. 당시 영국에서 통풍은 납중독 때문이라는 보고가 늘어났고, 개러드는 납과 통풍, 콩팥 질환 사이의 연관성을 잘 알았다.

납은 콩팥의 요산 배출을 막아 몸에 요산을 축적하게 만든다. 개러드가 살던 시대에는 납에 노출되는 일이 상당히 흔했는데, 많은 술에 납이 들었기 때문이다(당신은 여기서 이중 펀치를 바로 알아볼 수 있다). 독한 애플사이다부터 포트, 셰리 같은 강화 와인까지 납 성분이 든 장치와 통에서 제조되고 저장됐다. 그렇게 일상적으로 마시는 음료에 납이 들어갔고, 동시에 술, 차, 커피, 디저트를 통한 설탕 섭취가 놀라울 정도로 늘어났다(과당은 한 세기 뒤에야 나오는데 말이다).

오늘날에야 납중독의 위험을 모두가 인지하며, 중금속 공급원을 엄격히 관리한다. 그러나 지금도 여전히 납을 비롯한 중금속은 식품에 존재하며, 아주 소량으로도 요산 농도를 높일 수 있다. 2012년에 〈내과학연보Annals of Internal Medicine〉에 발표된 논문을 보면, **미국 CDC가 안전하다고 인정한 혈중 납 농도보다 몇 배 더 낮아도** 통풍 위험도가 높아졌다.[36]

사실 '안전한' 납 농도는 없으며, 체내에 쌓인 납은 배출도 어렵다. 지금 사는 집이 납 성분 페인트로 칠해져 있고 페인트칠이 벗겨졌다면 납중독 검사를 해 보자. 2014~2019년간 미시간주 플린트(미국 미시간주 남동부의 공업 도시_옮긴이)처럼 납으로 오염된 물을 마시는 일은 이제 일어나서는 안 된다. 아프기 전까지는 중금속 노출 여부를 알아차리기 힘들다.

종양 용해 증후군

당신이 항암 치료 중이라면 **종양 용해 증후군**tumor lysis syndrome을 겪을 수 있다. 극히 드물게 일어나는 이 질병은 보통 항암 치료로 암

세포가 빠르게 죽을 때 수많은 대사장애가 함께 일어나는 게 특징이다. 대사를 통해 요산으로 바뀌는 퓨린도 배출된다.

어떤 과정이든 세포분열이 일어나면 요산 농도가 높아진다는 사실을 잊지 말자. 신체적 외상 말고도 격한 운동, 단식도 요산 농도를 높일 수 있다. 단식 중에 요산이 '살짝' 증가하는 이유는 간단하다. 몸에 음식이 부족하니 에너지를 저장하고, 에너지가 필요할 때 조직을 분해하는(퓨린을 배출하는) 보존 모드로 바뀌어야 한다는 신호가 바로 단식이다.[37] 즉, 단식 후에는 요산 검사를 해야 한다.

그러나 '시간만 제대로 맞춘다면' 단식은 유익하다. 인슐린 민감성을 회복하고, 체중 감소를 도우며, 세포 잔해물을 청소하는 자가 포식을 활성화하기 때문이다. 또한 단식이 끝나고 24시간이 지나면 요산은 원래 농도로 되돌아간다. 2부에서는 간헐적 단식 방법을 소개하고, 극저칼로리 키토제닉 식단으로 체중을 줄이려는 전략을 독려할 것이다. 키토제닉 식단도 '일시적으로' 요산 농도를 높이기는 하지만, 체중 감량이 목적이라면 시도해 볼 만하다.

키토제닉 식단의 요산 농도 증가는 대부분 사람에겐 감내할 만한 수준이다. 다만 자신의 건강 상태를 면밀히 관찰해야 한다. 통풍이나 콩팥 질환을 앓았다면 더욱 그러하다. 키토제닉 식단이 아니더라도 체중을 감량하고 요산 농도를 낮추는 방법은 매우 많다.[38] 쉽게 말해, 요산을 낮추기 위해 꼭 키토제닉 식단을 고집할 필요는 없다.

6장

요산을 낮추는 좋은 습관 세 가지

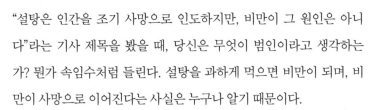

"설탕은 인간을 조기 사망으로 인도하지만, 비만이 그 원인은 아니다"라는 기사 제목을 봤을 때, 당신은 무엇이 범인이라고 생각하는가? 뭔가 속임수처럼 들린다. 설탕을 과하게 먹으면 비만이 되며, 비만이 사망으로 이어진다는 사실은 누구나 알기 때문이다.

이 제목은 2020년 3월에 미국과학진흥협회American Association for the Advancement of Science에서 발표한 뉴스의 표제다. 이 뉴스는 단 음식을 좋아하는 사람이 조기 사망하는 주된 이유가 비만 때문이란 상식을 뒤엎는 새로운 연구를 영국 MRC 런던의과학연구소MRC London Institute of Medical Sciences가 발표했을 때 나왔다.[1] 연구 팀은 일반 통념과 달리 많은 당류 섭취로 인한 조기 사망은 당뇨병 등의 대사 질환이 아닌 요산 축적과 연관성이 있다고 입증했다.

이 발견은 당류 과잉 섭취로 인한 조기 사망이 비만 자체의 직접적 결과는 아니라고 결론 내렸던 과학자를 놀라게 했다. 해당 연구는 초파리를 대상으로 연구했지만, 독일 킬대 연구 팀은 이 실험을 인간 대상으로 재현해 당류 섭취가 콩팥 기능 저하, 혈중 퓨린 증가와 연관되며 요산 농도까지 높인다는 사실을 입증했다.[2] 이렇게 높아진 요산 농도는 수명을 단축한다.

고당 식단을 먹은 초파리는 뚱뚱해지고 인슐린 저항성이 나타나는 등, 인간처럼 수많은 대사 질환의 특징을 보여 준다. 이제는 조기 사망을 포함한 모든 결과에 숨은 범인이 '요산 농도 증가'임을 인정해야 한다. 이는 비만이거나 비만 관련 대사 질환을 앓지 않더라도 요산 농도가 높다면 조기 사망할 수 있다는 점을 다시 한번 보여 준다.

이제 당신은 요산의 생물학적 역할, 요산의 위험한 상승을 촉진하는 요인을 넓은 시야에서 바라볼 수 있다. 이제 이 교활한 범죄자를 통제할 방법을 찾아보자. 우선 과학 문헌에서 요산 농도를 직접 낮춘다고 증명된 핵심 영양제 다섯 가지부터 보겠다.[3]

좋은 습관 1: 요산 농도를 낮추는 영양제 먹기

퀘르세틴

퀘르세틴은 강력한 항산화, 항염증, 항병원성 특성을 나타내는 중요한 식이 폴리페놀인데 플라보노이드처럼 미량 영양소에 속한다. 또한 많은 식물에 색상을 부여하는 색소이자 퇴행성 질환의 발달을 막거나 늦추는 면역 조절자 역할을 한다.

퀘르세틴은 다양한 식품에 들었는데 주로 과일과 채소, 예를 들어 사과, 장과류(즙이 많고 속에 씨가 들어 있는 과실 종류_옮긴이), 양파(특히 적양파), 방울토마토, 브로콜리, 그 외 녹색 잎채소에 많다. 항산화 및 항염증 특성 외에도 퀘르세틴은 미토콘드리아 반응을 조절한다고 알려졌다. 최근 연구 결과를 보면 퀘르세틴은 특히 퇴행성 질환에 이로울 수 있다.

알츠하이머병 징후를 나타내는 유전자 변형 쥐 모델에서 퀘르세틴은 알츠하이머병에 나타나는 베타-아밀로이드 축적을 줄였다. 또한 체내 최종당화산물AGEs 생성을 억제했다(AGEs는 'advanced glycation end products'의 두문자어로 특정 상황에서 해로운 화학반응이 일어난 결과 체내에서 생기는 유해 화합물이다. 이 두문자어는 상당히 적절한 이름인데, AGEs가 축적되면 당신의 몸은 안팎이 모두 **노화하기** 때문이다. 이에 대해서는 뒤에 더 자세히 설명하겠다).

퀘르세틴이 요산 농도를 잘 낮추는 이유는 몸에서 요산을 만드는 마지막 단계에 작용하는 **잔틴산화효소**xanthine oxidase를 억제하기 때문이다. 어떤 물질이든 이 효소를 억제하면 요산 생성을 줄인다(알로퓨린올 같은 약물의 작용 기전이 이와 같다). 2016년에 발표된 유명한 연구를 보면, 요산 농도가 높지만 아직 '정상' 범위에 있는 건강한 성인에게 한 달 동안 매일 퀘르세틴 500밀리그램을 투여한 결과 요산 농도가 현저하게 낮아졌다.[4]

퀘르세틴의 효과는 정상보다 높은 요산 농도를 나타내는 사람에서 더 놀라운 결과를 보여 준다. 연구 팀은 "위험도가 높은 질병이 아직 발병하지 않았거나 치료받은 뒤 회복 중인 환자처럼 혈중 요산 농도가 최적 수준보다 높은 사람에게 퀘르세틴은 요산 농도를 낮추는 유망한 방법이 될 수 있다"라고 했다. 또 심혈관 질환 위험도가 높은 사람을 연구한 결과, 퀘르세틴은 혈압을 낮추고 혈중 LDL 농도도 낮추는 것으로 나타났다.[5] 퀘르세틴은 하루 500밀리그램을 추천한다.

루테올린

루테올린luteolin도 요산 농도를 낮춘다. 놀랍게도 그 기전은 알로퓨린올과 동등하다. 또한 췌장 베타 세포의 기능장애를 예방한다고 알려졌다. 췌장에는 인슐린을 생산하는 베타 세포가 있으며, 요산 농도가 높으면 췌장을 직접 손상할 수 있으므로 이 발견은 매우 중요하다. 2017년에 일본 연구 팀이 경증 고요산 혈증 환자를 대상으로 이중맹검, 위약 시험을 한 결과, 루테올린을 먹은 집단은 그렇지 않은 집단보다 요산 농도가 크게 낮아졌다.[6]

국화 추출물에서 발견한 이 플라보노이드는 많은 과일과 채소, 특히 청파프리카, 셀러리, 감귤류, 브로콜리에 많다. 타임, 페퍼민트, 로즈메리, 오레가노 같은 허브에도 들었다. 대부분의 플라보노이드처럼 루테올린도 강력한 효능이 많다. 항염증 및 항산화제 특성에 더해 동물실험에서는 심장과 신경 보호라는 이로움도 있다고 보인다. 루테올린의 항암 효과도 연구 중이다.[7] 루테올린은 하루 100밀리그램을 권한다.

이 분야에서 DHA만큼 주목받는 분자는 거의 없다. DHA는 뇌세포, 특히 뇌 기능 효율성에서 가장 중요한 시냅스를 둘러싸는 세포막을 구성하는 중요한 요소다. 뇌와 몸 전체에서 일어나는 염증을 줄이고, 새 뉴런을 만들 때 뇌의 '비료' 역할을 하는 뇌유래신경영양인자Brain-Derived Neurotrophic Factor, BDNF를 증가시킨다고 여겨진다. DHA는 나쁜 식단으로 인한 장내 염증도 가라앉힌다. 당류, 특히 과당이 많은 식단의 해로운 효과도 막을 수 있고 대사 기능장애를 예방한다.

DHA와 과당의 관계는 특히 흥미로운데, 요산 통제와 연관성을 보이기 때문이다. UCLA 연구 팀이 과당이 요산과 함께 뇌를 손상하는 효과를 연구한 논문을 4장에서 소개했다. 이 연구 팀은 DHA가 뇌 손상 효과를 누를 수 있다는 사실도 발견했으며, 이를 바탕으로 DHA를 과당에 대항하는 최고의 지방산이라고 했다.[8]

UCLA 연구 팀은 먼저 쥐를 미로에서 빠져나가도록 훈련시켰다. 그다음, 쥐를 세 집단으로 나눠서 한 집단에는 과당 물만 먹이고, 다른 집단에는 과당 물과 함께 DHA가 많은 사료를 줬다. 나머지 집단은 맹물과 DHA가 없는 사료를 먹였다. 6주 뒤, 연구 팀은 쥐를 훈련했던 미로에 다시 넣고 탈출하는 모습을 관찰했다. 어떤 집단이 열심히 싸웠을까?

과당 물만 먹은 집단은 '맹물' 집단보다 곱절이나 느린 속도로 미로를 빠져나왔는데, 이는 과당이 쥐의 기억력에 영향을 미쳤다는 점을 보여 준다. 그러나 과당 물과 함께 DHA가 많은 사료를 먹은 집단은 '맹물' 집단과 **같은 속도로** 미로를 빠져나왔다. DHA가 과당의 나쁜 효과를 누른다는 명확한 증거다.

이렇듯 DHA는 혈관 내피 세포 기능을 조절하는 역할을 한다. 요산이 산화질소 생성과 기능을 손상해 혈관 건강을 해치고, 인슐린 신호를 최적으로 뒷받침하기 위해 혈관을 적절히 확장하는 능력을 억누른다는 사실을 떠올려 보자. DHA는 혈관 내피 세포에 중요하고 좋은 효과를 미치면서 요산의 나쁜 효과를 강력하게 누른다.

2016년 〈미국임상영양학저널American Journal of Clinical Nutrition〉은 DHA가 항염증 특성에서 유명한 오메가3 지방산인 EPA Eicosa Pentaenoic Acid보다 뛰어나다고 보고했다.˚ (물론 EPA가 같이 든 DHA를 먹어도 상관없다) 인간은 일반적으로 먹는 오메가3 지방산인 알파-리놀렌산alpha-linolenic acid에서 소량의 DHA를 합성할 수 있다. 그러나 필요한 DHA를 음식으로 모두 먹기는 어려우며, 몸에서 자연스럽게 만드는 소량의 DHA에 의존할 수만은 없다.

인간에겐 매일 최소 200~300밀리그램의 DHA가 필요하지만 최소 권장량보다는 더 먹어야 좋다. 아쉽게도 대부분 미국인은 권장량의 25퍼센트 이하만 먹는다. DHA 권장량은 하루 1,000밀리그램이다.

비타민C

비타민C의 면역력 강화 효과는 오랫동안 입증됐다. 아스코르브산 ascorbic acid이라고도 부르는 이 중요한 영양소는 몸에서 만들 수 없으므로 반드시 음식으로 먹어야 한다. 비타민C는 성장과 발달에 중요하며, 혈관부터 연골, 근육, 뼈, 치아, 콜라겐 등의 조직 복구에도 필요하다. 또한 상처 치유, 철분 흡수, 면역계 기능을 돕는 등 체내의 많은 과정에서 중요한 역할을 한다.

통풍 치료에서도 비타민C는 영웅으로 대접받는다.[10] 여기에는 그럴 만한 이유가 있다. 비타민C가 요산 농도를 낮춰서 통풍 발작에 민감한 사람도 보호할 수 있다고 많은 연구가 입증했기 때문이다. 20년 넘게 거의 4만 7,000명을 관찰해 〈내과학회지〉에 발표한 논문에서, 브리티시컬럼비아대 연구 팀은 비타민C를 먹는 사람의 경우 통풍 위험이 44퍼센트 낮아졌다는 점을 발견했다.[11] 존스홉킨스대 연구 팀이 2,000편 이상의 무작위 배정 임상 시험 논문을 분석한 메타분석에서는 "비타민C는 혈중 요산 농도를 크게 낮춘다"라고 만장일치 결론이 났다.[12]

비타민C가 요산에 효과적인 이유는 무엇일까? 존스홉킨스대 연구 팀에 따르면 비타민C는 콩팥에서 재흡수되는 요산의 양을 줄여 소변으로 배출하는 양을 늘리고, 더 많은 요산 생성으로 이어질 조직 손상을 줄이기 때문이라고 한다. 감귤류 과일이 요산 농도를 낮추는 데 이로운 이유는 이 미량의 영양소 덕분인 것이 확실하다. 비타민C의 권장량은 하루 500밀리그램이다.

클로렐라

클로렐라는 민물에 서식하는 단세포 해조류다. 수많은 종이 있지만 요산 농도를 낮추는 효능 면에서 가장 깊이 연구된 종은 **클로렐라 불가리스**c. vulgaris다.

클로렐라는 혈당과 CRP 농도를 낮추는 효과로 유명하며, 보통은 대사 증후군 증상을 위해 복용한다. 중성지방 농도도 낮추고, 인슐린 민감성을 높이며, 간 효소 기능을 향상한다고도 알려졌다. 뛰어난 해독제이기도 해서 혈액 속 살충제나 중금속과 결합한 뒤 배출된다.

클로렐라로 비알코올성 지방간 환자를 치료한 연구에서는 8주간 클로렐라를 먹은 집단과 위약을 먹은 집단 사이에서 놀라운 차이점을 발견했다.[13] 위약을 먹은 집단과 달리 클로렐라를 먹은 집단은 공복 혈당, 염증 지표, 요산 농도가 낮아졌고, 간 기능이 개선됐으며, 체중도 유의미하게 줄었다.

비알코올성 지방간이라면 인슐린 저항성이 있고 활발하게 지방을 생산하는 상태이므로, 체중이 늘어날 위험이 있다는 점을 잊지 말자(비알코올성 지방간 환자의 90퍼센트는 대사 증후군의 특징을 최소 한 가지는 나타낸다). 만약 클로렐라가 비알코올성 지방간 환자에게 이 모든 혜택을 줄 수 있다면 질병이 없는 사람에겐 얼마나 더 놀라운 혜택을 줄지 상상해 보라. 클로렐라는 생물계의 '슈퍼 차저'다.

클로렐라는 항염증 효과도 나타낸다. 주요 우울 장애 환자를 대상으로 한 6주에 걸친 예비 연구에서, 항우울 표준 치료법과 함께 클로렐라를 먹은 환자는 증상이 크게 개선됐다.[14] 환자의 신체적 및 인지적 우울 증상뿐만 아니라 불안 증상도 나아졌다. 클로렐라 불가리스의 하루 권장량은 1,200밀리그램이다.

이 다섯 가지 영양제의 하루 권장량은 2부에서 설명할 3주 프로그램에서 다시 언급하겠다. 지금은 당신의 전체적인 변신 계획의 또 다른 전략 두 가지를 알아보자. 바로 연속혈당측정기 사용과 간헐적 단식이다. 이 두 전략은 당신이 요산 농도를 낮추고 전반적인 생리작용

을 머리부터 발끝까지 최적화하도록 도울 것이다. 이는 원대한 계획
을 실행하는 중요한 보조 전략이다.

좋은 습관 2: 규칙적으로 혈당 관리하기

혈당 조절은 매우 중요하다. 혈당(포도당)은 대사의 핵심 물질이며, 세
포의 모든 활동에 필요한 에너지를 만드는 재료다. 그럼에도 체내 혈
액 전체에서 혈당은 설탕 한 숟가락 정도의 아주 좁은 범위를 유지하
는데, 혈당이 너무 많거나 적으면 몸에 문제가 생기고 대사 효율성이
떨어지기 때문이다.

이 책에서는 지금까지 요산 자체에 초점을 맞췄지만, 혈당이 균형
을 벗어났을 때 생길 파괴적인 효과까지 설명하지 않는다면 무책임한
태도다. 이 모든 것이 요산 관리와 관련 있으니 조금만 참아 주길 바
란다. 혈당과 요산은 거대한 거미줄과 같아서 줄 한쪽 끝을 잡아당기
면 그물 전체가 움직인다. 혈당이라는 실을 헤아리지 않으면 요산이
라는 실을 잡아당길 수 없다. 둘은 뒤엉켜 복잡한 패턴을 완성한다.

높은 혈당이 몸에 얼마나 해로운지를 고려한다면, 요산 농도 상승
과 연관된 만성 질환 대부분이 혈당 조절 장애에 뿌리를 둔다는 사실
이 놀랍지 않다. 요산과 혈당 중 하나가 통제되지 않는데 나머지 요인
까지 제대로 통제하기는 매우 어렵다. 혈당과 퓨린 대사를 대표하는
두 생체 지표는 체내 생물 반응의 완전성과 복잡성을 위해 협력하기
때문이다.

사고를 제외한 미국인의 사망 원인 중 열에 아홉이 혈당 조절 장애와 연관되거나 이에 따른 질병의 악화라고 주장하는 사람도 있다![15] 대사 과정에선 요산이 핵심이므로 통제되지 않는 요산이나 만성 고요산 혈증은 나쁜 상황의 공모자일 수밖에 없다. 예전에는 전염병과 기아로 죽지만, 지금은 대사 관련 질병으로 죽는다.

이제 당신도 알겠지만, 포도당은 음식 속 탄수화물에서 나오는 당분자다. 포도당이 혈액으로 들어가면 췌장에는 인슐린 분비 신호가 전달되고, 세포는 호르몬의 지시에 따라 포도당을 흡수해 처리하면서 혈당 농도를 원래 범위로 되돌린다. 세포로 흡수된 포도당 일부는 미토콘드리아에서 ATP가 돼 세포가 쓴다. 그리고도 남은 포도당은 근육과 간에 포도당 사슬 형태인 글리코겐으로 저장하거나 지방(대개 중성지방)으로 바꿔 지방세포에 저장하기도 한다. 포도당이 필요할 때는 **포도당신생성**gluconeogenesis이라는 과정을 통해 지방이나 단백질에서 직접 만들기도 한다.

포도당이 체내에 계속 넘쳐흐르면(대개 가공식품을 많이 먹었기 때문이다) 인슐린 저항성이 나타나고, 인슐린 농도도 빈번히 치솟는다. 그러면 세포는 인슐린에 반응하는 세포막 표면의 수용체 수를 줄여서 대응한다. 다시 말하면, 포도당 폭주에 반발이라도 하듯이 세포는 스스로 인슐린 민감도를 떨어뜨린다. 그렇게 인슐린 저항성을 유도하며 췌장은 이에 대응해 인슐린을 더 많이 분비한다. 세포의 포도당 흡수에 필요한 인슐린 농도도 덩달아 높아진다. 그렇게 2형 당뇨병이 발병한다.

그러나 빌런은 포도당만이 아니다. 최근 연구 결과를 보면 요산은 인슐린 저항성과 당뇨병을 촉진할 뿐만 아니라 포도당-인슐린 활성 촉진에 중요한 역할을 하는데, 그렇게 대사 문제를 강화하고 결국은 망친다.

즉, 당뇨병을 앓으면 세포가 당을 흡수해서 안전하게 에너지로 저장하지 못하므로 혈당이 높아진다. 그리고 높은 혈당은 많은 문제를 일으킨다.

염증

만성 고혈당증은 여러 방식으로 염증을 촉발하는데, 과잉의 포도당이 지방으로 바뀌면서 고혈당과 함께 딸려 오는 식이다. 과잉 지방, 특히 허리에 붙는 지방은 면역 세포 활성을 촉진해 염증을 촉진하는 화학 물질을 많이 분비한다. 당뇨병은 근본적으로 포도당 조절 장애이며, 그 자체로 심각한 염증 촉진 상태다.

당화 반응

'끈적한' 포도당 분자가 체내 단백질, 지방, 아미노산에 달라붙으면 당화 반응glycation이 일어나면서 AGEs를 만든다. AGEs는 최종당화산물수용체RAGEs에 결합해서 만성 질환을 촉진하는 염증을 일으킨다. A1c 검사는 90일 동안 혈당을 검사해 당화 단백질(헤모글로빈)을 측정한다. 즉, A1c는 염증 지표이기도 하다.

AGEs가 어떤 영향을 미치는지 궁금하다면 조기 노화를 겪는 사람의 피부를 보면 된다. 그들의 피부는 주름이 많고 늘어졌으며, 피부색이 변하고 윤기를 잃는다. 왜 그럴까? 단백질이 '변절한' 당과 결합한 물리적 결과다.

혈당이 높으면 혈관에서도 해로운 AGEs가 생기면서 심혈관 문제가 나타난다. 굽고 튀기는 음식이 많은 서구식 식단을 먹는 사람은 AGEs를 많이 섭취하지만 LUV 프로그램을 따르면 그 폭탄을 피할 수 있다.

산화 스트레스

높은 혈당은 오랫동안 자유 라디칼의 많은 생산에 관여하는데, 반응성 분자인 이 빌런은 세포를 손상할 수 있다. 이 특별한 유형의 자유 라디칼인 **반응산소종**reactive oxygen species은 당뇨병의 수많은 합병증 주원인으로 추측된다. 혈당이 잠깐만 높아져도 자유 라디칼이 생기는데, 그렇게 체내 항산화제의 생산량을 줄여 조직을 손상한다.

자유 라디칼 활성이 지나치게 높으면 산화 스트레스라는 불균형 상태가 된다. 앞서 설명했듯이 산화 스트레스는 혈관 확장과 포도당 활용을 돕는 산화질소 신호를 손상할 수 있다. 이에 더해 혈당이 높으면 지방세포에 저장된 유리지방산free fatty acids이 산화하며 염증을 촉진한다. 마지막으로, LDL을 산화시켜 혈전 위험을 높인다.

미토콘드리아 기능장애

미토콘드리아 기능장애는 그 움직임과 연관해 엄청난 문제를 일으킬 수 있다. 에너지를 효율적으로 만들지 못하는 세포는 제대로 기능할 수 없기 때문이다. 앞서 나는 과당 대사가 어떻게 세포의 ATP를 빨아들이고 미토콘드리아를 방해하는지 설명했다.

반응산소종은 미토콘드리아에 손상을 입히며, 그 결과 연료를 에너지로 가공하는 세포 능력이 떨어진다는 점을 기억하자. 그렇게 세포 속에 독성 지방 대사산물이 축적될 수 있으며, 이런 독성 지방 대사산물은 세포 안쪽에 달라붙어 인슐린 신호 전달 경로와 세포 에너지 균형을 무너트린다.

유전자 발현 변화

공복 혈당이 급격히 높아지면 '에너지 대사부터 면역반응까지' 세포 과정에 관여하는 수많은 유전자의 발현이 바뀐다는 사실을 보여 주는 실험이 있다. 유전자 발현에 일어나는 변화 중 일부는 더 많은 염증을 유도하기도 한다.

이들이 가리키는 바는 명확하다. 인간은 혈당을 균형 있게 유지해야 한다. 혈당을 조절하지 못하면 요산도 통제할 수 없다. 요사이 의학계와 과학계는 당뇨병과 인슐린 저항성이 없는 사람도 혈당을 관리해야 한다고 입을 모아 강조한다.

왜 그럴까? 아주 조금이라도 혈당이 높으면 2형 당뇨병을 진단받기도 훨씬 전에 심혈관 질환, 암 그리고 사망 위험도가 높아진다는 사실을, 거의 20년 전까지 거슬러 올라가는 연구도 입증했기 때문이다. 지금 우리는 이 현상을 요산에서도 발견한다. 요산 농도가 만성적으로 높으면 당뇨병에 선행하는 똑같은 질환이 **선행해서** 나타나며 그 결과도 **예측할 수 있다.**

미국에서는 당뇨병 이전 단계와 발병 여부 확인에 혈당 수치를 활용한다. 미국 질병예방 특별위원회U.S Preventive Services Task Force,

USPSTF는 40~70대 사이의 과체중 및 비만인 성인은 당뇨병 증상 여부를 떠나 혈당검사를 권장한다. 그러나 이제는 모든 사람에게 혈당검사를 권하는 추세다.

혈당 수치를 볼 때 당뇨병 이전 단계에 해당하는 사람의 최소 절반은 결국 당뇨병을 앓을 테지만, 그중 대다수는 자신의 몸 상태를 모른다![16] 요산도 마찬가지다. 많은 이들이 (요산을) 정상 범위로 여기지만 사실은 높은 요산 농도를 나타내며, 대다수는 자신이 한계선을 넘은 줄도 모른다. 결국 그렇게 대사 질환이 나타날 것이다.

〈뉴잉글랜드의학저널New England Journal of Medicine〉에 이스라엘 연구 팀이 발표한 획기적인 논문을 보면, 공복 혈당이 81~99밀리그램/데시리터에 이르면 정상 범위인데도 당뇨병 위험이 300퍼센트까지 증가한다.[17] 공복 혈당이 상승하면 혈전뇌졸중thrombotic stroke, 심장마비, 심혈관 질환 유병률도 급격히 높아진다는 사실도 발견했다. 대개 공복 혈당 100밀리그램/데시리터는 안전한 수준으로 여기지만, 해당 연구는 90밀리그램/데시리터 이하일 때부터 위험이 커진다고 밝혔다. 이제 우리는 안전한 공복 혈당 기준을 수정해야 하며, 건강을 지킬 수 있는 안전 기준을 새로이 정립해야 한다.

현재 혈당검사의 큰 문제점은 대사 질환을 초기에 발견하지 못하는 것이다. 연구 결과를 보면 당뇨병에 걸리는 사람은 그렇지 않은 사람과 비교할 때 당뇨병을 **진단받기 3~6년 전부터 이미** 인슐린 분비 농도가 높고, 민감성은 낮은 상태였다.[18]

혈당검사에 대해 지적해야 할 또 다른 사실은 혈당 농도가 높게 지속되는 상태가 **혈당 변동성**glycemic variability이나 **혈당 변이**glycemic excursion(혈당이 일시적으로 평균에서 벗어나는 경우_옮긴이)보다 나을 수도 있다는 점이다. 혈당 농도가 꾸준히 높은 게 급변하는 것보다 낫다는 뜻이다. 혈당이 급격히 오르내리면 자유 라디칼처럼 위험한 부산물이 생겨 혈관 손상 같은 조직 손상이 일어나기 때문이다. 그렇게 결국 당뇨병에 이르면 혈당 변동성도 따라서 높아진다.[19] 우리가 혈당을 관찰해야 하는 또 다른 이유다. 즉, 우리는 혈당의 고점과 저점을 확인해서 고려해야 한다. 혈당 변동성을 최소화하도록 식단을 조절해야 하며, LUV 식단이 당신에게 도움이 될 것이다.

공복 혈당은 여덟 시간의 수면으로 단식한 후에 측정한다. 그러나 방금 설명했듯이 연속혈당측정기를 쓰면 훨씬 더 많은 일을 할 수 있으니 적극적으로 활용해 보길 권한다. 당신에게 당뇨병이 없거나 혈당 균형에 문제가 없더라도 말이다.

매일 손가락을 찔러 특정 시간의 혈당을 측정해도 관련 정보를 얼마간 얻을 수 있지만, 그렇게 얻은 정보는 특정 순간의 혈당만 알려 줄 뿐, 온종일 이어지는 역동적인 혈당 변화를 알 수는 없다. 즉, 기존의 혈당 측정법은 당신의 혈당 변동성을 알려 주지 않는다. 바로 이런 상황에서 연속혈당측정기가 등장한다.

케이시 민스Casey Means는 연속혈당측정기에 대해 '혈당에 대해 더 많은 정보와 전후 사정까지 보여 주는 완전판 영화'라고 말한다.[20] 민스는 연속혈당측정기를 애플리케이션과 함께 제공하는 헬스케어 기업 레벨스Levels의 공동 설립자이자 의료 총책이다. 고백하자면, 나는 레벨스의 이사진이며, 이 진보적 기술이 마침내 판매되는 것을 지켜보며 짜릿한 흥분을 느꼈다.

특정 순간에 측정한 혈당과 연속혈당측정기로 측정한 혈당의 차이점을 설명할 때, 민스는 2018년 스탠퍼드대 연구(다만, 민스는 참여하지 않았다)를 인용하곤 한다. 이 연구는 기존 측정법에서 정상인 사람도 연속혈당측정기로 측정하니 혈당 변동성이 높게 나타난다고 보고했다. 즉, 이런 사람은 하루 중 15퍼센트를 당뇨병 이전 단계 상태로 지내는 셈이다.[21] 혈당이 급격히 변화할 때 측정하지 않으면 당뇨병 이전 단계인지 확인할 수 없다는 뜻이다.

2016년 뉴질랜드와 벨기에 연구 팀은 운동선수 10명의 혈당을 엿새 동안 관찰했다. 연속혈당측정기 관찰 결과 10명 중 3명은 당뇨병 이전 단계 수준의 공복 혈당을 나타냈고, 4명은 측정 시간의 70퍼센트 동안 건강한 수준보다 높은 혈당을 기록했다.[22]

규모가 더 큰 조사도 비슷한 결과가 나왔는데, 건강하게 보이는 환자의 73퍼센트가 하루 중 혈당이 정상 범위를 넘어서는 140~200밀리그램/데시리터를 최소 한 번 기록했다.[23] 혈당이 140밀리그램/데시리터보다 낮아도 인슐린을 생산하는 췌장 베타 세포가 사멸할 수 있다는 사실도 덧붙여야겠다. 어떤 연구에서는 공복 혈당이 110~125밀리그램/데시리터로 '공식적으로 당뇨병 이전 단계'인 사람도 이미 베타 세포의 최대 40퍼센트가 소멸한 상태라고 보고했다.[24]

당신도 연속혈당측정기를 당장 활용할 수 있다. 이를 활용해서 식단을 최적화하면 혈당을 제어하고 혈당 변동성도 최소화할 수 있다. 뒤에서 소개할 LUV 식단은 혈당을 조절하고 식사 후 급격히 혈당이 오르는 식후 고혈당증postprandial hyperglycemia을 막아 준다. 혈당을 계속 관찰해 식후 혈당이 얼마나 높아지는지 안다면 자신에게 맞는 식단을 구성할 수 있다. 결과적으로 요산을 통제할 수 있다.

다만, 혈당과 인슐린 민감성 변화는 식단 외에도 복용 약물, 하루주기리듬, 운동과 수면, 스트레스 등 많은 요인이 관여한다는 점을 기억하자. 만성적 고혈당만이 스트레스 반응 체계를 손상하는 것이 아니다. 만성적 스트레스 역시 포도당을 활용하는 신체 기능에 악영향을 미친다. 쥐에 포도당을 과량으로 먹인 뒤, 발에 반복적으로 전기 충격을 가하는 스트레스를 줬는데, 쥐가 포도당을 효율적으로 분해하지 못하고 급성 인슐린 저항성을 나타냈다는 연구 결과도 있다.[25]

많은 당뇨병 환자는 연속혈당측정기를 쓰는 데 익숙하다. 머리카락 굵기의 미세한 플라스틱 튜브가 복부나 팔의 피부를 뚫어 센서를 삽입한다. 패치가 센서를 피부에 고정해 사이질액interstitial fluid(세포를 둘러싼 세포 외액)에서 혈당을 계속 측정해 혈당 정보를 스마트폰에 실시간으로 전송한다. 센서는 열흘에서 2주마다 교체해야 한다.

나는 당신의 건강 및 피트니스 계획에 혈당 측정 그리고 연속혈당측정기를 넣으라고 권하겠다. 레벨스 말고도 연속혈당측정기는 많다. 관련 정보가 궁금하다면 DrPerlmutter.com을 참고하라.

정확성과 책임감을 부여하는 연속혈당측정기

세상이 완벽하다면 당류 섭취를 통제하기 쉽다. 그러나 우리는 완벽한 세상에서 살지 않는다. 국제식량정보협의회재단International Food Information Council Foundation에 따르면, 미국인의 59퍼센트가 상반된 정보 때문에 식품 선택에 어려움을 겪는다고 한다.[26]

민스는 "건강한 선택을 계속하기 힘든 사람에게 우리 기기는 계획을 지키도록 피드백을 주고, 식품 광고와 혼란스러운 영양 권고안을 차단하며, 개인에게 맞춘 강력한 계획을 스스로 세우도록 도울 수 있다. 혈당을 유지하는 일은 단순하게 '이건 먹고 저건 먹지 마세요'라는 지시를 따르는 것보다 훨씬 복잡하다"라고 설명한다.[77] 나도 전적으로 동의한다.

매일 체중계에 올라 식단 피드백을 얻을 수도 있지만, 눈금의 작은 변화를 특정 식품과 연관 짓기는 어렵다. 혈액검사도 식단 피드백을 줄 수 있겠지만, 혈액검사 결과는 종종 여러 달, 혹은 여러 해 동안 축적된 결과를 반영할 뿐이다. 당신의 혈당이 정상 범위를 벗어난다 해도 주치의는 "식사에 더 신경 쓰세요"라고 말할 뿐, 구체적으로 무엇을 어떻게 바꿔야 할지는 자세히 말하지 않는다.

하지만 연속혈당측정기를 쓰면 행동과 결과를 직접 연관 지을 수 있다. 예를 들어 감자칩이나 토르티야칩 한 봉지를 먹고 혈당을 쟀는데 혈당이 엄청나게 치솟았다면? 그 원인을 짐작할 수 있다. 혈당을 계속 측정하는 일은 목표를 향해 지치지 않고 달리도록 돕는 책임감을 심어 준다. 물론 앞으로 우리가 추적할 지표는 혈당만이 아니다.

좋은 습관 3: 간헐적 단식 실천하기

무엇을 먹는지만큼 **언제** 먹는지도 중요하다. 데이터가 그렇게 말한다. 설명하자면 모든 호르몬, 뇌의 화학물질, 생명의 암호인 DNA의 유전자 발현은 하루 종일 각기 달리 움직이는데, 당신의 신체 리듬, 즉 식사와 수면 패턴이 그 움직임에 영향을 준다는 소리다. 당신 장에 사는 마이크로바이옴도 몸의 하루주기리듬을 따른다. 만약 몇 시간

동안 음식을 먹지 않으면? 장 환경이 바뀌며, 이는 장내세균 구성과 마이크로바이옴의 행동 양식에까지 영향을 준다.

우리 선조는 하루에 여러 번 식사와 간식을 먹는 사치를 누리지 못했고, 간밤에 이어진 단식을 풍족한 아침 식사로 깨지 못했다(그들은 온종일 사냥을 해야 했고, 아마 늦은 오후나 저녁에 식사를 든든하게 했을 것이다). 현대사회의 식단은 풍족함이 이룬 문화와 습관의 산물이다. 예전에는 잦은 음식 섭취로 몸이 기아 모드로 바뀌는 것을 막고 대사가 활발하게 이뤄지게 하라고 했지만, 이 조언은 진실과는 거리가 멀다. 인간의 몸은 반복적인 단식을 '견디도록' 설계됐다.

나는 한발 더 나아가, 인간의 몸은 반복적 단식을 '선호하고 **기대한다**'라고 말하겠다. 컴퓨터에 전원을 차단하는 콜드 부팅이 있듯이, 인간의 몸은 단식을 통해 재설정되고 원기를 회복하며, 스스로 손상을 복구한다. 벤저민 프랭클린 역시 "휴식과 금식은 최고의 약이다"라고 말했다. 간헐적 단식으로 영양 공급을 일시 중단하는 것은 세포 통합성을 촉진하는 최고의 방법이다.

《생체리듬의 과학The Circadian Code》 저자이자 소크생물학연구소 Salk Institute for Biological Studies 교수인 사치다난다 판다Satchidananda (Satchin) Panda는 간헐적 단식을 통해 우리 체내 생체 시계를 지키는 법을 잘 알았다. 참고로 평생 간헐적 단식을 연구했다.

판다는 시상하부hypothalamus에 있는 시신경교차위핵supra-chiasmatic nucleus이 생체 시계의 중심이며 눈의 빛 센서에서 정보를 직접 받는다는 사실을 최초로 밝혀냈다. 또한 몸이 눈에 있는 센서와 체내 다른 부분에 있는 시간 기록자를 써서 하루주기리듬을 유지하는 방식도 밝혀냈다. 주변의 빛을 감지해서 매일 잠들고 일어나는 몸의 리듬을 설정하는 망막 내 청색광 감지 세포도 발견했다.[28]

콩팥의 하루 주기를 연구하던 판다는 쥐 실험을 통해 '간헐적 단식'(하루 중 8~12시간 내 시간에만 사료를 먹임)을 시행하니 쥐가 더 건강하고 날씬해졌음을 관찰했다. 이 결과는 영양 섭취에서도 시간이 중요하다는 사실을 보여 준다. 그는 하루주기리듬 시계가 면역계에 영향을 준다는 사실도 발견했다. 하루주기리듬에서 중요한 분자가 결핍된 쥐는 그렇지 않은 쥐보다 염증 수치가 더 높았다.[29]

판다 말고도 전 세계의 과학자가 진행한 간헐적 단식과 대사 연구 결과를 보면, 식사를 8~12시간으로 제한할 경우 인슐린 민감성, 혈압, 지방 대사, 콩팥, 간, 뇌, 췌장, 대장(소화와 마이크로바이옴) 기능과 면역계까지 향상됐다. 이 책과 관계 있는 부분은 체중과 대사에 미치는 이로운 효과를 통해 염증을 줄이고 장기간에 걸쳐 요산 농도를 낮춘다는 점이다. 단기간의 단식 중에 요산이 높아지는 것은 잠깐이므로 체중 감량, 대사 향상, 더 쉬운 요산 관리 등의 결과를 생각하면 단식의 가치는 충분하다.

2021년 가을, 판다는 식이 제한 시간을 8~10시간으로 더 좁힌 연구 결과를 발표했다. 연구에서는 하루 필요 칼로리를 해당 시간에만 먹는 것이 당뇨병과 심장 질환 같은 만성 질환을 예방하고 관리하는 강력한 전략이라는 점을 입증했다.[30] 수면과 전체적인 삶의 질도 향상됐다. 후에 그는 자신의 발견에 관한 인터뷰에서 중요한 점을 지적했다. 간헐적 단식은 칼로리 계산보다 쉬우며, 따라 하기 쉽고, 몸에 내재한 프로그램과의 동기화를 뒷받침한다는 점이다.[31]

단식을 하면 몸의 세포는 '좋은' 유형의 가벼운 스트레스를 받으면서 스트레스를 다루는 능력을 강화하고, 따라서 질병 저항력이 높아진다. 앞서 말했듯이, 단식은 요산 농도를 일시적으로 높여도 단식의 이로움이 일시적인 요산 상승효과를 누르므로 가치가 있다. 2부에서 설명할 일반적인 간헐적 단식을 따르더라도 만성 고요산 혈증에 걸릴 위험은 없다. 간헐적 단식을 극단적으로 밀어붙이지는 않으니 말이다.

일반적으로 과체중인 이들은 음식을 온종일 우물거리면서 탄수화물을 엄청나게 먹고, 세포 수준에서는 지방보다 포도당을 계속 태우는 게 익숙하다. 그러니 인슐린 저항성도 있고 인슐린 농도가 항상 높으며, 이것이 지방 저장과 지방 가동화fat mobilization 억제로 이어지면서 지방이 지방세포 안에 갇히는 악순환이 생긴다.

판다가 개발한 애플리케이션 myCircadianClock(마이서케디언클락)을 써서 조사한 결과를 보면, 이 애플리케이션을 쓰는 성인의 절반 이상이 '매일 15시간 이상' 음식을 먹는다![32] 보통 미국인은 최소 12시간 동안 음식을 먹는다. 온종일 음식을 먹는 것은 대사 재앙을 위한 무대를 마련하는 일이자 고요산 혈증, 체중 증가, 비만, 인슐린 저항성, 당뇨병, 염증, 만성 질환을 허락하는 것이나 다름없다.

간헐적 단식에는 다양한 방법이 있다. 이를 실천하는 가장 단순한 방법은 하루 총 칼로리를 정한 다음 먹는 시간을 정하는 것이다(단식 시간을 정하는 것과 마찬가지다). 처음에는 먹는 시간을 12시간으로 시작해 점차 10시간으로 좁히고, 익숙해지면 아홉 시간으로 더 줄여 단식 시간을 늘리는 방식을 추천한다(2부에 방법을 설명했다).

하루의 마지막 식사를 한 뒤 단식으로 생물적 유익함을 얻으려면 보통 12시간을 견뎌야 한다. 어쩌면 아침을 거르는 방법은 단식에 이르는 가장 쉬운 방법이다. 밤새 자연스럽게 단식하고 나서 식사를 몇 시간 더 미루면 되기 때문이다.

비당뇨병저혈당증nondiabetic hypoglycemia의 발병은 극히 드물고 대개 특정 약물이 그 원인이므로, 당뇨병 치료제를 먹지 않고 기저 질환이 없는 '건강한' 사람이라면 고요산 혈증 없이 오랫동안 단식할 수 있다.[33]

단식하면 근 손실이 올지도 모른다는 생각은 버리라. 오히려 근육을 보호하는 성장호르몬이 단식 시간에 증가한다는 사실이 이미 밝혀졌다. 진화적으로 봐도 타당한 결과다. 우리의 선조는 식량 없이 버틸 때 신체나 정신적으로 단단히 무장하지 않으면 생명의 위협을 겪을 수 있었다. 일반적인 상식과 달리 인간의 대사는 단식 중에 느려지지 않는다. 오히려 대사 속도가 빨라지는데 특히 단식이 길어질수록 더 그렇다.

72시간 단식하는 사람을 연구해 보면, 단식 중에는 교감신경계가 작동하는 투쟁-도피 반응이 활성화하면서 아드레날린adrenaline(에피네프린epinephrine), 노르에피네프린norepinephrine, 도파민dopamine처럼 대사를 촉진하는 생화학물질이 분비된다.[34] 진화라는 측면에서도 이는 일리가 있다. 낮에는 교감신경계가 활성화돼 식량과 물을 찾고, 밤에는 부교감신경계가 깨어나 식사하는 동안 휴식하고 음식을 소화하는 셈이니 말이다.

간헐적 단식에 대해 마지막으로 강조하자면, 몸이 장기적 단식에 들어가면 1장에서 설명했던 자가 포식이 촉진된다. 자가 포식이 무엇인가? 몸을 스스로 청소하고 해독하는 중요한 세포 과정이다. 그러면 자가 포식을 촉발하는 것은 무엇일까? 바로 AMPK다. AMPK가 활성화하면 세포는 내부에 있는 오염 물질을 자가 포식으로 제거하며, 이를 통해 면역계를 활기차게 하고 암, 심장 질환, 만성 염증, 우울증부터 치매에 이르는 신경계 질환 위험을 크게 낮춘다. 미토콘드리아도 도울 수 있다.

자가 포식 연구는 대부분 효모와 쥐가 실험 대상이다. 그러나 사람을 대상으로 한 예비 연구에서 자가 포식을 촉진하는 간헐적 단식의 잠재력이 드러나기 시작했다. 앨라배마대 버밍엄 캠퍼스와 페닝턴 생의학연구소Pennington Biomedical Research Center 연구 팀이 발표한 2019년의 흥미로운 논문을 보면, 간헐적 단식이 사람의 혈당과 하루 주기리듬 지표, 노화, 자가 포식을 개선하는 좋은 효과를 보였다.[35]

이 연구는 과체중 성인을 오전 8시부터 오후 2시까지 식사하는 집단(오전 간헐적 단식)과 오전 8시부터 오후 8시까지 식사하는 집단(대조군)으로 나눠 나흘간 무작위 교차 연구를 진행했다. 모든 집단은 연속혈당측정기를 썼으며, 혈액을 채취해 심장 대사 위험 요인, 호르몬, 전체 혈액 세포의 유전자 발현을 관찰했다.

혈액검사로 간헐적 단식이 대사에 미치는 좋은 효과를 관찰하기는 쉬웠지만, 이 연구는 하루주기리듬과 자가 포식과 연관됐다고 알려진 유전자의 발현에 간헐적 단식이 미치는 영향도 조사했다. 간헐적 단식군은 대조군과 비교할 때 혈당 조절, 지방 대사, 생체 시계와 오래 사는 것에 관련된 유전자 발현이 개선되는 대사 보상을 받았다. 연구 팀은 간헐적 단식이 사람에서 자가 포식을 늘리며 항노화 효과를 나타낸다고 결론 내렸다.

다만, 지금까지 발표된 자가 포식 연구 대부분은 사람에게 자가 포식이 유의미한 수준으로 일어나려면 '이틀간 온전히 단식'해야 한다고 증명했다. 그러면 앞으로 어떻게 해야 여러 날의 단식을 거치지 않고도 자가 포식을 일으킬 수 있는지 탐색하기 위해 이 연구는 주목할 만하다.

간헐적 단식에 더해 LUV 프로그램의 일부인 적절한 운동과 수면 등의 습관도 자가 포식을 촉진한다. 이 과정은 조명의 전원 스위치보다는 밝기 조절 스위치에 가깝다. 몸에서 항상 일정 수준으로 작동하지만 조금 더 강도를 높이려는 것이기 때문이다. 어쨌든 간헐적 단식과 함께 운동, 수면은 큰 도움이 된다.

음식, 수면, 영양제, 운동, 대자연, 식사 시간. 이것이 LUV 프로그램의 핵심 요소이며, 요산 및 혈당검사나 LUV 프로그램을 시작 전 하루의 단식처럼 선택 사항인 요소도 있지만, 강력한 권장 사항도 있다. LUV 프로그램은 3주에 불과하지만, 당신의 새로운 삶을 향해 나아가는 발사대가 될 것이다. 준비하라.

2부

'3주 코스 LUV 프로그램' 실천하기

이 책을 여기까지 읽었다니 축하한다. 1부에서 과학 이야기가 너무 많아 버거웠다는 걸 잘 안다. 하지만 1부에서 당신은 건강하고 날씬한 몸으로 오래 살기 위한 최신 도구, 바로 요산 농도를 낮추는 방법을 탐색했다. 1부까지 읽고도 아직 습관을 바꾸지 않았다면(일단 손에 든 탄산음료를 당장 내려놓으라!), 지금이 바로 그 기회다.

이제 당신은 세심하게 설계한 LUV 프로그램을 따라가면서 대사를 회복할 것이다[LUV는 Low Uric acid Value diet(요산 농도 낮추기)의 두문자어다]. 또한 휴식이 되는 수면, 규칙적 운동, 대자연에 몰입, 최적의 식사 시간처럼 좋은 습관을 장착해 건강의 새로운 청사진을 습관으로 만들 것이다.

놀랍게도 오직 미국인의 12퍼센트, 8명 중 1명만이 대사가 건강하다고 한다.¹ 나머지 88퍼센트는 대사 기능장애를 암시하는 특징을 하나 이상 나타낸다. 정의를 살펴볼 때 대사가 건강한 사람은 혈당, 중성지방, HDL 콜레스테롤이 건강한 수준이며, 혈압과 허리둘레가 건강한 범위에 있고, **약물요법을 쓰지 않는다.** 대부분 사람은 충족하지 못하는 매우 높은 기준이다. 이 소수자 클럽에 들겠다는 각오로 각종 지표를 개선해 보자.

모든 세포는 움직이려면 에너지가 필요하므로 대사 기능장애의 영향을 벗어날 수 있는 세포는 없다. 대사 기능이 떨어지면 그 효과는 방대하고 다양하며, 미묘하면서도 명시적이다. 요산 농도 측정은 건강을 총체적으로 관리할 새로운 도구이다. 이를 통해 당신은 건강한 대사를 유지하고, 문제를 일으키거나 수많은 질병을 촉발할 생물학적 불씨가 일어나는 상황을 예방할 것이다.

물론 이 목표는 당신의 대사가 조화를 이루고 생기가 넘치는 활기찬 상태에 이르는 것이다. 요산 통제를 넘어 몸 기능이 전반적으로 크게 향상할 것이다. 당신은 혈당과 인슐린 농도, 염증 지표, 혈압, 혈중 지방을 더 잘 통제해야 한다. 그러면 체지방과 허리둘레가 줄어드는 것은 물론, 모든 질병과 질환의 위험 요인도 줄어들 것이다. 정신적 보상도 헤아릴 수 없다. 자신감이 커지고, 스트레스를 쉽게 이기는 동기부여도 잘 작용하며, 생산성을 높이는 영감도 많아질 것이다. 삶은 더 나아지고 충만해질 것이다.

아주 작은 것일지라도 생활양식을 바꾸기가 처음에는 매우 힘들 수 있다. 몸에 밴 습관을 어떻게 고칠지 걱정스러울 것이다. 박탈감과 허기가 심할까? 달콤한 음료와 디저트가 그립지 않을까? 이 새로운 습관을 평생 유지하기는 불가능하지 않을까? 주어진 시간과 루틴에서 LUV 프로그램을 실천할 수 있을까? 이 지침을 지키는 것을 습관으로 정착시킬 수 있을까?

하지만 이 LUV 프로그램에 답이 있다. 단순하고 간단하며 개인의 선호도에 맞춰 체계와 융통성 사이에서 올바르게 균형을 잡아 준다. 그렇게 당신은 남은 삶을 위해 건강한 생활양식을 고집해야 할 지식과 동기, 요산 통제력을 갖추면서 3주의 시간을 보낼 것이다. 내 지침을 더 정확하게 지킬수록 더 빠르게 요산 농도가 낮아지면서 좋은 결과를 얻을 것이다. 수년간 몸에서 진행됐을 대사 혼란을 멈추고 대사를 자신에게 유리하게 되돌려 놓을 힘이 당신에게 분명히 있다. 기억하라. 당신은 지방을 태우고 세포를 청소하는 스위치인 AMPK를 활성화할 것이다. 그리고 이 일은 전적으로 요산 농도 통제에 달렸다.

혹시 당신이 질병을 앓는다면, LUV 프로그램을 시작하기 전에 주치의와 논의해 보는 것이 좋다. 특히 194쪽에 설명한 간헐적 단식을 선택할 생각이라면 주치의와의 상담이 중요하다. 이어지는 3주의 여정에서, 당신은 중요한 목표 세 가지를 이룰 것이다.

- 요산과 혈당 규칙적으로 측정하기
- 수면 부족과 운동 부족 같은 습관에서 유발되는 요인과 멀어지기
- 새로운 하루주기리듬을 만들고 건강한 습관을 평생 유지하기

먼저 식단을 간단하게 바꾸고, 요산 농도를 낮추는 특별한 영양제를 복용하는 일부터 LUV 프로그램을 시작한다. 그 뒤에는 수면, 운동, 대자연에의 노출, 간헐적 단식에 초점을 맞춘다. 나는 이 프로그램을 3주로 나눠서 매주 특별한 목표에 집중하도록 설계했다.

1주 차를 시작하기 전에는('몸에 시동 걸기') 주치의와 함께 당신의 대사 건강의 밑그림을 보여 줄 특정 검사를 한다. 이 기간에는 요산 농도를 낮추는 영양제를 먹기 시작하며, 연속혈당측정기를 살지 결정하고(결정해야 하는 이유는 해당 장에서 설명하겠다), 프로그램 시작을 위해 하루 단식을 고려해 본다.

1주 차에서는 메뉴에 따라 식단을 시작하고 식단 권장 사항을 실천하며, 요산과 혈당을 측정한다. 여기서 당신은 약물로서 음식의 힘에 감사할 것이다. 많은 식품에 요산 농도를 낮추는 약효가 있는 천연 화합물이 들었다.

혈중 요산 농도는 요산이 만들어지는 양과 배출되는 양에 좌우된다. 몸에서 요산이 생기는 최종 단계는 잔틴산화효소가 결정한다는 점을 기억하자. 이 효소를 억제하는 것이 무엇이든 요산 생성을 줄일 수 있다. 알로퓨린올 같은 요산 억제 약물의 기전이기도 하다. 앞서 설명했듯이 잔틴산화효소의 천연 억제제가 든 식품은 대개 특정 유형의 플라보노이드가 든 과일과 채소다. 플라보노이드는 식물에 든 천연 물질(파이토뉴트리언트phytonutrient)로 강력한 항산화제이자 항염증제다. 식물은 스스로를 방어하려 이런 물질을 만들지만, 인간의 약으로 유용하게 쓰기도 한다.

2주 차에서는 규칙적인 운동을 시작하며, 당신이 온종일 움직임을 늘릴 방법을 제시한다. 수면 습관을 개선하고 자연의 힘을 활용하며, 식사 시간을 조절할 요령도 제시한다.

3주 차에서는 LUV 프로그램의 모든 요소 통합에 집중하며, 이 새로운 습관을 당신 삶에 확고하게 정립할 전략을 제공한다. 이는 단순한 3주 프로그램이 아니라 삶의 모델이며, 이 3주의 시간은 당신이 새로운 샘플을 따라 하면서 습관을 정착하는 기간이다.

당신은 분명 성공할 수 있다. 자신을 박하게 평가하지 말자. 새로운 식습관 정립에 시간이 더 걸린다면 프로그램을 필요한 만큼 연장하면 된다. 식이요법에 온전히 2주를 쏟아부은 뒤에 운동과 수면 습관에 집중해도 좋다.

즉, LUV 프로그램을 당신만의 속도로 진행하라. 3주를 당신을 위한 발사대로 활용하자. 여기에 따라오는 혜택은 당신이 이 과정에 들인 시간과 노력에 상응하는 가치가 있다. 그러면 당신은 자신을 대사 혼란에 빠트렸던 낡은 습관으로 절대 되돌아가지 않을 것이다. 이제 이 프로그램과 함께하는 삶을 맞이해 보자.

7장

LUV란?

바쁜 사업가이자 두 아이의 엄마인 멜리사. 마흔이 됐을 때 그녀는 사고와 기억이 끊기는 현상을 인지하자마자 곧바로 주변에 도움을 청했다. 평소에 건강한 식단을 먹고 1주에 여러 번 중량 운동과 유산소운동까지 하면서 건강을 관리했는데, 자신에게 브레인 포그가 나타나는 이유를 좀체 이해할 수 없었다.

그간의 대화가 멜리사의 머릿속에서 지워졌고, 자녀의 하교 시간을 잊지 않고 데리러 가려면 매일 알람을 맞춰야 했다. 저녁 6시가 되면 몸과 정신이 기진맥진해서 자고 싶은 생각만이 간절했다. 한편으로는 분노발작을 자주 일으키는 아들을 돌보느라 저녁에는 항상 불안

했다. 식단을 성실히 점검하고 바꿨지만 설탕에 대한 탐식만은 억누르기가 어려워졌고, 결국 저녁엔 폭식하기 시작했다.

멜리사는 운동을 더 열심히 하고, 수면을 개선하려 노력했으며, 자연요법 전문가를 찾아가기도 했다. 하지만 그 어떤 것도 소용없었다. 식단으로 뇌 건강을 북돋우는 방법을 알리는 내 책을 발견하기 전까지는 말이다. 밀, 글루텐, 설탕, 특히 과당을 끊자마자 멜리사는 좋게 바뀌기 시작했고 몸과 뇌가 엄청나게 향상됐다. 그렇게 육류도 끊고 채식을 주로 하는 식단으로 바꿨다.

내 조언을 실천해서 성공한 사람의 이야기를 수집하고 소개하는 내 홈페이지(DrPerlmutter.com)에 멜리사는 용기를 내서 자신의 이야기를 공유했다.

머리가 맑아졌어요. 매일 더 나아지는 기분입니다. 이제 물건을 어디에 두었는지, 어떤 대화를 나눴는지 기억하기 시작했어요. 브레인 포그는 완전히 없어졌습니다. 통제할 수 없었던 식욕도 사라졌어요. 지금은 전보다 적게 먹습니다. 폭식하지도 않고 저녁 식사 시간에 스트레스를 받지도 않아요. 그냥 보통 사람처럼 먹습니다.

멜리사는 매일 아침 맑은 정신과 좋은 기분으로 깨어나면서 승리감을 느꼈다. 마침내 그가 이루려 싸워야 했던 균형을 잡았다고 생각했다. 무엇보다도 LUV 식단을 따라 식습관을 고치고, 가족에게도 새로운 식습관을 적용하면서 아들의 분노발작과 문제 행동이 줄어드는 등 변화가 시작됐다. 가족 모두에게 좋은 결과였다.

이런 글이 내가 계속 글을 쓰고 가르치며, 효율적으로 실천할 수 있는 프로그램을 설계해서 멜리사 같은 사람을 돕게 만드는 원동력이다. 개인에게만 해당하는 이야기는 절대 아니다. 가족 중 한 사람이 생활양식을 바꾸면 이 효과는 종종 다른 가족에게도 나타난다.

당신도 LUV 프로그램을 실천하면서 생각해 보길 바란다. 당신과 가족을 괴롭히는 질병이 무엇이든 간에 당신은 삶의 새로운 공식과 가족 모두의 구원을 찾을 것이다. 만약 당신과 가족이 이미 건강하다면 더 나아질 준비를 하라. 언제나 개선의 여지는 존재하기 마련이다.

사전 검사 받기

식단 프로그램을 시작하기 전에, 할 수 있다면 다음 검사를 해 보면 도움이 된다. 목표로 삼을 적절한 수준도 함께 소개하겠다. 이들 검사는 대부분 정식 간호사가 상주해서 검사 결과를 빠르게 알려 줄 수 있는 병원에서 가능하다. 최근에 관련 진료를 받았다면 결과지를 요청하자. 이들 검사는 모두 건강 진단을 하거나 질병으로 병원에 갔을 때 통상적으로 하는 검사이기 때문이다.

- 공복 혈당검사: 95mg/dL 이하
- 공복 인슐린 검사: 8μIU/mL 이하(이상적 수치는 3μIU/mL 이하. 'μIU/mL'는 '마이크로국제단위/밀리리터'를 뜻한다)
- A1c 검사: 4.8~5.4퍼센트

- CRP 검사 0~3.0mg/L(이상적인 수치는 1.0mg/L 이하)
- 요산 검사: 5mg/dL 이하

이 항목 중 일부는 여러 달이 지나야 눈에 띄게 개선되며, 특히 이전 석 달 동안의 평균 혈당을 나타내는 A1c는 개선되기까지 시간이 오래 걸린다. 그러나 식단 프로그램을 시작하면 3주 안에 요산, 혈당, 인슐린 농도가 좋게 바뀌고, 이는 당신이 프로그램을 계속하는 동기가 될 것이다.

남성은 두 가지 이유로 여성보다 요산 농도가 높다. 남성이 육류를 더 많이 먹고, 여성은 에스트로겐이 요산 농도를 낮게 유지하기 때문이다(폐경 후에는 여성도 요산 농도가 높아진다). 대개 요산 농도가 7.5밀리그램/데시리터를 넘지 않으면 결과지에 기록하지 않으며, 기록하더라도 통풍과 콩팥 질환의 위험을 경고하는 정도다. 그러나 우리는 요산 농도를 이보다 더 낮춰야 한다. 통풍과 콩팥 질환 예방 그 '이상'을 추구해야 하기 때문이다.

짐작했겠지만, 내가 검사하라고 권장하는 것은 요산과 혈당 측정이다. 몸에 특별한 문제가 없거나 주요 프로그램을 진행하면서 자신만의 리듬을 찾을 때까지 기다리고 싶다면 검사를 모두 생략할 수도 있다. 이전에 앞에 나온 검사를 한 번도 해 본 적이 없어도(혹은 검사했는지 잘 몰라도) 괜찮다.

이 책을 읽을 이들의 상태가 매우 다양하리라는 점을 나는 안다. 첨단 기술로 자신의 건강 정보를 세심하게 관찰하며 건강에 주의를 기울이는 '바이오해커'도 있을 테고, 혈액검사에 의존하지 않으면서 몸에 어떤 느낌이 드는지, 밤에 잘 자는지, 에너지가 어느 정도인지를 파악하는 사람도 있다. 이 또한 괜찮다. 자신에게 맞는 방법을 선택하면 된다. 일단 프로그램을 시작하고 검사는 나중에 해도 된다.

이 프로그램과 함께 검사를 시작하고 싶은 사람은 최소 1주에 한 번 요산 농도를 측정하고, 이후에는 2주마다 측정하자. 앞서 설명했듯이 식사나 운동 전, 아침에 제일 먼저 검사한다. 날을 정하고 달력에 표시하자.

혈당은 최소 1주에 한 번 검사하되, 역시 식사나 운동 전, 아침에 제일 먼저 한다(이것도 달력에 표시하자. 요산과 혈당은 동시에 검사해도 된다). 혈당을 더 정확하게 측정하고 싶다면 6장에서 설명한 연속혈당측정기를 사자. 약국에서 여러 브랜드의 혈당 측정기를 판매한다. 연속혈당측정기는 온종일 당신의 혈당을 자동으로 측정하므로 훨씬 더 유용하다. 혈당 변화를 관찰하면서 자신의 패턴을 확인할 수 있다. 일반 혈당검사로 시작하되 나중에 연속혈당측정기를 써도 좋다. 자신에게 맞는 방법을 택하는 게 중요하다.

요산 농도는 과당, 알코올, 퓨린이 많이 든 음식을 먹으면 높아지며, 단식과 키토제닉 다이어트도 영향을 끼친다. 철인 3종 경기나 마라톤, 고강도 인터벌처럼 고강도 운동으로 근육이 손상된다면 요산 농도가 **일시적으로** 높아질 수 있다. 그러나 규칙적인 운동은 장기적으로 요산 농도를 낮춘다는 사실을 잊지 말자.

운동의 이점은 일시적인 요산 농도 상승의 모든 위험을 능가한다. 열 스트레스를 받으면 요산은 빠르게 높아질 수 있으므로 사우나나 한증막을 가면 단기적으로 요산 농도가 솟구칠 수 있다. 요산 농도와 함께 무슨 일이 있었는지 기록하면 몸이 어떻게 반응하는지 알 수 있고 연관성도 발견할 수 있다.

요산 농도를 낮추는 영양제 먹기

다음은 요산 농도를 낮추도록 설계한 영양제 요법이다. 여기 영양제 목록은 요산 저하 능력이 증명됐지만, 꼭 이것만 먹으라는 뜻은 아니다(과학적인 설명은 6장에서 확인하자). 각 영양제에 대해 자세히 알고 싶다면 내 홈페이지에서 확인한다. 매일 같은 시간에 먹는 습관을 들여야 먹는 것을 잊지 않는데, 대부분 사람에겐 아침이 가장 좋다.

- 퀘르세틴: 하루 500mg
- 루테올린: 하루 100mg
- DHA: 하루 1,000mg
- 비타민C: 하루 500mg
- 클로렐라(클로렐라 불가리스): 1,200mg

1부에서 설명했듯이 장내 마이크로바이옴 건강은 대사의 모든 측면에 영향을 미친다. 요산 농도가 만성적으로 높다면 마이크로바이옴 건강이 대체로 나쁘다. 장내 마이크로바이옴을 건강하게 만드는 방법은 수없이 많은데, 그중에는 김치와 요구르트처럼 프로바이오틱 probiotic이 많은 발효식품이나 프리바이오틱prebiotic이 많은 식품을 먹는 방법도 있다.

프리바이오틱은 미생물 성장과 증식에 필요한 비료라고 생각하면 된다. 마늘, 양파, 리크, 아스파라거스에 많이 들었다(또한 요산을 만드는 효소를 억제하므로 더 좋은 효과를 볼 수 있다). 다만 GMO 작물을 피하고 유기농 작물로 먹는 게 더욱 좋다. 동물실험에 따르면 GMO 작물에 쓰는 제초제가 마이크로바이옴에 악영향을 줬기 때문이다. 마이크로바이옴에 관한 설명과 이를 위해 추천하는 영양제는 《장내세균 혁명》을 참고하라.

프로바이오틱은 체내 염증을 줄이고 당과 요산 대사를 개선하므로 영양제에 곁들이면 유익하다. 다만 프로바이오틱을 '선택' 항목으로 넣은 이유는, 보통 하루에 복용하는 영양제가 다섯 가지를 넘어가면 부담스럽기 때문이다. 프로바이오틱과 요산 농도 감소 연관성에 관한 연구는 지금도 진행 중인데, 특히 요산 농도를 낮추는 데 가장 효과적인 균주를 찾는 데 집중한다.

프로바이오틱이 나타내는 연관성은 앞서 소개한 영양제보다 직접적이지 않을 수도 있다. 그래도 프로바이오틱은 건강한 대사, 염증 수준을 유지하도록 도우며, 자연히 요산 농도 통제도 도울 것이다. 그러니 가급적 프로바이오틱을 먹도록 권장한다.

가장 품질 좋은 프로바이오틱을 찾으려면 천연 영양제 코너를 찾은 다음, 설명을 잘해 줄 판매원을 찾으라. 프로바이오틱은 FDA 규제를 받지 않으므로 광고와 실제 성분이 일치하지 않는 제품도 있다. 가격도 매우 다양하다.

또한 특정 프로바이오틱 균주는 명칭이 여러 개일 수도 있으므로 판매원에게 균주 명칭을 정확히 확인하는 게 좋다. 대부분 제품에는 여러 균주가 들었는데, 나는 환자에게 '최소 12종'의 균주가 든 제품을 고르라고 권한다. 특히 **락토바실루스**lactobacillus, **비피도박테륨**bifidobacterium, **바실루스**bacillus 종의 균주를 선택하면 좋다. 이들 종은 오래 연구된 만큼 데이터도 많다. 이에 더해 저자극성인지, GMO 식품이 아닌지도 확인하면 좋다. 그리고 프로바이오틱은 식전 복용을 권한다.

간헐적 단식하기

프로그램을 시작하기 '하루 전'에 단식하면 이상적이다. 단식은 대사 속도를 높이고 다양한 토대를 마련하는 좋은 방법이다. 대개 일요일에 단식하고(토요일 저녁을 먹은 후부터) 월요일 아침부터 프로그램을 시작하면 가장 좋다. 금요일 저녁에 마지막 식사를 하고 일요일 아침부터 식단 프로그램을 시작해도 좋다.

단식 방법은 간단하다. 24시간 동안 음식을 먹지 않고 물을 많이 마신다. 카페인은 안 된다. 복용하던 약물은 끊지 않는다(만약 당뇨병 치료제를 복용한다면 주치의와 먼저 상의하라). 단식이 너무 버겁다면 부엌을 정비하는 며칠간 203쪽의 금지 목록에 있는 식품부터 끊으라. 요산 농도를 높이는 당류와 탄수화물에 중독될수록 금지 목록 식품을 끊기는 더 힘들 것이다. LUV 식단을 습관으로 만든 뒤 다른 혜택을 얻으려 단식한다면 그때는 72시간 단식을 시도할 수 있다.

단식을 시작하기 전에는 반드시 주치의와 상의하라. 단식은 1년에 최소 네 번을 권장하며(계절이 바뀔 때, 그러니까 3월, 6월, 9월, 12월 마지막 주가 좋다), 각각의 단식은 최소 24시간 지속해야 한다. 다만 단식이 끝나고 24시간 후까지는 요산 농도를 측정하지 않는다.

키토제닉 식단 실천하기

LUV 식단을 키토제닉 식단에 맞춰 변형하고 싶다면 내 홈페이지를 참고하라. 참고로 나는 이 방식을 추천하지 않는다. 대부분 사람은 키토제닉 식단을 선택하지 않을 것이고 LUV 식단을 따르는 것만으로도 충분하기 때문이다. 하지만 키토제닉 식단이 무엇인지 모를 수 있는 당신을 위해 간략하게 설명해 보겠다.

키토제닉 식단은 가장 유행하는 식이요법 중 하나다. 의사로서 나는 다양한 질병을 앓는 환자에겐 치료법을 권장한다. 환자가 아니라 대사, 체중, 인지능력, 요산 농도를 최적화하려는 이에겐 키토제닉 식단을 권장한다. 여기에 관련된 정보는 내 홈페이지에 많으니 찾아보기 바란다.

아마 유명인, 운동선수, 혹은 당신의 이웃이 키토제닉 식단의 장점을 열심히 이야기하는 것을 한 번쯤 들어 봤을 것이다. 연구 결과도 이 식이요법이 유명해지는 데 한몫했다. 키토제닉 식단은 심장 질환 위험을 낮추고, 1형 및 2형 당뇨병의 인슐린 민감성과 혈당 조절력을 향상하며, 비만 환자의 BMI를 낮추고, 파킨슨병과 뇌전증처럼 심신을 약하게 하는 신경 퇴행성 질환의 증상을 개선하거나 통제한다고 알려졌다. 키토제닉 식단이 암 치료에 도움이 된다고 주장할 만한 증거도 있다.

'적절히 쓴다면' 키토제닉 식단은 다양한 만성 질환과의 전투에서 매우 강력한 도구가 된다. 통풍을 치료하고 관리할 때, 키토제닉 식단이 통풍의 특징인 관절 염증을 줄이는 데 도움이 된다는 증거도 있다.

그러나 키토제닉 식단이 요산에 미치는 가장 강력한 장점은 체중 감소다. 체중 감소는 요산 농도를 낮추고 통풍의 갑작스러운 통증을 예방하는 가장 효과적인 방법이기 때문이다. 많은 사람에게 키토제닉 식단은 체중 감소와 그에 따른 요산 농도 감소로 이어지는 확실한 방법이다.

새로운 것으로 착각할 수도 있지만, 키토제닉 식단은 농업 출현 전 우리 선조가 먹었던 식단과 유사하다. 농업이 발전하면서 인간은 주요 작물인 밀과 옥수수를 재배했는데, 특히 이를 가공하면 탄수화물과 당류가 풍부했다. 선조는 현대인보다 훨씬 다양한 야생 동식물을 먹었고 탄수화물과 당류는 더 적게 먹었다. 이러한 식단은 인간의 몸이 탄수화물 말고 지방이나 케톤체ketone bodies를 연료로 태우는 케토시스ketosis 상태에 빠지게 했으며, 바로 이 케토시스 상태가 키토제닉 식단의 주목표다.

케토시스 상태가 되려면 건강한 지방을 많이, 당류와 탄수화물은 아주 적게 먹어야 한다. 케토시스 상태에 들어갈 수 있는 영양소 비율은 사람마다 다르다. 누군가는 총 칼로리의 80퍼센트를 지방에서 얻고, 나머지 20퍼센트를 탄수화물과 단백질에서 얻어도 된다. 단백질을 약간 더 많이 먹는 편이 나은 사람도 있다. 즉, 직접 식단을 실천해 봐야 비율을 알 수 있다.

키토제닉 식단은 육류를 통한 단백질 섭취를 강조하므로 퓨린을 늘려 요산 생성을 높일 수 있지만 장점을 **모두 취할 수도** 있다. 영리하게 선택할 수만 있다면 키토제닉 식단의 이점을 얻으면서 요산 생성을 억제할 수 있다. 바로 이것이 당신이 LUV 프로그램으로 이루려는 목표이며, 당신의 식단은 땅 위에 자라는 잎채소와 섬유질이 많은 채소를 주로 해서 퓨린이 적은 육류를 곁들인다. 또한 엄격한 채식주의자로서 키토제닉 식단도 할 수 있다.

키토제닉 식단과 자세한 방법을 단계별로 더 알고 싶다면 내 홈페이지에 접속하길 바란다. LUV 식단을 따르면서 케토시스 주기에 진출입하려면 대체 식품을 현명하게 선택해야 하며, 여기에는 과일과 와일드라이스(볏과의 여러해살이풀인 줄풀의 낟알_옮긴이)처럼 LUV에 적합한 탄수화물이 포함된다.

많은 케톤은 많은 요산으로 이어지지만, 정해진 기간의 케토시스가 끝난 뒤 식단에 탄수화물과 단백질을 다시 넣으면 요산 수치가 빠르게 개선된다고 입증됐다. 케토시스 주기 중 단기간에 늘어나는 케톤은 요산과 경쟁적으로 배출되며, 따라서 케토시스 상태에서는 요산의 배출이 느려진다. 그러나 일단 체중이 줄면 요산 농도는 식단을 시작했을 때보다 더 낮아진다는 좋은 소식도 있다. 즉, 키토제닉 식단으로 체중이 줄면 요산 농도의 기준점도 낮아진다.

2020년 발표 논문에서는 여성을 대상으로 초저탄수 키토제닉 식단을 석 달 진행한 결과, 체중이 거의 20퍼센트나 줄었으며 체지방이 눈에 띄게 줄었다.[1] 이 효과만으로도 요산 농도가 줄어드는 데 도움이 되며, 논문은 요산 농도가 실험 전보다 분명히 낮아졌다고 결론 내렸다.

단기적으로 키토제닉 식단은 요산 농도 낮추기에 도움이 되지만, 케토시스 상태에서 체중이 줄어드는 기간에 요산이 상승한다는 점은 주의해야 한다. 특히나 일부 경우처럼 키토제닉 식단을 극단적으로 실천하면 더 조심해야 한다. 가벼운 케토시스 상태를 오간다면 요산 농도가 심각하거나 유의미한 수준으로 높아지지 않는다.

체중 감량을 위해 탄수화물을 제한하면서 극저칼로리 키토제닉 식단을 하는 것은 좋은 선택이다. 만약 최종 단계라면 요산 농도의 일시적 상승은 감내할 만한 가치가 있다. 다만 유일하게 해당 식단을 주의해야 하는 사람은 통풍이나 콩팥 질환 병력이 있는 사람으로, 이들은 단식이나 키토제닉 식단을 하는 동안에는 요산 농도를 주의 깊게 관찰해야 한다.

8장

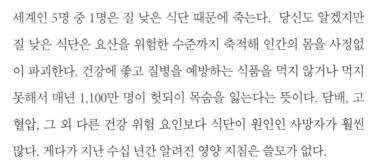

1주 차_
LUV 식단 짜기

세계인 5명 중 1명은 질 낮은 식단 때문에 죽는다. 당신도 알겠지만 질 낮은 식단은 요산을 위험한 수준까지 축적해 인간의 몸을 사정없이 파괴한다. 건강에 좋고 질병을 예방하는 식품을 먹지 않거나 먹지 못해서 매년 1,100만 명이 헛되이 목숨을 잃는다는 뜻이다. 담배, 고혈압, 그 외 다른 건강 위험 요인보다 식단이 원인인 사망자가 훨씬 많다. 게다가 지난 수십 년간 알려진 영양 지침은 쓸모가 없다.

인간의 사망 원인 상위 10개 중 아홉 개가 질 낮은 식단으로 발생한 효과라면 **바로** 식단이 전 세계 만성 질환의 주원인이라고 할 수 있다. 질 낮은 식단은 상상할 수 있는 모든 질병, 우울증부터 치매, 심지어 암과도 관련된다.

우리는 음식과 특정 질병 위험도의 관계를 생각하지 않는다. 흡연하면 폐암에 걸린다는 사실은 알지만, 도넛이나 치즈버거, 탄산음료를 과하게 먹었다고 해서 알츠하이머병, 심장 질환, 암이 생길 확률이 높아지다니? 연결 고리는 그다지 명확해 보이지 않는다.

식품은 영양이라는 역할을 넘어서 사람에겐 필수 요소다. 인간은 오랫동안 식품을 정보라고 생각했다. 우리가 먹는 식품은 인간의 생명 암호인 DNA에 신호를 보낸다. 우리가 입에 넣는 모든 것은 유전자 발현, 즉 유전자의 행동을 바꿀 가능성이 있다. 이 사실만 놓고 생각해 보자.

당신에겐 좋은 쪽이든 나쁜 쪽이든 DNA 활성을 바꿀 능력이 있다! 이런 변형, 즉 외부 영향으로 일어나는 DNA 활성 변화를 **후성유전학**이라고 부른다. 밝혀진 바로는 인간 DNA에 있는 장수 관련 유전자 스위치의 90퍼센트 이상이 우리가 먹고 마시는 음식과 음료 같은 생활양식에 크게 영향받는다고 한다.

내가 항상 드는 사례가 있다. 정제 탄수화물이 많은 식단은 뇌를 보호하는 필수 단백질이자 뉴런의 생존과 성장을 돕는 BDNF를 만드는 유전자 활성을 줄인다. 그러나 건강한 지방과 단백질을 먹으면 BDNF 유전자 활성이 증가하고 더 많은 BDNF를 생산한다.[2] BDNF가 더 많아지면 뇌세포는 더 건강해진다.

인간 DNA가 우리 선조의 식단과 가장 잘 맞는다는 말은 일리가 있다. 인간은 지구에 존재했던 시간의 99퍼센트 이상을 정제 탄수화물이 극히 적고, 건강한 지방과 섬유질이 많은 식단을 먹었다. 현대인의 서구식 식단은 건강히 오래 살길 지향하는 인간 DNA와 상충한다. 그리고 매일 이런 부조화의 결과를 겪는다.

담배는 끊더라도 음식을 끊을 수는 없다. 불행하게도 우리의 식품 환경이 곧바로 개선될 것 같지도 않다. 게다가 많은 의사가 심각한 대사 질환과 체중 문제는 치료할 수 없다 생각해서 환자와 이 주제를 두고 말하길 꺼린다.

미국 의대에서는 영양학을 가르치지 않는다. 내가 학생이었을 때, 의과 교육과정을 거치며 영양학 강의를 계속 기다렸지만 관련 강의는 없었다. 건강과 영양의 관계가 중요하다고 생각한 나는 미국영양학회 American College of Nutrition 회원이 됐고, 지금은 이 학회의 과학자문위원회에서 일한다. 인간의 식품 문제는 우리 스스로 해결해야 한다. 시민과 소비자만이 해결할 수 있는 공중 보건의 위기다.

지금 인간에겐 최고로 건강해질 수 있는 새로운 통로, 즉 요산 농도 감소라는 길이 열렸다. 요산 농도가 높아지면서 생물학적 대혼란과 만성 질환의 미래 위험도를 예고한다면, 우리는 이 중요한 대사 물질에 주목해야 한다. 당신이 위험한 교차로를 질주하기 전에 요산은 '멈추라고' 비명을 지르는 교통신호를 미리 보여 준다. 그러니까 요산은 새롭게 등장한 건강 지표다. 그리고 무엇보다 식단을 우선해야 하는 LUV 프로그램에 온 당신을 환영한다.[3]

LUV 식단의 10계명

다음은 LUV 식단을 실천할 때 명심해야 할 규칙 10가지다.

1. 글루텐과 GMO가 든 식재료 먹지 않기
2. 채식을 기본으로 하되 요산 농도를 낮추는 과일 곁들이기
3. 정제 탄수화물, 첨가당, 인공감미료 먹지 않기
4. 내장 먹지 않기
5. 퓨린이 많은 육류와 생선(특히 정어리와 멸치) 적게 먹기
6. 견과류와 씨앗류 먹기
7. 유기농 달걀 먹기
8. 유제품 적게 먹기
9. 올리브유(엑스트라버진) 활용하기
10. 체리, 브로콜리 새싹, 커피 등의 '대체 식품'을 먹기

왜 글루텐을 먹으면 안 될까? 《그레인 브레인》에서 상세히 설명했듯이, 글루텐이 든 식품을 피해야 하는 이유는 글루텐이 염증을 키우기 때문이다. 또 당류와 탄수화물이 많이 든, 요산 농도를 높이는 수많은 식품에 글루텐이 들었다. 일단 글루텐을 먹지 않으면 무엇을 먹어야 할지가 더 명확해진다.

이 장의 끝부분에 마련한 1주 식단 샘플을 보면서 앞의 지침을 어떻게 실천에 옮길지 이해하자. 이제 LUV 식단에서 금지, 허용, 적절히 조절로 분류한 식품을 소개한다.

다음 목록에 있는 식품을 버리는 일부터 시작한다.

- 글루텐(통 곡물 및 통밀 빵, 국수, 파스타, 페이스트리, 제과류, 크래커, 시리얼 등)
- 정제 탄수화물(각종 제과류와 빙과류, 프로즌 요구르트, 잼, 각종 시판 소스, 가공 스프레드, 주스, 건과류, 가당 음료, 튀김, 용설란 시럽, 설탕, 콘 시럽, 메이플 시럽 등)
- 인공감미료 및 당알코올(아세설팜칼륨, 아스파탐, 사카린, 수크랄로스, 소르비톨, 만니톨, 말티톨, 에리스리톨, 이소말트 등)
- 가공유지(마가린, 쇼트닝, 대두유, 옥수수유, 면실유, 카놀라유, 땅콩기름, 홍화유, 포도씨유, 해바라기유, 현미유, 소맥배아유 등)
- 가공육(베이컨, 소시지, 햄, 살라미, 프로슈토, 훈제육, 통조림 고기, 육포, 핫도그, 콘비프, 콜드 컷 등)
- 내장(간, 염통, 뇌, 콩팥, 혀, 양, 장)
- 발효하지 않은 대두 제품(두부, 두유, 콩치즈, 콩고기, 콩 아이스크림, 콩 요구르트 등)

당류의 다른 이름

이름 끝이 '~오스ose'로 끝나면 모두 당류다. 이를 바탕으로 모든 당류를 찾아보자.

용설란(아가베) 시럽, 자작나무 시럽, 캐롭 시럽, 현미 시럽, 골든 시럽(사탕무 시럽), 콘 시럽, 단미 시럽, 트리클 시럽, 야콘 시럽, 타피오카 시럽, 메이플 시럽, 사탕수수즙, 사탕수수당, 사탕무당, 정백당(백설탕), 전화당(트리몰린), 대추야자당, 비정제당(데메라라 설탕, 케인 슈가, 터비나도 설탕, 무스코바도 설탕, 파넬라당), 코코야자당, 코코넛당, 분당(슈거 파우더), 각종 과당(액상과당, 천연과당, 결정과당), 포도당, 자당(수크로스), 황설탕, 갈락토스, 리보스, 무수/결정 덱스트로스, 락토오스, (말토)덱스트린, 말토스(엿당), 에틸 말톨, 자일로스, 버터크림, 맥아당, 캐러멜, 블랙스트랩 당밀, 각종 물엿, 당밀, 농축 옥수수 감미료, 넥타, 조청, 슈캐넛

허용 목록

다음에 나열한 식품은 얼마든지 먹어도 좋다. 다만 GMO가 아닌 것, 유기농 및 저농약 식품을 선택한다. 급속 냉동한 식품도 좋다.

- 올리브유, 참기름, 코코넛 오일, 아보카도 오일, 목초를 먹고 자란 소와 양의 지방, 유기농 혹은 목초를 먹고 자란 가축의 버터, 기ghee 버터, 코코넛, 올리브, 자연 치즈, 견과류, 달걀, 각종 씨앗류
- 겨자, 겨자무, 타프나드, 살사, 유산균 발효 마요네즈, 콤부차, 겨자, 발효 핫소스, 렐리시 소스, 김치
- 아보카도, 파프리카, 장과류, 체리, 석류, 오이, 토마토, 주키니호박, 애호박, 호박, 가지, 레몬, 라임(사과, 바나나, 복숭아, 자두, 살구, 멜론, 망고, 파파야, 파인애플, 포도, 키위, 오렌지는 괜찮지만 많이 먹진 말자)

- 상추, 콜라드그린, 시금치, 브로콜리(새싹도 포함), 케일, 근대, 양배추, 양파, 버섯, 콜리플라워, 방울양배추, 아티초크, 알팔 파 새싹, 껍질콩, 셀러리, 청경채, 무 종류(레드 비트, 순무, 무), 크레송(물냉이), 아스파라거스, 마늘, 리크(서양부추), 회향, 샬 롯(적양파와 품종이 다르다_옮긴이), 파, 생강, 히카마(멕시코감 자), 파슬리, 마름(물밤), 셀러리악(뿌리셀러리), 콜라비
- 콩 종류는 검정콩, 강낭콩, 핀토콩, 누에콩, 흰색 강낭콩, 렌즈 콩, 완두콩, 병아리콩이 좋고, 콩 발효 제품은 인도네시아식 템페나 일식된장이 좋다. 역시 GMO가 아닌 것을 고른다.

적절히 조절할 목록

- 정어리와 멸치는 1주에 최대 한 번
- 뿌리채소(당근, 설탕당근, 고구마, 얌 등)는 1주에 최대 두 번
- 다음 식품은 1주에 두세 번만 먹되, 먹는 양은 100~170그램 을 넘지 않도록 한다. 생선은 연어, 대구, 가자미, 만새기, 다 랑어, 참바리, 송어를 조심해야 한다. 갑각류와 어패류에선 새 우, 게, 로브스터, 홍합, 각종 조개를 조심해야 한다. 쇠고기, 양고기, 돼지고기, 들소고기, 오리고기, 타조고기, 송아지고 기 등 목초육와 야생동물 고기도 섭취량을 조절한다.
- 다크 초콜릿(카카오 함량이 최소 70퍼센트여야 한다), 알룰로스, 천연 스테비아, 꿀, 나한과(다음 글을 참고한다)

인공감미료, 알룰로스, 꿀, 그 외 천연 감미료

인공감미료인 사카린, 수크랄로스, 아스파탐은 인슐린 농도를 높이지 않아 대사에 영향을 미치지 않는다고 대개 생각하지만, 이들도 몸을 파괴하고 대사 기능장애를 일으킬 수 있다는 주장이 있다. 어떻게 그럴까? 마이크로바이옴을 바꿔서 장내세균 불균형, 혈당 불균형, 전체적으로 해로운 대사를 유발하기 때문이다.

2014년에 인공감미료와 장내세균 불균형의 연관성을 밝힌 획기적인 논문이 〈네이처〉에 발표된 이후, 이를 재현한 논문이 연이어 발표됐다.[4] '제로 칼로리' 음료를 마시면 장내세균 불균형을 일으켜 당뇨병 위험을 높일 수 있고, 매일 제로 칼로리 음료 두 잔을 마시면 당뇨병 위험도가 곱절로 높아진다고 증명한 논문도 있다. 이제 당신도 대사 혼란의 위험뿐만 아니라 알츠하이머병 같은 퇴행성 기능장애 위험이라는 측면에서 이게 무슨 뜻인지 알 것이다.

2017년에 〈뇌졸중Stroke〉은 인공감미료가 든 음료를 마시는 이들의 전반적인 뇌졸중, 알츠하이머병, 치매 위험도를 밝힌 폭탄과도 같은 논문을 실었다.[5] 이 논문의 결과는 상당히 놀라웠다. 인공감미료가 든 음료를 매일 한 잔 이상 마시는 연구 참여자는 뇌졸중 위험이 거의 세 배 더 높았고 알츠하이머병 위험도 세 배 더 높았다.

특히 요산 측면에서 살펴볼 때, 화합물과 독소를 분해하고 거르는 작용을 방해하는 물질을 피해야 하는데 여기에 인공감미료가 포함된다. 특히 자일리톨은 몸에서 퓨린 분해를 촉진해 직접적으로 요산 농도를 높일 수 있으니 조심해야 한다.

자일리톨은 '천연 감미료 함유'라고 광고하는 많은 제품에 들었으므로 성분표를 끝까지 읽어야 한다. 무설탕 껌, 치약, 구강청결제에서 먹는 자일리톨이 적게 보여도 빵과 제과류, 땅콩버터, 분말 음료, 사탕, 푸딩, 케첩과 각종 소스와 시럽에도 숨었다. 다만 입안에서 녹여 먹는 약이나 비타민제에 든 자일리톨은 극미량이라 크게 걱정할 필요 없다. 일반 식품에 든 자일리톨이 문제다.

내가 만드는 음식은 대부분 알룰로스로 단맛을 낸다. 과당과 비슷하지만 혈당이나 인슐린 농도에 거의 영향을 미치지 않는다. 우리 몸은 알룰로스를 흡수하되 포도당으로 만들지 않으므로 칼로리가 없는 것이나 마찬가지다.

최근 연구는 알룰로스가 사람의 혈당에 좋은 영향을 주며 인슐린 민감성을 **개선할** 가능성을 보여 준다.[6] 또한 대사 증후군을 일으켜 요산 농도가 증가할 위험을 높이는 염증성 사이토카인의 공급원인 지방 세포에 항염증 효과 가능성도 제기됐다. 참고로 내가 쓰는 제품은 유기농 인증을 받았고 총 탄수화물 함유량이 0인 알엑스슈가RxSugar다.

예전에는 꿀을 절대로 먹지 말라고 했다. 꿀에 당류가 매우 높다는 사실에 근거를 둔 조언이었다. 사실 꿀 한 통에 든 과당은 약 40퍼센트에 달하지만, 꿀을 어떻게 수확하고 가공했는지에 따라 과당 비율은 21~43퍼센트까지 다양해진다. 나는 꿀에 대한 문헌을 깊이 탐색하다가, 꿀이 그렇게까지 나쁘지 않다고 주장하는 연구를 발견했다. 당신 삶에 꿀의 공간을 작게 마련해도 괜찮을지도 모른다. 그래서 꿀에 관한 생각을 바꿨냐고? 그렇다, 바로 이것이 과학 연구가 인간에게 계

속 알리는 정보를 반영하는 방식이다.[7]

꿀 속 고체 성분의 약 85퍼센트는 포도당과 과당이다. 그 외에도 다양한 당류가 들었으며 아연, 구리, 철, 망가니즈(망간), 크로뮴(크롬), 셀레늄, 마그네슘, 칼슘, 포타슘(칼륨) 같은 미량 원소와 미네랄도 들었다. 비타민B1, B2, B3, B5, B6 외에도 비타민A, 비타민E, 비타민C 같은 비타민도 있다. 플라보노이드와 함께 퀘르세틴, 루테올린도 들었으며, 이 두 물질은 이제 당신도 알겠지만 요산 농도를 낮추는 데 큰 도움이 된다.

공정하게 말하자면 꿀은 설탕보다 훨씬 낫다. 다만 꿀의 구성은 토양과 기후, 그 외 여러 환경 요인에 따라 다양해지는데 꿀을 채집하는 꽃도 큰 영향을 미친다. 하지만 꿀의 표준 생산법이나 품질을 평가하는 기준은 아직 없다.

앞서 설명했듯이 이 책의 중요한 목표 중 하나는 당신의 혈당 조절 돕기다. 여기서 꿀이 혈당 조절이라는 목표를 도울 수 있다는 훌륭한 데이터가 존재한다. 실제로 꿀은 포도당 대사에 딱히 위험해 보이지 않는다. 꿀을 먹으면 인슐린 반응이 개선되고 혈당이 낮아지는 연관성을 보인다는 임상 시험 결과도 여럿 있다.

그래서인지 일부 과학자는 꿀이 간과 췌장에 좋은 영향을 주면서 혈당 조절을 개선하며 장내 마이크로바이옴을 좋은 쪽으로 바꾸는 점을 들어 '항당뇨병 신물질'이라고 주장하기도 한다.[8] 당연히 과당이 많이 든 당류 제품에서는 꿀의 효과를 기대할 수 없다. 복잡한 성분 덕분에 요산 농도를 높이지 않는 과일처럼, 꿀도 고유한 화학물질 덕분에 특별한 범주에 들어가기 때문이다.

꿀의 유익함과 잠재적 위험은 아직 깊이 연구해야 하지만, 양만 조절한다면 현재의 증거로도 꿀의 달콤함을 즐겨도 좋다. 쉽게 말해 요리나 음료에 넣는 꿀 한 숟가락은 위험하지 않다. 다만 신중하게, 조금만 먹도록 하자. 그리고 꿀 중에서도 가공하고 살균한 제품은 피하자.

2010년대에 등장한 또 다른 감미료가 있다. 바로 용설란 시럽이다. 그 유명한 테킬라를 용설란으로 만든다. 그러나 용설란 시럽은 경계해야 한다. 다양한 품종의 용설란으로 시럽을 만드는데, 특히 즙이 많은 블루용설란을 이용한다. **시럽**이라는 말에 **용설란**이라는 단어가 붙었다 해서 꿀과 비슷한 효능이라 오해하면 안 된다. 꿀과 달리 용설란은 고도로 가공되므로 과당 비중이 매우 높다. 꿀처럼 다양한 영양소도 없다. 당연히 금지 목록에 포함해야 한다.

내 허용 목록에 있는 감미료는 알룰로스, 천연 스테비아stevia, 꿀(소량), 나한과(한국에서는 개여주로 불린다_옮긴이)뿐이다. 나한과는 칼로리가 0이며 혈당에 영향을 주지 않아서 인공감미료에 쓰인다. 동남아시아에 자생하는 이 과일은 오랫동안 감기약과 소화제로 썼으며, 단맛이 설탕보다 150~200배 더 강하므로 단맛을 낼 때 넣는다. 과립이나 액상 형태 모두 판매한다. 13세기에 이를 처음 재배하고 먹었던 이들이 승려라 monk fruit라는 이름이 붙었다. 다만 나한과는 알룰로스보다 비싸서 내 레시피에서는 주로 알룰로스로 단맛을 낸다. 어쨌든 안전한 당류를 매일 식단에 넣어 활용하길 바란다.

무글루텐 곡물

아무리 무글루텐 곡물이라도 가공하면(가루로 빻거나 도정할 때) 물리적 구조가 바뀌며, 이는 몸에서 염증을 늘리는 원인이 될 수 있다. 이런 이유로 아마란스amaranth, 메밀, 통쌀(현미와 백미도 안 된다), 기장, 수수, 테프teff(열대 지역에서 자라는 기장_옮긴이)는 1인분 양을 정확히 지켜 먹어야 한다. 참고로 나는 와일드라이스를 선호한다.

과일과 채소

과당이 소량 들었지만 과일과 채소는 요산 농도를 높이지 않으며, 때로는 화합물과 섬유질 덕분에 요산 농도 상승을 예방하기도 한다. 그 섬유질 중에서도 특히 이눌린inulin은 양파, 리크, 아티초크, 아스파라거스 등 많은 채소에 들었으며, 당이 배출되는 속도를 늦추고 마이크로바이옴에 영양을 제공해 활성을 촉진한다.

이눌린은 위에서 소화되거나 흡수되지 않으며, 장에 머물면서 유익한 특정 세균의 성장을 돕는 프리바이오틱이다. 이 특별한 섬유질은 오래전부터 장내세균의 구성을 강화한다고 알려졌으며 LUV 식단에 풍부하게 들었다. 과당 과잉 섭취로 나타나는 나쁜 효과도 누른다. 요산이 장내세균과 장 내벽을 무너트리고 염증을 유도한다는 증거가 있으므로, 우리는 장내세균의 건강과 기능을 지원해야 한다.[9]

섬유질은 많이 먹을수록 좋다. 채소 중에서도 시금치, 완두콩, 아스파라거스, 콜리플라워, 버섯, 브로콜리에는 퓨린이 많이 들었지만, 이들은 요산 농도를 높이지 않는다. 세계보건기구에 따르면 세계 사망자 중 170만 명(2.8퍼센트)은 과일과 채소를 적게 먹은 탓에 죽었다.[10] 부족한 과일과 채소 섭취는 위장관 암 사망 원인의 약 14퍼센트, 심장질환 사망 원인의 11퍼센트, 뇌졸중 사망 원인의 약 9퍼센트를 차지한다고 추정된다.

다음은 브로콜리 새싹과 체리에 대해 알아보자. 십자화과 채소인 브로콜리, 방울양배추 등에는 **설포라판**sulforaphane이라는 전구체가 들었다. 이 설포라판은 과학계에 폭풍을 일으키는 중이다.[11] 설포라판은 요산 농도 상승을 누르는 가장 중요한 물질이며 건강에 전반적으로 이롭다.

설포라판의 효능은 어떻게 가능할까? 아마도 염증을 줄이고, 체내 항산화제 생산을 늘리며, 해독 능력을 강화하는 200개 이상의 유전자 발현을 촉진하는 특정 신호 경로를 활용하리라고 추정한다.[12] 이 신호는 Nrf2 경로이며, Nrf2는 항염증 및 항산화 과정에 관여하는 유전자 발현을 유도하는 단백질이다.

Nrf2 경로는 기본적으로 몸에게 스스로를 보호해야 한다고 알리는 감지 체계로 대개 세포 안, 핵 바깥에 존재한다. 세포가 산화 스트레스를 감지하면 Nrf2 경로가 작동하면서 핵 안의 중요한 유전자가 발현돼 항산화 물질을 생산하는 식이다. 요산이 해로운 자유 라디칼을 생산하고 염증을 늘리므로, 이 결과에 대항하는 것이라면 도움이 된다. 통제하지 못한 자유 라디칼 활성은 DNA, 단백질, 지방 손상으로 이어진다.

Nrf2 경로를 활성화하는 인자로는 커피, 운동, 강황 그리고 설포라판이다. 설포라판 자체는 항산화 물질도, 항염증 물질도 아니지만 Nrf2 경로의 활성 인자로 항산화 및 항염증 활성을 촉발한다. 그러면 설포라판은 어디에 많이 들었을까? 바로 브로콜리 새싹이다.

정확히 말하자면 브로콜리 새싹에는 이렇다 할 만한 설포라판이 없다. 다만 브로콜리 새싹에는 **글루코라파닌**glucoraphanin이라는 화학물질이 풍부한데, 이 물질이 바로 설포라판의 전구체다. 글루코라파닌을 설포라판으로 바꿀 때는 **마이로시네이스**myrosinase라는 효소가 필요하다. 우리가 브로콜리 새싹을 씹으면 마이로시네이스가 분비된다. 그렇게 설포라판이 생긴다.

우리가 브로콜리 새싹을 씹는 과정은 사실 브로콜리 새싹과 여러 식물의 방어 기전이다. 곤충이 잎을 먹으면 식물은 설포라판을 만들어 침략자를 물리친다(설포라판은 곤충이 먹기에는 상당히 불쾌하다). 브로콜리 새싹은 성숙한 브로콜리보다 설포라판을 훨씬 더 많이 만들수 있다.[13]

주변에서 브로콜리 새싹을 구할 수 없다면 직접 키워도 좋다. 알팔파(자주개자리_옮긴이) 새싹과 비슷하게 생겼지만 맛과 영양소는 매우 다르다(브로콜리 새싹을 재배하는 자세한 방법은 내 홈페이지에서 확인한다). 설포라판 약을 먹어도 되지만 가장 좋은 방법은 브로콜리 새싹 자체를 씹는 것이다. 브로콜리 새싹 한 줌을 샐러드, 스프레드, 스무디에 넣거나 수프 위에 올려 먹으면 좋다. 9장에서 소개할 레시피에서 더욱 자세히 설명하겠다.

우린 수십 년간 타트체리tart cherry가 통풍을 예방한다고 믿었다. 당시에는 경험담뿐이었지만 통풍 환자가 타트체리 반 컵을 매일 먹으면 통풍 위험을 35퍼센트까지 줄일 수 있다고 밝혀졌다.[14] 다른 과일에 비해 과당이 많은 타트체리가 어떻게 요산 농도를 낮추는지에 관한 단서가 드러났다. 그 비밀은 유명한 플라보노이드인 안토시아닌anthocyanin과 퀘르세틴 때문이었다.[15]

안토시아닌과 퀘르세틴은 항염증 물질로 산화 스트레스를 누르기도 한다. 몽모란시Montmorency와 발러톤Balaton 같은 타트체리 품종은 빙Bing보다 안토시아닌이 더 많지만, 최근 연구에 따르면 빙 품종이 요산을 더 배출시킨다고 한다. 또한 혈액 속 요산 농도와 CRP 농도를 크게 낮춘다고 밝혀졌다.

많은 이들이 타트체리 주스를 마시지만 여기엔 거의 당류가 첨가되며 섬유질이 전혀 없으므로 권하지 않는다. 무가당 주스도 있겠지만 과일 자체를 먹는 게 좋다. 체리를 싫어한다면 알약 형태의 체리 추출물을 섭취하길 바란다.

석류, 블루베리, 청파프리카, 셀러리, 적양파, 호두처럼 요산 농도를 낮추는 과일과 채소에는 잔틴산화효소를 억제하는 화합물이 들었다. 여러 허브와 향신료에도 요산 농도를 낮추는 화합물이 들었는데 카더멈, 정향, 타임, 페퍼민트, 로즈메리, 오레가노가 대표적이다. 그밖의 여러 식재료도 같은 효능을 보이는데, 다음과 같다.

요산을 낮추는 LUV 식재료

석류, 블루베리, 체리(타트와 빙 품종), 브로콜리와 브로콜리 새싹, 적양파, 호두, 청파프리카, 셀러리, 카더멈, 정향 추출물, 타임, 페퍼민트, 로즈메리, 오레가노, 커피와 녹차

우유와 크림은 요리에 넣거나 커피와 차에 넣어 먹으면 좋다(다만 탈지분유는 지방이 부족하므로 추천하지 않는다). 당신이 일반 우유 대신 귀리, 아몬드로 만든 우유를 먹겠다면 무가당 제품을 선택한다. 달걀과 전지분유는 먹어도 좋다.

요구르트의 경우 프로바이오틱이 많은 제품을 선택한다. 달걀은 양질의 단백질과 지방의 뛰어난 공급원으로 퓨린이 적어 영양학적으로 매우 좋다. 달걀에는 인간 생존에 필요한 모든 필수 아미노산이 들었고, 그 외에도 비타민, 미네랄, 항산화물질이 가득하다. 샐러드나 프리타타 등에 넣어 먹기 좋으니 우수한 식품이다. 단, 먹는다면 유기농 목초란이 가장 좋다.

LUV 간식

LUV 식단은 그 자체로도 포만감이 높으므로 간식이 생각나는 일은 거의 없을 것이다. 하지만 간식이 생각나는 이들을 위한 맛있는 요리 몇 가지를 실었다. 이 간식은 대사를 무너트리지 않는다.

- 생견과류 한 줌(호두가 포함된다면 견과류 혹은 올리브 믹스도 괜찮다. 단, 땅콩은 먹어선 안 된다)
- 생채소[파프리카, 브로콜리, 오이, 껍질콩, 레드 비트 등을 후무스, 과카몰리, 염소 치즈, 타프나드, 견과류 버터에 찍어 먹는다. 생채소 전채와 캐슈너트·스리라차 마요(259쪽 참고)를 먹어도 좋다]
- 올리브유를 뿌린 아보카도 반쪽

- 완숙란 두 개(보통 달걀이나 발효한 달걀도 좋으며, 257쪽에 소개한 강황을 곁들인 달걀 피클도 먹어 보자)
- 생과일 한 조각(체리, 자몽, 오렌지, 사과, 멜론, 배, 포도, 키위, 자두, 복숭아나 천도복숭아)
- 전지분유 그릭 요거트(장과류와 호두 분태를 올려 먹으며, 258쪽에 소개한 계피 강황 요거트를 먹어도 좋다)

커피는 내가 아는 최고의 LUV 음료다. 수십 년의 연구 끝에 하루 한두 잔의 커피는 건강에 좋다고 확인됐다.

2017년에 완료된 대규모 종단 연구 두 편이 〈내과학연보〉에 발표됐는데, 그중 한 편은 유럽 10개국에서 50만 명 이상을 16년 넘게 추적 관찰했으며 그 결과는 설득력 있었다. 연구 참여자 중 커피를 가장 많이 마신 사람의 사망 위험이 가장 낮았다(남성의 경우 12퍼센트, 여성의 경우 사망 위험이 7퍼센트 줄었다).[16] 특히 소화계 및 순환계 질병 사망률이 낮아졌다. 커피를 많이 마시는 여성일수록 A1c와 CRP 농도가 줄었다.

다른 논문은 서던캘리포니아대 연구 팀이 발표했으며, 45~75세의 다양한 민족의 성인을 20년 가까이 추적 관찰하면서 커피의 효능을 시험했다. 그 논문의 결과는 앞의 논문이 내린 결론을 재확인해 줬다. 커피를 많이 마실수록 사망 위험은 낮아졌으며, 특히 다양한 암 사망률이 줄었다.[17] 두 논문을 보면 커피가 예방 효과를 나타내는 듯하지만 흥미로운 점이 하나 있다. 예방 효과를 나타내는 성분은 카페인이 아니라는 사실이다!

커피에 든 폴리페놀과 여러 생체 활성 성분에는 항산화 특성이 있
는데 인슐린 저항성, 염증, 간 기능 관련 생체 지표 등을 낮추는 커피
의 효능 역시 이들과 관련 있다. 카페인과는 아무 상관이 없다. 게다
가 커피에는 잔틴산화효소를 억제하는 잔틴xanthine을 함유하며, 당
신이 기억하듯이 이 효소는 요산 생산에 꼭 필요하다.

다른 대규모 연구도 있다. 3차 국민건강영양조사National Health and
Nutrition Examination Survey III에 등록한 미국 성인 1만 4,758명의 데이
터를 취합한 연구다. 브리티시컬럼비아대와 하버드대 연구 팀은 해당
데이터를 통해 커피 섭취량(카페인과 디카페인 모두)과 요산 농도가 역
상관관계를 나타내며, 커피 섭취량이 많을수록 요산 농도도 낮아졌다
고 했다.[18] 참고로 연구 참여자의 체중, 주류 섭취, 이뇨제 복용 여부
등 결과를 왜곡할 요인을 완벽히 제거했다. 다만 차 섭취량과 요산의
관계는 연구하지 않았다. 카페인 때문에 커피를 마시지 않는 사람에
겐 디카페인 커피가 요산 농도를 낮추는 데 유익할 것이다.

5장에서 설명했던 논문 19편을 메타분석한 논평에서는 커피를 마
시는 여성의 경우 요산 농도가 높아졌지만 나쁜 결과는 없었으며 통
풍 위험을 높이지도 않았다. 논평의 저자는 커피 섭취라는 맥락에서
고요산 혈증과 통풍 위험도가 성별로 달리 나타나는 현상을 이해하려
면 무작위 배정 임상 시험이 필요하다고 지적했다. 커피를 마시는 여
성의 고요산 혈증 위험도가 살짝 높아진 것은 '인위적 결과', 즉 각각
다른 방식으로 진행한 여러 실험을 취합하는 과정에서 생긴 결과였을
수 있다는 뜻이다. 다만 이 연구 외에도 커피 섭취와 남녀의 고요산

혈중 및 통풍 위험도 감소의 강력한 연관성을 보여 주는 굳건한 증거가 반복적으로 입증됐다는 것은 확실하다.

나는 모든 성인에게 커피를 권하는 굳건한 커피 지지자이다. 커피가 위험보다는 이로움이 훨씬 더 많다고 믿는 사람이다. 물론 커피에 알레르기나 부작용이 없을 때의 이야기로, 커피 부작용은 극히 드물어도 분명히 존재한다. 그런 이들은 디카페인 커피를 통해 요산 농도를 낮추는 효능을 누릴 수 있다. 다만 주의할 점은 카페인 섭취가 수면을 방해해서는 안 된다는 것이다. 그러니 오후에는 디카페인 커피를 마시는 편이 좋으며, 그 기준 시간은 오후 2시가 적절하다.

임상 시험에서 차는 요산 농도를 유의미하게 낮추지 않았지만, 건강한 생리작용과 대사에 이로운 화합물이 들은 것은 확실하다. 특히 녹차가 좋다. 녹차의 EGCGEpiGalloCatechin-3-Gallate(에피갈로카테킨-3-갈레이트)가 Nrf2 경로를 활성화하기 때문에 녹차의 항산화 및 항염증 작용은 효과적이다.[19]

콤부차도 적극 추천한다. 콤부차 역시 발효차 종류로 프로바이오틱이 들었다. 거품이 나는 콤부차는 차갑게 마실 수 있으며, 장내 마이크로바이옴을 건강하게 하면서 체중을 줄이는 데 도움이 될 수 있다. 이는 다시 요산 농도 유지에 이바지한다.

카페인이 든 음료를 마실 경우, 물을 약 350~480밀리리터 정도 추가로 마실 것을 권한다. 카페인 음료가 일으키는 탈수 효과를 눌러야 하기 때문이다. 얼마나 마셔야 할지 감이 오지 않으면 큰 물통을 곁에 두고 마시면 도움이 된다. 물통이 너무 커 보이더라도 매일 정수를 체중의 절반 정도 마시는 것을 목표로 한다. 예를 들어 체중이 68킬로그램이라면 하루에 물은 약 3.4리터(여덟 잔 정도)를 마셔야 한다. 다만 LUV 식단을 실천 중이라면 음식만으로도 수분을 충분히 섭취하므로 물 섭취량을 엄격하게 지킬 필요는 없다. 소변이 짙은 노란색이 아니라 맑고 옅은 색이라면 물을 충분히 마신다는 뜻이다.

당신이 즐겁게 식단을 실천할 수 있도록 261쪽부터는 음료 레시피도 몇 가지 넣었다. 주말 아침에 마실 생카카오 아몬드 콜드브루 커피, 늦은 밤에 즐길 타트체리 라임 목테일(무알콜 칵테일)도 있다. 탄산음료와 가당 음료를 오랫동안 사랑했다면 산딸기 박하 레모네이드를 추천한다.

물은 몸에 좋다

하루에 물 여덟 잔을 마시면 날씬해진다는 속설은 일정 부분 사실이다. 물은 당류, 특히 과당의 나쁜 효과를 '일부' 누른다고 밝혀졌다. 이 책을 읽는 당신이 이젠 가공한 과당을 먹지 않으리라 생각하지만, 물이 과당의 나쁜 효과를 누른다는 사실을 아는 것도 나쁘지 않다. 물은 과잉의 소듐 효과도 누른다. 내 레시피에는 소듐이 적게 들었지만, 당신이 LUV 식단이 아니라 기존 레시피로 되돌아가거나 외식을 한다면 소듐을 더 많이 먹을 것이다. 고염 식단은 혈압뿐 아니라 비만, 인슐린 저항성과도 연관이 있으며, 당뇨병을 유발하고 요산 농도까지 높인다는 점을 기억하라. 과당을 먹지 않더라도 소금을 많이 먹으면 몸이 요산을 만들도록 박차를 가할 수 있다. 이런 효과를 누르려면 물을 충분히 마셔야 한다.

술에 관한 규칙은 상당히 단순하다. 하루에 와인 한 잔 정도로 제한하고, 화이트 와인보다 레드 와인을 권한다. 맥주를 마시고 싶다면 극소량만 마신다. 연구에 따르면 하루 한 잔의 맥주는 통풍 위험을 50퍼센트 높이며, 요산 농도를 무려 0.4밀리그램/데시리터까지 높인다.[20]

당신이 맥주를 좋아한다면 '퓨린 제로 맥주'도 있다. 2014년에 등장한 퓨린이 없는 맥주는 시장을 놀라게 했고, 이제는 퓨린이 거의 없거나 아예 없는 맥주가 많이 나왔다. 일본 삿포로와 기린이 퓨린 제로 맥주를 판매 중이다. 보드카와 위스키 같은 증류주는 대체로 퓨린 함량이 낮지만 요산 농도를 높일 수 있으므로 주의해야 한다. 술을 즐긴다면 요산 검사를 통해 자기 몸이 어떤 술에 어떻게 반응하는지 확인하는 게 좋다.

프로그램을 실천할 땐 요산 농도와 혈당을 기록하면서 '식단 일기'를 함께 쓰면 좋다. 책에 나온 지침을 따르면서 좋아했던 음식과 싫었던 음식을 기록하고 자신의 선택을 돌아본다. 시작 후 3주간은 외식을 자제하고 식단에 집중하길 권한다. 이 과정은 나중에 외식할 때 무엇을 먹어야 좋을지 알려 줄 것이다(288쪽 참고). 그렇게 3주가 지나고 나면 식탐이 줄고, 대사를 방해할 음식을 봐도 흔들리지 않을 것이다.

LUV 1주 식단 샘플

1주 차는 새로운 식습관에 익숙해지는 시간이다. 책에 나온 식단 샘플을 따르거나, 지침 내에서 새로운 메뉴로 대신해도 좋다. 식단 샘플은 최대한 간단하게 만들 수 있는 요리를 아침, 점심, 저녁, 디저트, 간식, 음료로 구성했으니 마음에 드는 것을 선택하길 바란다. 다만, 식사에서는 건강한 지방이 든 음식, 퓨린 함량이 적은 단백질이나 요산 농도를 누를 음식을 최소한 하나(퀘르세틴이 많은 채소나 타트체리 한 줌 등)는 포함해야 한다.

요리에 기름이 필요하다면 버터, 유기농 올리브유, 코코넛오일을 쓴다. 가공유나 쿠킹 스프레이는 금지다(유기농 올리브유로 만든 쿠킹 스프레이는 괜찮다). 조리 시간이 긴 요리도 있으므로 어떤 요리를 할지 미리 계획하고, 시간이 없다면 다른 요리로 바꿔도 좋다.

더 많은 레시피가 궁금하다면 내 홈페이지에서 다양한 레시피와 재료를 찾아보길 바란다. 또한 1주에 이틀 정도는 아침을 걸러 대사를 강화하는 것을 잊지 말자.

월요일

- 아침: 코코넛 푸딩(226쪽 참고), 삶은 달걀 한두 개
- 점심: 치킨 샐러드와 브로콜리 새싹 페스토(235쪽 참고).
- 간식: 무당 크림이나 꿀을 뿌린 장과류 반 컵
- 저녁: 구운 유기농 닭 혹은 자연산 생선구이 85그램, 버터와 마늘로 구운 푸른 채소

화요일

- 아침: 단식
- 점심: 그린 샐러드 믹스와 민들레잎, 생채소, 삶은 달걀 두 개,

타트체리 비네그레트 드레싱(244쪽 참고)

- 간식: 다크 초콜릿 두세 조각
- 저녁: 하리사를 발라 구운 광어와 채소 구이(248쪽 참고), 그린 샐러드와 올리브유(다른 LUV 드레싱 가능)

수요일

- 아침: 그리스식 에그컵(232쪽 참고), 타트체리가 들어간 아몬드 빵 한 쪽(231쪽 참고)
- 점심: 자타르 병아리콩 샐러드(241쪽 참고), 구운 칠면조나 유기농 닭, 자연산 생선 85~142그램
- 간식: 사과 한 개(껍질째 잘라 계핏가루나 카더멈 가루를 뿌린다)
- 저녁: 타임을 곁들인 돼지 안심 구이(243쪽 참고), 와일드라이스 반 컵과 채소 찜(마음껏 먹어도 좋다)

목요일

- 아침: 생강과 당근 마멀레이드를 뿌린 요거트(226쪽 참고)
- 점심: 잭프루트와 상추로 만든 타코(242쪽 참고), 구운 칠면조나 유기농 닭, 자연산 생선 85~142그램
- 간식: 다크 초콜릿 두세 조각
- 저녁: 무지개 채소면 샐러드(253쪽 참고), 버터와 마늘로 구운 푸른 채소

- 아침: 단식
- 점심: 구운 국수호박과 브로콜리 새싹 페스토, 목초 쇠고기 스테이크 85~142그램
- 간식: 무당 크림이나 꿀을 뿌린 장과류 반 컵
- 저녁: 광어 구이와 토마토·종려나무순(247쪽 참고), 와일드라이스나 현미 반 컵, 채소 찜(마음껏 먹어도 좋다)

- 아침: LUV 팬케이크(230쪽 참고)
- 점심: 칠면조 패티와 리크·박하(236쪽 참고), 타트체리 비네그레트 드레싱을 얹은 그린 샐러드 믹스와 생채소
- 간식: 잘게 썬 복숭아에 다크 초콜릿 세 조각을 녹여 뿌린 것
- 저녁: 샤와르마식 쇠고기 스튜(245쪽 참고)

- 아침: 브로콜리 새싹·청파프리카·적양파 프리타타(232쪽 참고)
- 점심: 구운 콜리플라워와 그린 타히니 드레싱(238쪽 참고), 구운 채소 샐러드
- 간식: 다크 초콜릿 두 조각과 아몬드 버터(무염) 1큰술
- 저녁: 대구 구이와 브로콜리니(251쪽 참고), 와일드라이스나 현미 반 컵

LUV 식단 규칙 지키기는 생각보다 쉽다. 레시피가 쉽고, 당신이 원래 먹던 요리를 건강하게 먹을 수 있기 때문이다. 그렇게 LUV 레시피는 모든 식사에 통하는 보편적 원칙이 무엇인지 알리고, 요산 농도를 낮추는 레시피를 익히도록 당신을 도울 것이다.

1주 차에는 가급적 앞의 1주 식단을 권장한다. 무엇을 먹어야 할지 고민할 필요가 없기 때문이다. 물론 먹고 싶은 요리로 식단을 직접 짜도 좋다. 앞에서 소개한 식재료는 얼마든지 써도 좋지만 가급적 유기농, 자연산 재료를 고르기 바란다. 올리브유나 코코넛 오일은 엑스트라 버진 등급을 고르면 된다. 이렇게 식재료를 구입 시 항상 영양 성분표를 확인해야 하는데, 특히 가공한 재료를 살 때 특히 주의한다(예를 들어 마요네즈와 머스타드). 이런 제품에 있는 성분은 우리가 통제할 수 없지만, 식단에 넣을지 말지는 통제할 수 있다.

당신의 게놈과 대사가 새로운 식단에 익숙해질 때까지 인내심을 가지라. 오래된 식습관을 버리고 지혜롭게 대체물을 찾는 법을 배우는 데는 몇 주가 걸릴 수도 있다. 예를 들어, 당신이 가당 음료에 중독됐다면 1주 차는 가당 음료 대신 LUV 프로그램에 맞는 음료 마시기를 주요 목표로 정한다. 그리고 이 변화를 위해 할 수 있는 모든 노력을 기울여야 한다. 한 끼에 하나씩 차근차근 바꾸면서 첫 번째 단계를 완수하면, 그렇게 당신은 더 건강한 몸과 최고의 요산 통제력이라는 목표에 이를 것이다.

9장

LUV 식단 레시피

"약상자를 열기 전에 부엌 찬장을 열으라."

데일리도즈의 설립자이자 CEO인 트리샤 윌리엄스Tricia Williams의 모토다. 가장 훌륭한 금언이자 자신을 설득할 만한 격언이다. 그는 우리가 음식으로 더 건강해지도록 돕는 일을 자신의 사명으로 여기며, 나처럼 보건 의료의 미래가 예방에 있다고 생각한다. 그간 운동선수, 유명인, 고액 연봉자에게 수십 년간 맞춤형 식단을 제공한 그는 데일리도즈를 설립해 건강에 좋고 요리하기 쉬우며 맛있는 식단을 모두에게 공개 중이다.

이에 더해 윌리엄스는 요리 천재에게 필요한 과학과 기술을 가졌다. 자연미식연구소Natural Gourmet Institute의 앤마리 콜빈Annemarie Colbin으로부터 푸드 테라피 전문가 과정을 수료했으며, 그렇게 부엌을 약국처럼 활용하는 방법을 배웠다.

윌리엄스와 함께 LUV 지침에 맞으면서 요리하기 쉽고, 풍미와 영양이 가득하며 놀라울 정도로 맛있는 독창적 요리를 만드는 일은 내게 무척 즐거웠다. 이 책에 소개한 레시피 외에도 다양한 요리가 궁금하다면 내 홈페이지를 참고 바란다.

이 책의 레시피는 대부분 식사용 요리로 조리 시간이 짧지만, 주말에 가족이나 친구에게 내놓기 좋은 접대용 요리도 몇 가지 넣었다. 구하기 쉽지 않은 재료에는 도움이 될 메모를 덧붙였다. 요즘에는 온라인으로도 다양한 식재료를 살 수 있어 다행이다. 다만 여기서도 유기농, 자연산을 고르기 바란다.

레시피에 싫어하는 재료가 있다면 (책에서 추천하는 재료로) 대체해도 좋다. 양파가 싫다면 셀러리나 회향으로 바꿔 쓰는 식이다. 샬롯도 양파와 비슷하지만 상대적으로 매운맛이 덜해 대체 재료로 많이 쓴다. 브로콜리 씨는 다양한 요리에 넣기 좋으니 넉넉히 사 두면 요리할 때 쓸 수 있다(제과 및 제빵에서 식감이나 장식 용도로 쓰기도 하고, 샐러드에 얹기도 한다). 소금은 아주 조금만 쓰자. 대부분의 레시피에는 '소금 약간'이라고 표시했지만 소금을 아예 넣지 않아도 좋다.

이제부터 소개할 레시피는 건강을 해치는 성분을 넣지 않아도 맛있고 영양이 많은 식사를 하도록 도울 것이다. 직접 만들어 보고, LUV 식단의 주요 지침을 활용해 당신의 취향에 맞게 식생활을 바꾸기 바란다. 부디 맛있는 식사가 되길!

코코넛 푸딩(4인분/약 20분 조리)

° 타이 코코넛 과육(냉동 가능), 400g

° 물, 1/4컵

° 알룰로스, 1큰술

° 바닐라에센스, 1작은술

° 으깬 생캐슈너트(무염), 1/4컵

° 니겔라 씨, 반 작은술

° 헴프하트, 1작은술

° 타트체리(씨를 빼고 반으로 가른 것), 반 컵

° 블루베리(냉동 가능), 반 컵

° 산딸기(냉동 가능), 반 컵

① 코코넛 과육, 물, 알룰로스, 바닐라에센스를 블렌더에 갈아서 차게 식힌다.

② 양푼에 캐슈너트, 니겔라 씨, 헴프하트를 넣고 섞는다.

③ ①을 그릇에 담고 체리와 블루베리, 산딸기, ②를 끼얹어 낸다.

생강과 당근 마멀레이드를 뿌린 요거트(2인분/약 30분 조리)

° 플레인 그릭 요거트(무가당 일반 요거트 가능), 340g

° 간 당근, 2컵

° 사과, 두 개

° 물, 2컵

° 오렌지 제스트, 2작은술

° 레몬즙, 1/4컵

° 간 생강, 1작은술

° 카더멈 가루, 반 작은술

° 알룰로스, 반 컵

° 헴프하트, 1작은술

° 니겔라 씨, 1작은술

① 양푼에 헴프하트와 니겔라 씨를 넣고 섞는다.

② 냄비에 당근, 씨만 발라낸 사과, 물, 오렌지 제스트를 넣고 중강불로 끓인
다. 끓으면 중불로 낮추고 레몬즙, 생강, 카더멈 가루, 알룰로스를 넣는다.
그리고 점성이 생길 때까지 끓인 후 식힌다.

④ ②를 그릇에 담고 ①을 끼얹어 낸다.

사과 조림과 요거트(4인분약 30분 조리)

° 사과, 네 개

° 알룰로스, 반 컵

° 레드 와인, 2컵

° 물, 1컵

° 타트체리즙, 1큰술

° 레몬즙, 1작은술

° 시나몬 스틱, 한 개

° 카더멈, 두 깍지

° 라브네 요거트(일반 무가당 요거트 가능), 340g

° 생아몬드 슬라이스(무염), 2큰술

° 으깬 생캐슈너트(무염), 2큰술

① 사과는 씨만 발라내고 네 조각으로 자른다.

② 냄비에 알룰로스, 레드 와인, 물, 타트체리즙, 레몬즙, 시나몬 스틱, 카더멈을 넣고 중강불로 끓인다. 끓으면 불을 줄이고 ①을 넣어 뭉근해질 때까지 조린다.

③ ②에서 사과를 건진 후, 즙만 3/4가량 남을 때까지 중불로 조린다. 조린 후 불에서 내려 실온 정도로 식힌다.

④ ③을 그릇에 담고 라브네 요거트, 생아몬드 슬라이스, 캐슈너트를 올린 후 ②를 끼얹어 낸다.

아몬드 버터를 얹은 치아시드 푸딩(2인분/약 10분 조리)

° 코코넛밀크(무가당 통조림), 반 컵

° 물, 반 컵

° 생카카오 가루, 2큰술

° 알룰로스, 1큰술

- 바닐라에센스, 1작은술
- 소금, 약간
- 치아시드, 1/4컵
- 아몬드 버터(무염), 2큰술
- 산딸기(냉동 가능), 3/4컵

① 양푼에 코코넛밀크, 물, 생카카오 가루, 알룰로스, 바닐라에센스, 소금, 치아시드를 넣고 섞는다. 그다음 뚜껑을 덮고 한 시간 동안 불린다.

② ①을 냉장실에 두 시간 정도 넣어 둔다.

③ ②를 그릇에 담고, 아몬드 버터와 산딸기를 올려 낸다.

퀴노아죽 (2인분/약 20분 조리)

- 퀴노아, 1컵
- 물, 1컵
- 아몬드밀크(무가당), 1컵
- 생강가루, 2작은술
- 계핏가루, 2작은술
- 소금, 약간
- 블루베리(냉동 가능), 1/4컵
- 산딸기(냉동 가능), 1/4컵
- 부순 생호두(무염), 1/4컵

① 퀴노아를 하룻밤 물에 불린 후 물을 버리고 씻는다.

② 냄비에 ①과 아몬드밀크, 생강가루, 계핏가루, 소금을 넣고 강불에 끓인다.
끓어오르면 약불에 10분가량 뭉근히 끓인다.

③ ②를 그릇에 담고 블루베리와 산딸기, 생호두를 올려 낸다.

LUV 팬케이크(4인분/약 20분 조리)

* 큰 달걀, 세 개
* 알룰로스, 2큰술
* 아몬드 가루, 1.5컵
* 소금, 약간
* 계핏가루, 1/4작은술
* 카더멈 가루, 약간
* 베이킹파우더, 1/4작은술
* 부순 브로콜리 씨, 1큰술
* 무염버터나 올리브유 약간
* 씨를 바른 타트체리(냉동 가능), 1컵
* 산딸기(냉동 가능), 1컵
* 블루베리(냉동 가능), 1컵
* 알룰로스, 2큰술
* 물, 1/4컵

① 냄비에 타트체리, 산딸기, 블루베리, 알룰로스 반, 물을 넣고 끓인다. 걸쭉

해질 때까지 약 10분간 끓인 후 불에서 내린다.

② 양푼에 달걀, 나머지 알룰로스, 아몬드 가루, 소금, 계핏가루, 카더멈 가루, 베이킹파우더, 브로콜리 씨를 넣고 섞어 10분간 둔다.

③ 프라이팬에 버터나 올리브유를 두르고 ②를 올려 굽는다. 반죽에 작은 기포가 올라오면 뒤집어 마저 굽는다.

④ ③을 접시에 담고 ①을 끼얹어 낸다.

타트체리가 들어간 아몬드 빵(6인분/약 50분 조리)

° 아몬드 가루, 2.5컵
° 베이킹파우더, 반 작은술
° 계핏가루, 1작은술
° 알룰로스, 반 컵
° 큰 달걀, 세 개
° 바닐라에센스, 1작은술
° 무염버터(녹여서 식힌 것), 4큰술
° 타트체리(냉동 가능), 반 컵

① 오븐을 180도로 예열하고 양푼 두 개를 준비한다.

② 한 양푼에는 아몬드 가루, 베이킹파우더, 계핏가루, 알룰로스를 넣는다.

③ 다른 양푼에는 달걀과 바닐라에센스, 버터를 넣고 섞은 다음, ②와 섞는다. 그리고 씨를 바른 타트체리를 넣는다.

③ ③을 빵틀에 붓고 30~35분간 굽는다(빵 가운데를 찔렀을 때 반죽이 묻어나오지 않으

면 익은 것이다).

브로콜리 새싹·청파프리카·적양파 프리타타(2인분/약 20분 조리)

° 큰 달걀, 여섯 개

° 소금, 약간

° 올리브유, 2큰술

° 다진 적양파, 1/4컵

° 다진 청파프리카, 1/4컵

° 브로콜리 새싹, 1컵

° 부순 브로콜리 씨, 반 작은술

① 오븐을 150도로 예열한다.

② 양푼에 달걀과 소금을 넣고 잘 젓는다.

③ 오븐용 냄비에 올리브유를 두르고 중불로 예열한다. 양파와 청파프리카를 넣고 적양파가 투명해질 때까지 볶는다. 그 위에 브로콜리 새싹을 뿌린 다음 ②를 붓는다.

④ ③을 냄비째 오븐에 넣고 20분 굽는다.

⑤ ④를 꺼내 한 김 식힌 다음 브로콜리 씨를 올려 낸다.

그리스식 에그컵(2인분/약 30분 조리)

° 큰 달걀, 여섯 개

- 소금, 약간
- 올리브유, 1큰술
- 다진 적양파, 1/4컵
- 쪄서 채썰기한 케일, 한 줌
- 페타 치즈, 85그램

① 오븐을 150도로 예열한다.

② 양푼에 달걀과 소금을 넣고 젓는다.

③ 프라이팬에 올리브유를 두르고 중불로 예열한다. 적양파를 넣고 투명해질 때까지 볶는다. 케일을 넣고 부드러워질 때까지 더 볶는다.

④ 머핀 틀에 ③과 ②를 부은 다음, 페타 치즈를 갈아서 얹는다.

⑤ ④를 오븐에서 달걀이 익을 때까지 굽는다.

에브리씽 비스킷과 훈제연어 사워크림 (4인분/약 30분 조리)

- 아몬드 가루, 2.5컵
- 소금, 1/4작은술
- 베이킹파우더, 반 작은술
- 무염버터(녹여서 식힌 것), 1/4컵
- 큰 달걀, 두 개
- 유지방 사워크림, 4큰술
- 훈제연어 슬라이스, 여덟 조각
- 대파, 한 뿌리

° 참깨, 1작은술

° 브로콜리 씨, 1작은술

° 말린 양파 칩, 반 작은술

° 마늘 과립, 반 작은술

° 소금, 반 작은술

① 오븐을 180도로 예열하고 양푼 세 개를 준비한다.

② 한 양푼에는 참깨, 브로콜리 씨, 양파 칩, 마늘 과립, 소금을 넣고 섞는다.

③ 다른 양푼에는 아몬드 가루, 소금, 베이킹파우더를 넣고 섞는다.

④ 나머지 양푼에는 달걀을 넣고 섞은 다음 ③에 붓고 섞는다.

⑤ ④를 2센티미터 두께로 평평하게 밀고 틀로 찍어 낸다. 찍어 낸 반죽은 종이
   포일을 깐 베이킹 팬에 올리고 ②를 뿌린다.

⑥ ⑤를 오븐에 15분 정도 굽는다.

⑦ ⑥을 식힌 다음 칼로 먹기 좋게 가르고 사워크림과 훈제연어, 대파를 올려
   낸다.

치킨 샐러드와 브로콜리 새싹 페스토(2인분/약 20분 조리)

° 닭가슴살 큐브, 300g
° 다진 청파프리카, 1/4컵
° 다진 적양파, 1/4컵
° 베이비 시금치 잎, 6컵
° 아보카도, 반 개
° 올리브유, 1큰술
° 레몬, 반 개
° 소금, 약간
° 브로콜리 새싹, 2컵
° 으깬 무염 생호두, 반 컵
° 일식된장, 1큰술
° 소금, 반 작은술
° 고춧가루, 1/4작은술
° 올리브유, 3/4컵

① 브로콜리 새싹, 베이비 시금치 잎 4컵, 호두, 일식된장, 소금, 고춧가루, 올리브유를 블렌더에 넣고 간다.

② 양푼에 닭가슴살, 청파프리카, 양파, ①을 적당히 넣고 섞는다(남은 ①은 밀폐

용기에 넣어 냉장고에서 최대 2주 보관할 수 있다).

③ 베이비 시금치 잎 2컵과 깍둑썰기한 아보카도를 그릇에 담아 올리브유, 레몬을 짠 즙, 소금을 넣는다.

④ ③에 ②를 올려 낸다.

칠면조 패티와 리크·박하(2인분/약 20분 조리)

- 잘게 썬 리크(쪽파 대체 가능), 반 컵
- 간 칠면조 살코기, 340g
- 박하 잎, 다섯 장
- 올리브유, 2큰술
- 소금, 약간
- 쪄서 채썰기한 케일, 한 줌
- 적양파, 1/4개
- 생캐슈너트(무염), 반 컵
- 온수, 2컵
- 아몬드밀크(무가당), 반 컵
- 사과식초, 2.5큰술
- 덜스 플레이크, 2큰술(* 참고)
- 일식된장, 1큰술
- 디종 머스터드, 2큰술
- 레몬, 반 개
- 소금, 약간

° 후춧가루, 약간

① 캐슈너트를 온수에 한 시간 불린다. 불린 캐슈너트에 아몬드밀크, 사과식
   초, 덜스 플레이크, 일식된장, 머스터드, 레몬즙, 소금, 후춧가루를 넣고 블
   렌더에 간다.
② 프라이팬에 올리브유를 두르고 중불로 예열한다. 리크를 넣고 노릇해지도
   록 볶아 한 김 날린다.
③ 양푼에 ②, 칠면조 살코기, 박하, 소금을 넣고 네 개로 빚는다.
④ 프라이팬에 ③을 굽는다(앞뒤로 3분씩 굽는다).
⑤ 케일과 채썰기한 적양파를 섞어 그릇에 담는다. 그 위에 ④와 ①을 끼얹어
   낸다(①은 밀폐용기에 넣어 냉장고에서 최대 2주까지 보관할 수 있다).

* 덜스는 볶으면 베이컨과 비슷한 맛이 나는 해조류로, 온라인에서 살 수 있다.

반죽한기 치즈를 얹은 방울양배추 샐러드(2인분, 약 20분 소요)

° 채썰기한 방울양배추, 3컵
° 적양파, 반 개
° 큰 달걀, 네 개
° 파르메산 치즈 가루, 50g
° 생캐슈너트(무염), 반 컵
° 온수, 2컵
° 디종 머스터드, 1큰술

° 레몬즙, 2큰술

° 소금, 1/4작은술

° 물, 반 컵

① 캐슈너트를 온수에 한 시간 불린다. 불린 캐슈너트와 머스터드, 레몬즙, 소
금, 물을 블렌더에 넣고 간다.

② 방울양배추와 채썰기한 적양파를 그릇에 담고 ①을 원하는 만큼 끼얹는다
(①은 밀폐용기에 넣어 냉장고에서 최대 2주까지 보관할 수 있다).

③ 달걀은 끓는 물에 넣어 5분간 삶은 다음, 얼음물에 2분간 담가 둔다. 그다음
껍데기를 까고 반으로 가른다.

④ ② 위에 ③과 파르메산 치즈 가루를 올려 낸다.

구운 콜리플라워와 그린 타히니 드레싱(2인분/약 60분 조리)

° 작은 콜리플라워, 한 개

° 올리브유, 5큰술

° 소금, 약간

° 부순 생피스타치오(무염), 1/3컵

° 깍둑썰기한 석류, 1/3컵

° 채썰기한 적양파, 1/4컵

° 타히니, 1/4컵

° 파슬리, 한 줌

° 라임, 두 개

- 마늘, 한 쪽
- 소금, 반 작은술
- 브로콜리 씨, 1작은술
- 물, 1/4컵
- 올리브유, 1/4컵

① 오븐을 160도로 예열한다.
② 타히니, 파슬리, 라임 짠 즙, 마늘, 소금, 브로콜리 씨, 물, 올리브유를 블렌더에 넣고 간다.
③ 종이 포일을 깐 베이킹 팬에 콜리플라워를 올린 다음, 올리브유 3큰술을 골고루 발라 소금 간한 뒤 40분간 굽는다.
④ ③을 오븐에서 꺼내 남은 올리브유를 바른 다음, 오븐 온도를 200도로 높여 15분 더 굽는다.
⑤ ④에 ②를 뿌린다(②는 밀폐용기에 넣어 냉장고에서 최대 2주까지 보관할 수 있다).
⑥ ⑤를 먹기 좋게 자르고 생피스타치오, 석류, 적양파를 얹어 낸다.

다진 샐러드 (2인분/약 10분 조리)

- 상추, 세 장
- 토마토, 한 개
- 아보카도, 한 개
- 청파프리카, 한 개
- 렌즈콩 통조림, 한 캔

° 그린 타히니 드레싱, 적당량(238쪽 참고)

① 상추 세 장을 크게 찢어 그릇에 담는다.

② ①에 깍둑썰기한 토마토와 아보카도, 청파프리카를 얹은 다음 렌즈콩, 그린
타히니 드레싱을 끼얹어 낸다.

주키니 스테이크와 브로콜리 새싹 페스토(2인분/약 20분 조리)

° 쪄서 채썰기한 케일, 한 줌
° 올리브유, 3큰술
° 주키니호박, 두 개
° 소금, 약간
° 브로콜리 새싹 페스토, 2큰술(235쪽 참고)
° 썰은 토마토, 3/4컵

① 그릴을 중강불로 예열한다.

② 케일과 올리브유 1.5큰술을 섞는다.

③ 주키니호박을 길게 반 갈라 양쪽 면에 올리브유 1.5큰술과 소금을 바른다.

④ ③을 그릴에 3분씩 굽고, 양쪽 면에 브로콜리 새싹 페스토를 바른다.

⑤ 그릇에 ②를 담고, ④와 토마토를 올려 낸다.

- 병아리콩 통조림, 한 캔
- 올리브유, 2큰술
- 자타르 시즈닝, 2큰술
- 소금, 약간
- 루콜라, 4컵
- 토마토(반으로 가른 것), 반 컵
- 채썰기한 적양파, 1/4개
- 타히니, 1/4컵
- 레몬 제스트, 1작은술
- 레몬, 1.5개
- 마늘, 한 쪽
- 소금, 반 작은술
- 브로콜리 씨, 1작은술
- 물, 1/4컵
- 올리브유, 1/4컵

① 양푼에 병아리콩, 올리브유, 자타르 시즈닝, 레몬 반 개 짠 즙, 소금을 넣고 섞는다. 섞은 후 냉장고에서 최소 한 시간 재운다.
② 타히니, 레몬 제스트, 레몬 한 개 짠 즙, 마늘, 소금, 브로콜리 씨, 물, 올리브유를 블렌더에 넣고 간다.

③ 루콜라, 토마토, 적양파를 그릇에 담고 ②를 넣어 잘 섞는다(②는 밀폐용기에 넣

어 냉장고에서 최대 2주까지 보관할 수 있다).

④ ③에 ①을 끼얹어 낸다.

잭프루트와 상추로 만든 타코(2인분/약 10분 조리)

* 상추, 여섯 장
* 채썰기한 적양배추(녹색 양배추 가능), 1컵
* 깍둑썰기한 아보카도, 1컵
* 채썰기한 레드 비트, 1/4컵
* 잭프루트(냉동 가능), 400g
* 올리브유, 1.5큰술
* 커민 가루, 1작은술
* 굵게 자른 고수잎, 1작은술
* 세라노 고추, 한 개
* 라임, 반 개
* 소금, 약간

① 양푼에 잭프루트, 올리브유, 커민 가루, 고수잎, 채썰기한 세라노 고추, 라

임즙, 소금을 넣고 섞는다.

② 적양배추를 상추에 올려 싼 다음 ①을 끼얹는다.

③ ②와 아보카도, 레드 비트를 곁들여 낸다.

타임을 곁들인 돼지 안심 구이(1인분/약 30분 조리)

° 돼지 안심, 340g
° 타임, 여섯 줄기
° 올리브유, 1큰술
° 소금, 1큰술
° 브로콜리, 2컵
° 올리브유, 1.5큰술
° 사과 조림, 3/4컵(227쪽 참고)

① 오븐을 200도로 예열한다.

② 프라이팬에 올리브유를 두르고 중강불로 예열한다. 소금 간한 돼지 안심을
앞뒤로 2분씩 빠르게 굽는다.

③ ②와 타임을 오븐에서 12~15분 굽는다. 구운 고기는 타임을 걷어 내고 20분
동안 레스팅한다.

④ 냄비에 물과 소금을 넣은 뒤 끓인다. 물이 끓으면 브로콜리를 3분간 데친
다. 데친 브로콜리는 물기를 뺀 뒤 올리브유와 섞어 둔다.

⑤ ③을 먹기 좋게 썬 다음 ④와 사과 조림을 곁들여 낸다.

- 양갈빗살(살코기), 400g
- 소금, 약간
- 올리브유, 1큰술
- 자타르 시즈닝, 3큰술
- 레몬, 한 개
- 루콜라, 4컵
- 깍둑썰기한 석류, 1/4컵
- 채썰기한 적양파, 1/4컵
- 타트체리(냉동 가능), 1/4컵
- 카더멈, 두 깍지
- 사과식초, 1.5큰술
- 디종 머스터드, 1.5작은술
- 올리브유, 1/4컵
- 소금, 약간
- 후추, 약간

① 양갈비는 실온에 해동 후, 오븐을 230도로 예열한다.

② 양갈비를 소금 간한 다음 올리브유와 자타르 시즈닝을 바른다.

③ ②를 오븐 팬에 담고 레몬 슬라이스로 덮는다. 양갈비 내부 온도가 60도에
이를 때까지 15분간 굽는다. 오븐에서 꺼내 실온에서 20분간 레스팅한 뒤,

먹기 좋게 자른다.

④ 타트체리, 카더멈, 사과식초, 디종 머스터드를 블렌더에 넣고 굵직하게 갈고(중간중간 올리브유를 넣는다), 소금과 후추로 간한다.

⑤ 루콜라에 ④를 뿌린다(④는 밀폐용기에 넣어 냉장고에서 최대 2주까지 보관할 수 있다).

⑥ ⑤를 그릇에 담고 ③, 석류와 양파를 올려 낸다.

샤와르마식 쇠고기 스튜(4인분/약 120분 조리)

° 쇠고기(살코기), 900g

° 통마늘, 한 개

° 물, 1컵

° 샬롯, 한 개

° 적파프리카와 청파프리카, 각각 한 개

° 채썰기한 레드 비트, 1/4컵

° 커민 가루, 1큰술

° 강황 가루, 1작은술

° 올스파이스 가루, 1.5작은술

° 계핏가루, 1.5작은술

° 생강가루, 1.5작은술

° 정향 가루, 1/4작은술

° 고춧가루, 1/4작은술

° 올리브유, 1/4컵

° 사과식초, 3큰술

° 소금, 1큰술

① 양푼에 소금, 커민 가루, 강황 가루, 올스파이스 가루, 계핏가루, 생강가루,

　정향 가루, 고춧가루, 올리브유, 사과식초를 넣고 섞는다.

② ①에 쇠고기와 마늘을 버무려 냉장고에서 하루 재운다.

③ 인스턴트팟에 물을 붓고 ②를 넣어 90분간 익힌다(90분이 지나면 10분간 압력이

　빠지길 기다린다).

④ ③의 쇠고기를 가늘게 찢어 그릇에 담고 마늘은 버린다. 그 위에 남은 국물

　을 반 정도 붓고 채썰기한 적파프리카와 청파프리카, 샬롯, 레드 비트를 올

　려 낸다.

타트체리, 올리브를 곁들인 닭찜(4인분/약 30분 조리)

° 닭넓적다리(뼈와 껍질 포함), 여덟 조각

° 소금, 1작은술

° 올리브유, 2큰술

° 화이트 와인(드라이한 종류), 반 컵

° 레몬, 한 개

° 마늘, 네 쪽

° 샬롯, 두 개

° 타임, 네 줄기

° 올리브(씨를 바르고 반으로 가른 것), 1컵

° 타트체리(냉동 가능), 1컵

① 닭넓적다리를 소금 간한다.

② 뚜껑을 연 압력솥에 올리브유 1큰술을 두르고 예열한다. ①을 넣고 2.5분씩 볶은 뒤 꺼낸다.

③ 압력솥에 화이트 와인을 붓고 디글레이즈한다.

④ 압력솥에 ②, 슬라이스한 레몬과 샬롯, 으깬 마늘, 타임을 넣고 10분간 익힌다. 요리가 끝나면 압력이 빠질 때까지 10분간 기다린다.

④ ③을 그릇에 담고(타임은 버린다). 올리브와 타트체리, 올리브유 1큰술을 올려낸다.

광어 구이와 토마토·종려나무순 (2인분/약 20분 조리)

° 광어(살코기), 170g

° 올리브유, 3큰술

° 소금, 약간

° 토마토, 두 개

° 종려나무순(통조림), 네 줄기

° 파, 3대

° 바질 잎, 여덟 장

° 레몬 제스트, 반 작은술

° 부순 브로콜리 씨, 반 작은술

① 그릴을 중강불로 예열한다.

② 광어 양면에 소금과 올리브유 1.5큰술을 고루 바른다.

③ ②를 그릴에 넣고 양쪽 면을 각각 4분씩 익힌다.

④ 얇게 썬 토마토, 종려나무순, 길게 썬 파, 바질 잎을 그릇에 담은 후 ③을 올린다.

⑤ ④를 그릇에 담고 올리브유 1.5큰술, 레몬 제스트와 브로콜리 씨를 끼얹어 낸다.

하리사를 발라 구운 광어와 채소 구이 (2인분/약 30분 조리)

° 광어(살코기), 170g

° 소금, 1작은술

° 카더멈 가루, 1작은술

° 커민 가루, 반 작은술

° 강황 가루, 반 작은술

° 하리사, 2큰술

° 마늘, 한 쪽

° 올리브유, 2큰술/2작은술

° 채썰기한 적양파, 1/4개

° 주키니호박, 한 개

° 청파프리카, 반 개

° 반으로 자른 토마토, 반 컵

° 소금 약간

① 오븐을 180도로 예열한다.

② 양푼에 소금, 카더멈 가루, 커민 가루, 강황 가루, 하리사, 마늘, 올리브유 2작은술을 넣고 섞는다.

③ 종이 포일을 깐 팬에 광어를 올린 뒤 ②를 고르게 바른다. 광어는 오븐에서 15~18분 구운 다음 10분간 레스팅한다.

④ 프라이팬에 올리브유 2큰술을 두르고 예열한다. 적양파를 넣고 10분간 볶다가 얇게 썬 주키니호박, 깍둑썰기한 청파프리카를 넣고 4분, 토마토를 넣고 2분간 더 볶은 다음 소금 간한다.

⑤ ③을 그릇에 담고 ④를 곁들여 낸다.

가자미 구이와 호두, 골파 (2인분/약 30분 조리)

- 가자미(살코기), 170g
- 소금, 약간
- 올리브유, 1큰술
- 으깬 생호두(무염), 반 컵
- 다진 골파, 2작은술
- 타트체리 비네그레트 드레싱 2큰술(244쪽 참고)
- 쪄서 채썰기한 케일, 한 줌
- 산딸기(냉동 가능), 3/4컵
- 오이, 한 개

① 오븐을 160도로 예열한다.

② 가자미는 종이 포일을 깐 베이킹 팬에 올린 다음 소금과 올리브유를 뿌려

간한다.

③ ②에 으깬 생호두를 고르게 뿌려 12~15분 오븐에 구운 다음 10분간 레스팅
한다.

④ ③에 골파를 뿌린다.

⑤ 양푼에 케일을 넣고 타트체리 비네그레트 드레싱, 산딸기와 얇게 썬 오이를
섞는다.

⑥ ④를 그릇에 담고 ⑤를 곁들여 낸다.

새우와 아스파라거스 구이·레몬 살사 (2인분/약 20분 조리)

° 생새우, 400g

° 무염버터, 1.5큰술

° 올리브유, 1.5큰술

° 아스파라거스, 한 줌

° 소금, 약간

° 레몬, 두 개

° 생아몬드 슬라이스, 2큰술

° 다진 이탈리안 파슬리, 2큰술

① 오븐을 200도로 예열한다.

② 양푼에 레몬 과육, 생아몬드 슬라이스, 파슬리를 넣고 섞는다.

③ ②에 녹인 버터와 올리브유를 넣고 섞는다.

④ 종이 포일을 깐 베이킹 팬 한쪽에 아스파라거스를 올리고 ③의 절반을 뿌린

뒤 소금으로 간한다. 베이킹 팬 다른 쪽에는 손질한 새우를 올리고 ③의 나머지를 모두 뿌린 뒤 소금으로 간한다.

⑤ ④의 새우가 분홍빛으로 익을 때까지 8~10분 굽는다.

⑥ ⑤를 그릇에 담고 ③을 끼얹어 낸다.

대구 구이와 브로콜리니 (2인분/약 20분 조리)

° 대구, 170g
° 다진 브로콜리니, 2컵
° 적양파, 반 개
° 청파프리카, 한 개
° 올리브유, 3큰술
° 소금, 약간
° 채썰기한 골파, 1큰술
° 올리브(씨를 바르고 반으로 가른 것), 반 컵

① 오븐을 200도로 예열한다.
② 양푼에 브로콜리니, 채썰기한 적양파, 깍둑썰기한 청파프리카를 넣고 올리브유 2큰술과 소금으로 간한다.
③ 종이 포일을 깐 베이킹 팬에 ②를 펼쳐 12~15분 굽는다. 구운 다음 양푼에 옮겨 담고 골파와 올리브를 섞어 둔다.
③ 손질한 대구를 소금 간한 다음 오븐 온도를 190도로 낮춘다.
④ 오븐용 팬에 올리브유 1큰술을 두르고 중강불로 예열한다. 대구를 넣고 각

면을 3분씩 빠르게 굽는다.

⑤ ④를 오븐에 넣고 8분 더 굽는다.

⑥ ③을 그릇에 담고 ⑤를 올려 낸다.

저크 시즈닝을 바른 잭프루트 칠리 (6인분/약 30분 조리)

- 잭프루트 통조림, 한 캔
- 검정콩 통조림, 한 캔
- 팥 통조림, 한 캔
- 무가당 코코넛밀크 통조림, 한 캔
- 올리브유, 2큰술
- 적양파, 한 개
- 저크 시즈닝, 1큰술
- 토마토, 두 개
- 소금, 약간
- 베이비 시금치 잎, 2컵

① 냄비에 올리브유를 두르고 중불로 예열한다. 깍둑썰기한 적양파를 넣고 투명해질 때까지 3분, 저크 시즈닝을 넣고 1분 더 볶는다.

② ①에 깍둑썰기한 토마토, 통조림의 잭프루트, 검정콩, 팥, 코코넛밀크를 넣고 소금으로 간한다. 끓어오르면 20분 동안 뭉근하게 끓인다.

③ ②를 그릇에 담고 베이비 시금치를 얹어 낸다.

- 채썰기한 주키니호박, 1컵
- 채썰기한 땅콩호박, 1컵
- 적양파, 1/4개
- 청파프리카, 한 개
- 채썰기한 당근, 반 컵
- 다진 고수잎, 1작은술
- 으깬 생캐슈너트(무염), 1/4컵
- 참깨, 1작은술
- 아몬드 버터(무염), 3큰술
- 일식된장, 1큰술
- 다진 생강, 1작은술
- 사과식초, 2큰술
- 라임즙, 1큰술
- 고춧가루, 약간
- 소금, 약간
- 올리브유, 3큰술

① 아몬드 버터, 일식된장, 생강, 사과식초, 라임즙, 고춧가루, 소금을 블렌더에 넣고(중간중간 올리브유를 넣는다) 부드럽게 간다.

② 양푼에 주키니호박, 땅콩호박, 채썰기한 적양파와 파프리카, 당근을 넣고 ①을 넣어 섞는다(①은 밀폐용기에 넣어 냉장고에서 최대 2주까지 보관할 수 있다).

③ ②를 그릇에 담고 고수잎, 생캐슈너트, 참깨를 올려 낸다.

구운 국수호박과 브로콜리 새싹 페스토 (2인분/약 50분 조리)

° 국수호박, 한 개
° 올리브유, 2큰술
° 소금, 약간
° 브로콜리 새싹 페스토(235쪽 참고), 반 컵
° 반으로 가른 토마토, 1컵
° 부순 브로콜리 씨, 1작은술

① 오븐을 200도로 예열한다.
② 국수호박을 반으로 가른 다음 씨를 긁어내고 안쪽에 올리브유를 뿌려 소금
  간한다.
③ 종이 포일을 깐 베이킹 팬에 ②의 단면이 아래로 향하게 놓고 포크를 써서
  구멍을 몇 개 뚫는다. 호박은 때까지 35~40분 굽고 오븐에서 꺼내 10분 식
  힌다.
④ ③의 속을 포크로 긁어 양푼에 담고 브로콜리 새싹 페스토로 버무린다.
⑤ ④를 그릇에 담고 토마토와 브로콜리 씨를 올려 낸다.

구운 콜리플라워와 브로콜리 새싹 소스 (2인분/약 30분 조리)

° 콜리플라워, 4컵

- 올리브유, 4큰술
- 소금, 약간
- 청파프리카, 두 개
- 브로콜리 새싹, 2컵
- 생아몬드, 반 컵
- 일식된장, 1큰술
- 소금, 약간
- 올리브유, 3/4컵
- 레몬, 반 개

① 오븐을 190도로 예열한다.

② 파프리카 겉면을 중불로 태운 다음 껍질, 줄기, 씨를 발라낸다.

③ 브로콜리 새싹, 생아몬드, 일식된장, 소금, 올리브유, 레몬즙과 ②를 블렌더에 넣고 부드럽게 간다.

④ 콜리플라워를 올리브유, 소금과 함께 섞고 종이 포일을 깐 베이킹 팬에 고루 펼쳐 20~25분 굽는다(중간에 한 번 뒤집어 준다).

⑤ ④를 그릇에 담고 ③을 올려 낸다.

버섯 볼로네제 소스를 얹은 국수호박 파스타 (4인분/약 40분 소요)

- 국수호박, 한 개
- 홀토마토(생물 가능), 1컵
- 올리브유, 2큰술

- 무염버터, 2큰술
- 다진 샬롯, 1/4컵
- 다진 셀러리, 반 컵
- 마늘, 두 쪽
- 로즈메리, 한 대
- 다진 양송이, 400g
- 표고버섯, 200g
- 소금, 약간
- 채수, 1컵

① 냄비에 올리브유와 버터를 넣고 중불로 예열한다. 샬롯과 셀러리를 넣고 투명해질 때까지 3분가량 볶는다.

② ①에 표고버섯, 으깬 마늘, 로즈메리를 넣고 채썰기한 표고버섯이 갈색이 될 때까지 15분가량 볶는다. 마지막엔 소금으로 간한다.

③ ②에 채수를 붓고 홀토마토를 으깨 끓인다. 끓어오른 다음 15~20분 동안 뭉근하게 끓인다.

③ 국수호박 속을 길게 긁어 그릇에 담고 ③을 끼얹어 낸다.

코코넛 치아시드 푸딩 (4인분/약 10분 조리)

° 코코넛밀크(무가당), 2컵

° 바닐라에센스, 1작은술

° 알룰로스, 1큰술

° 소금, 약간

° 치아시드, 1/4컵

° 산딸기, 타트체리 혹은 블루베리(냉동 가능), 약간

° 얇게 저민 다크 초콜릿, 약간

① 양푼에 코코넛밀크, 바닐라에센스, 알룰로스, 소금을 넣고 섞는다.

② ①에 치아시드를 섞은 뒤, 뚜껑을 덮어 실온에서 한 시간, 냉장고에 두 시간 넣어 둔다.

③ ②를 그릇에 담고 산딸기나 타트체리, 블루베리, 다크 초콜릿을 올려 낸다.

강황을 곁들인 달걀 피클 (4인분/약 30분 조리)

° 완숙란, 여덟 개

° 사과식초, 2컵

° 물, 반 컵

- 알룰로스, 1작은술
- 소금, 1작은술
- 강황 가루, 2작은술
- 샬롯, 세 개
- 타임, 두 줄기
- 말린 통후추, 1큰술

① 냄비에 사과식초, 물, 알룰로스, 소금, 강황 가루를 넣고 뭉근하게 끓인 후 식힌다.

② 살균한 유리병에 완숙란(껍데기 깐 것), 채썰기한 샬롯, 타임, 통후추를 넣고, ①을 붓는다.

③ ②를 사흘 정도 냉장고에 둔 다음 먹는다(냉장고에서 최대 2주까지 보관할 수 있다).

계피 강황 요거트(2인분/약 10분 조리)

- 플레인 그릭 요거트, 340g
- 강황 가루, 3/4작은술
- 계핏가루, 3/4작은술
- 카더멈 가루, 약간
- 후춧가루, 약간
- 알룰로스, 1작은술
- 블루베리(냉동 가능), 약간
- 부순 생호두(무염), 약간

① 양푼에 플레인 그릭 요거트, 강황 가루, 계핏가루, 카더멈 가루, 후춧가루, 알룰로스를 넣고 잘 섞는다.

② ①을 그릇에 담고 블루베리와 호두를 올려 낸다.

채소 잔채와 캐슈너트 스리라차 마요(4인분/약 10분 조리)

° 오이, 두 개
° 당근, 두 개
° 청파프리카, 한 개
° 방울토마토, 1컵
° 생캐슈너트(무염), 반 컵
° 온수, 1컵
° 물, 1/3컵
° 라임즙, 1큰술
° 소금, 약간
° 간장(밀이 들어가지 않은 것), 1작은술
° 스리라차 소스, 1큰술

① 오이, 당근, 파프리카는 채썰고, 방울토마토는 반으로 자른다.

② 캐슈너트를 온수에 한 시간 불린다. 불린 생캐슈너트와 물, 라임즙, 소금, 간장, 스리라차 소스를 블렌더에 넣고 곱게 간다.

③ ①을 그릇에 담고 ②를 끼얹어 낸다.

° 손질한 방울양배추, 400g

° 소금, 2작은술

° 물, 1리터

° 적양파, 반 개

° 마늘, 네 쪽

° 다진 생강, 1작은술

° 회향 씨, 1작은술

° 고수 씨, 1작은술

° 간장(밀이 들어가지 않은 것), 1큰술

° 고춧가루, 2작은술

° 스리라차 소스, 2작은술

① 물에 소금을 녹여 둔다.

② 적양파, 마늘, 생강, 회향 씨, 고수 씨, 간장, 고춧가루, 스리라차 소스를 블렌더에 넣고 곱게 갈아 ①과 섞는다.

② 소독한 유리병에 방울양배추를 4등분해 넣고 ②를 붓는다(유리병 위쪽에 2.5센티미터의 공간을 남겨야 한다).

③ ②를 실온에서 3~5일 익힌다(냉장고에서 최대 6주까지 보관할 수 있다).

산딸기 타히니 스무디 (2인분/약 10분 조리)

° 산딸기(냉동 가능), 1컵

° 무화과, 두 개

° 타히니, 2큰술

° 알룰로스, 1작은술

° 코코넛밀크(무가당), 1컵

° 물, 1컵

° 얼음, 1컵

① 재료 모두를 블렌더에 넣고 갈아 컵에 담아 낸다.

사과파이 스무디 (2인분/약 10분 조리)

° 사과, 한 개

° 아몬드밀크(무가당), 1컵

° 플레인 그릭 요거트, 1컵

° 아몬드 버터(무염), 2큰술

° 계핏가루, 1작은술

° 바닐라에센스, 반 작은술

- 너트멕 가루, 약간
- 생강가루, 약간
- 알룰로스, 1작은술
- 브로콜리 씨, 1작은술
- 얼음, 1컵

① 사과는 씨만 발라낸다.
② ①과 나머지 재료를 블렌더에 넣고 곱게 갈아 컵에 담아 낸다.

타트체리 목테일(2인분/약 10분 조리)

- 타트체리즙, 2큰술
- 탄산수, 470밀리리터
- 라임, 두 조각

① 컵에 타트체리즙, 얼음, 탄산수를 순서대로 담는다.
② ①에 라임 조각을 올려 낸다.

생카카오 아몬드 콜드브루 커피(2인분/약 10분 조리)

- 콜드브루 커피, 470밀리리터
- 아몬드밀크(무가당), 3/4컵
- 생카카오 가루, 1큰술

- 계핏가루, 반 작은술
- 카더멈 가루, 1/4작은술
- 소금, 약간
- 알룰로스, 1작은술

① 양푼에 아몬드밀크, 생카카오 가루, 계핏가루, 카더멈 가루, 소금, 알룰로스를 넣고 섞는다.
② 컵에 콜드브루 커피를 담고 ①과 얼음을 올려 낸다.

산딸기 박하 레모네이드 (4인분/약 10분 조리)

- 타트체리즙, 1큰술
- 산딸기(냉동 가능), 1컵
- 물, 1컵
- 레몬즙, 1/4컵
- 알룰로스, 1/3컵
- 박하, 네 잎

① 컵에 타트체리즙, 산딸기, 물, 레몬즙, 알룰로스를 넣고 섞는다.
② ①에 얼음과 박하 잎을 올려 낸다.

10장

2주 차_
LUV를 돕는 습관 네 가지

겨우 쉰여덟 살에 경도 인지 장애를 진단받은 마커스. 그는 진단을 심각하게 받아들임과 동시에 질병과 맞서기로 결심했다. 그의 건망증, 판단력 상실, 불안, 감정과 행동 변화를 감지한 것은 아내와 10대 자녀였다. 가족은 그에게 도움을 구하라고 격려했다. 인지능력 조기 저하나 알츠하이머병 가족력이 없었지만 주치의는 더 심각해지기 전에 생활 습관을 개선하라고 강력히 권했다.

또한 주치의는 자신의 환자 대부분은 신경 질환 병력이 없었지만 인지능력이 저하됐으며, 원인은 유전보다 환경에서 비롯된 것으로 보인다고 경고했다. 아마 요산과 신경 퇴행성 질환 위험도의 연관성을 알았을 것이다. 검사 결과 마커스의 요산 농도는 높은 편이었고, 비만은 아니지만 과체중에 속하며, 대사 증후군이 있었다.

활발한 성격의 마커스는 주말마다 가볍게 자전거 타기를 즐겼는데, 이에 더해 맥주를 끊고 영양 상태를 개선해야겠다고 생각했다. 그렇게 주중 활동량을 더 늘리면서 쉰 살 넘어 생긴 만성 불면증도 해결해야 했다. 8년간 이어진 불면은 그의 발목을 잡았다. 주치의에게《그레인 브레인》을 추천받았고, 이 책은 올바른 방향을 제시했다. 그렇게 그는 식습관과 생활 습관을 바꿨고 자신의 삶을 변화시켰다.

비록 나는 마커스를 만난 적이 없고 치료한 적도 없지만, 몸의 변화가 아주 심오했기에 그는 내 홈페이지에 자기 경험을 나눴다. 운동을 늘리고 탄수화물과 당류, 밀(그리고 그가 사랑했던 맥주)을 줄인 지 몇 주 안에 인지력을 비롯한 모든 상태가 향상됐다. 특히 체중이 줄어들고 수면무호흡이 치유되자 수면을 방해했던 원인이 사라지면서 만성 불면증도 호전됐다.

물론 단순히 생활 습관을 바꿔 인지능력 저하를 멈출 수 있다고, 심지어 **되돌릴** 수 있다고 생각하기는 어렵다. 여기서 핵심은 요산 농도를 가능한 한 빨리(어떤 증상이 나타나기 전에) 조절하는 것이다. 게다가 과학계는 요산, 즉 대사 매개변수와 인지능력 저하 위험의 명확하고 직접적인 연관성을 보여 줬다.

4장에서 설명했듯이, 만성적으로 높은 요산 농도는 뇌에 산화 그리고 스트레스와 염증을 유도해 신체 조직을 망친다. 또한 뇌의 기억 중추인 해마를 직접 손상하며, 내가 인용했던 여러 논문은 뇌 수축 과정에서 요산의 역할을 입증했다. 바로 이것이 그 이른 나이의 마커스에게 정신적 결함이 나타난 근원으로 보인다. 다행히 그는 발 빠르게 대응했으며, 심각한 질병이 영구적으로 고착되기 전에 모든 상황을 되돌렸다.

참고로 내 의사 동료는 인지 장애부터 완전한 알츠하이머병 발병 검사에까지 요산 검사를 넣는다. 내 동료 신경과 전문의인 데일 브레드슨Dale Bredesen은 미량 영양소 농도, 호르몬 농도, 수면의 질 같은 환자의 생활 습관 요인을 조정해서 대사 균형을 되찾는 놀라운 결과를 얻었다.

브레드슨은 내 팟캐스트에 출연해서 알츠하이머병 같은 질병은 '하나의 질병이 아니라 여러 질병이 함께 있는 상태'라 했다. 즉, 폭넓은 연령대에서 다양한 기전에 따라 여러 모습으로 발병하지만, 뇌의 '수축'을 촉발하는 대사 요인의 불균형에 가장 크게 영향받는다고 했다. 이 대사 요인 중에서도 가장 큰 요인은 요산 농도다.

LUV 2주 차에 들어선 지금, 식단에 익숙해진 당신의 체내에서는 반응이 나타날 것이다. 연속혈당측정기를 통해 자신의 하루 패턴과 환경에 따른 반응을 기억하자. 이제 2주 차에는 숙면, 운동, 간헐적 단식에 집중하면 된다. 이 습관은 LUV 계획의 동반자다. 식단은 1주 차와 똑같이 먹어도 좋고 9장에 있는 다른 요리를 넣어도 괜찮다.

수면이 건강에 중요하다는 사실을 의심하는 사람은 없다. 민스가 말했듯이 수면은 가장 중요한 대사 최적화고, 수면 부족은 대사 건강을 해치는 가장 쉬운 방법이다. 수면은 모든 체내 기관과 질병 상태에 영향을 미친다. 경험상 수면이 부족하면 건강에 나쁘다는 사실은 누구나 알지만, 우리는 뒤늦게 새로운 **원인**을 알게 됐다. 그리고 그 원인은 요산과 관련 있다.

지난 몇 년 사이 수면 연구는 수면이 부족한 환자의 요산 농도를 추적했다. 당신이 5장에서 확인했듯이 수면 부족 환자의 요산 농도는 항상 높다. 수면 부족의 정의는 정확하게는 잠을 충분히 자지 못하는 것부터 회복 단계의 숙면을 적절히 확보하지 못하는 것, 자다가 계속 깨는 것, 너무 긴 수면까지 포함한다.

수면 부족과 높은 요산 농도의 연관성은 매우 강하며, 수면 관련 과학자는 이제 요산을 폐쇄성 수면무호흡처럼 수면 장애의 **독립 위험 요인**으로 꼽는다. 수면 부족이 대사와 염증 반응에 일으키는 나쁜 효과는 요산 농도 상승 위험을 직접 높이니 '쌍방 통행'이기도 하다. 수면은 대사에 깊숙이 관여하며 역의 관계도 성립하니, 한쪽만 개선하면 다른 쪽은 자연히 개선된다.

1주 차 동안 수면이 조금은 나아졌는가? 식단만 바꿨을 뿐이고 수면 관련해서는 아무것도 바꾸지 않았는데 수면이 개선됐을 수 있다. 다만 수면 시간이 여섯 시간 이하라면 최소 일곱 시간까지는 늘려야 한다. 대사조절 호르몬을 건강한 정상 수준으로 회복하려면 최소한 일곱 시간은 자야 하기 때문이다. 지금까지 대여섯 시간을 잤다면 15분, 30분 간격으로 수면을 점차 늘려서 일곱 시간을 채우자(자세한 것은 뒤의 설명을 참고하라).

물론 잠을 아주 적게 자는 사람이 있다. 이들은 여섯 시간, 간혹 네 시간의 짧은 수면으로도 건강하게 살아간다. 하지만 절대다수는 이에 해당하지 않는다. 레오나르도 다빈치처럼 네 시간마다 20분씩 낮잠을 자는 식으로 하루 두 시간만 자면서 살 수 있다고 생각한다면, 당신은 자신을 속이는 중이다. 이보다 더 많이 자야 한다는 사실을 당신도 이미 알 것이다. 수면의 가치를 절대로 무시하지 말자. 수면은 무료 치료제다.

2주 차에는 양질의 휴식을 취하는 수면을 극대화하자. 양질의 수면은 지속되기 어렵고, 일상이 편안한 밤을 방해하는 날도 있을 테다. 그래도 괜찮다. 인간의 목표는 완벽함이 아니라 진전이라는 사실을 잊지 말자.

당신의 수면 패턴이 불규칙하고 예측 불가능했다면, 당연히 새로운 수면 패턴 정착에 시간이 걸릴 것이다. 우리의 몸은 예측 가능성을 사랑하며, 이는 몸이 항상성homeostasis 혹은 평형을 유지하는 방법이다. 이 항상성을 뒷받침하려면 수면을 최적화하는 것이 가장 좋다. 곧바로 밤의 휴식이 완벽해지길 바라지 말라. 다만 아주 조금이라도 수면의 질이 높아지면 건강과 대사에 놀라운 결과가 나타난다는 점을 명심하자.

수면 위생을 개선하려면 다음 사항을 기억하는 게 좋다.

자신에게 맞는 수면 습관을 유지하라

항상 같은 시간에 잠들고 일어나는 게 좋다. 휴일과 주말도 마찬가지다. 물론 사람마다 수면 욕구는 다양하지만 개인의 하루주기리듬은 어느 정도 고정된 면이 있다(야행성 인간과 아침형 인간은 실제로 존재한다). 물론 나이를 먹으면서 바뀌기도 한다(어릴 때는 밤늦게 깨 있길 좋아하는데, 청소년기의 생리작용이 야행성에 적절하기 때문이다). 평균적으로는 일곱 시간에서 아홉 시간을 자야 하지만, 우리의 3분의 1 이상은 실제로 일곱 시간 이하만 잔다.

이제, 자정 전에 침대에 누워 비렘수면non-REM을 충분히 취하자. 초기 수면의 대부분을 차지하며 회복력을 높이는 시간이다. 그리고 기상 시간은 되도록 엄격하게 지킨다. 무슨 일이 있더라도 같은 시각에 일어나야 수면의 질이 가장 잘 향상되기 때문이다. 이 습관은 당신의 하루주기리듬이 때에 맞춰 움직이고 몸의 요구에 순응하도록 만든다.

몸에 수면 신호를 보내라

몸에 이제 잘 시간이라는 신호를 보내라. 수면 전 루틴을 한결같이 지키고 마음을 진정하는 활동이다. 독서, 온수 목욕, 일기 쓰기, 음악 듣기, 허브티 마시기, 가벼운 스트레칭, 심호흡하기, 명상 등 긴장을 푸는 활동이라면 무엇이든 좋다. 밤이면 불안감이 치솟고 잠들려 노력하면서 온갖 생각에 빠진다면, 침대에 눕기 전에 종이를 펼쳐 놓고 왼쪽에는 걱정거리를, 오른쪽에는 해결책을 최소한 한 가지 쓰는 것도 좋은 방법이다. 걱정거리를 침대까지 가져가지 말라. 침대에 누웠는데 걱정이 밀려든다면 걱정이 당신 위를 떠다닌다고 상상해 보라. 그리고 걱정해 봐도 소용없으니 내일 해결하자고 말해 본다.

어린 자녀의 수면 시간은 엄격하게 제한하면서도 정작 우리는 어른의 삶이 주는 유희와 경쟁적 요구 때문에 잠드는 의식을 빠트리기 일쑤다. 잠들기 위한 의식은 실제로 놀라운 효과를 나타낸다. 뇌와 눈을 자극하는 전자 기기를 침실에 두면 당연히 수면에 방해가 된다. 그러나 우린 여전히 이 기본 규칙을 지키지 않는다.

특히 잠자기 전에는 전자 기기의 화면을 보는 시간을 줄여 청색광 노출을 막아야 한다(화면을 꼭 봐야 한다면 블루 라이트 차단 안경을 쓰자). 침실은 밝은 빛과 잡동사니, 각성 효과가 있는 기기(텔레비전, 컴퓨터, 태블릿, 휴대전화 등)가 없는 조용하고 평화로운 장소로 만든다. 어두운 조명을 두고, 잠이 들 만한 분위기를 만든다. 수면에 적당한 분위기를 만들면 쉽게 잠들 수 있는 올바른 신호를 보낼 수 있다.

빛 치료법: 타이밍이 중요하다

수면 전에는 밝은 빛(특히 전자 기기 화면에서 나오는 청색광)을 차단하고, 아침에는 자연광인 햇빛(여기에도 청색광이 있다)을 제일 먼저 받으면 좋다. 이른 아침의 햇빛은 눈을 통해 뇌의 아주 작은 영역이자 하루주기리듬의 주요 조절자인 시신경교차위핵으로 들어가 체내 생체 시계를 자연스럽게 재설정한다.

침실을 서늘하게 유지하라

덥고 답답한 방에서 잠들 수 없다는 사실은 누구나 안다. 가능하다면 침실 온도는 18~21도로 유지하자. 개인에 따라 몇 도씩 차이 날 수 있지만 이 온도가 잠들기에 평균적으로 가장 좋은 온도다. 우리 몸은 저녁이 되면 심부 체온이 살짝 낮아지면서 수면을 유도한다. 체온은 잠자기 약 두 시간 전부터 낮아지기 시작하며, 동시에 잠을 유도하는 호르몬인 멜라토닌melatonin이 분비된다. 즉, 침실 온도를 낮추면 체온 조절과 몸 내부의 요구에 부응하면서 '푹 잠드는' 밤이 될 수 있다.

　매트리스, 이불, 베개, 잠옷에도 신경 써서 최대한 편안하게 만들고 체온을 서늘하게 하자. 물건을 모두 바꿀 필요는 없지만, 좋은 침구에 투자한다 생각하고 시도해 보자. 요즘은 가격과 품질이 모두 좋은 제품을 만드는 회사가 많다.

최소 일곱 시간은 자라

대여섯 시간을 자는 사람에게 일고여덟 시간을 자라고 하면 비현실적 요구가 될 수 있다. 하룻밤 사이에 변화가 일어날 수는 없지만 괜찮다. 수면 문제는 한 걸음 한 걸음 전진하는 것이라 생각하자. 여러 날 혹은 여러 주에 걸쳐서 15분이나 30분씩 수면 시간을 늘리는 식이다. 잠드는 시간을 조절할지 일어날 시간을 조절할지를 먼저 결정한다. 대부분 사람은 기상 시각이 정해져 있고, 잠드는 시간은 더 유연하기 때문이다.

　만약 당신도 그렇다면 며칠 동안 잠자는 시각을 15분 앞당긴다. 그후 며칠 뒤에 또다시 잠자는 시각을 15분 앞당겨서 원래 잠드는 시각보다 총 30분을 앞당긴다. 잠드는 시각을 15분 더 앞당길 준비가 됐다고 느낄 때까지 이 일정을 며칠 동안 유지한다. 수면 시간이 일고여덟 시간이 될 때까지 이 과정을 반복한다. 여러 날, 혹은 여러 주가 걸리겠지만 이룰 만한 가치가 있는 목표다.

수면 보조제에 의존하지 말라

수면 보조제를 '가끔' 쓴다면 해롭지는 않다. 물론 의존하면 문제가 생긴다. 외부 도움 없이 수면 루틴으로만 깊게 잠들어야 한다.

참고로 귀마개나 눈가리개는 수면 보조제가 아니다. 이런 도구는 얼마든지 써도 좋다. 내가 말하는 건 의사가 처방하거나 약국에서 살 수 있는 약 종류다. 예를 들어 디펜히드라민diphenhydramine이나 독시라민doxylamine이다. 중독성이 없다고는 하지만 심리적으로 의존할 수 있다. 수면은 자연스럽게 조절하는 편이 좋다.

의사가 처방하든 약국에서 사든 간에 수면 보조제는 자연스러운 수면을 유도하지 않는다. 진정 효과는 수면과 다르다. 물론 의사의 처방에 따라 단기적 처방이 필요할 때도 있는데, 멜라토닌이나 서양쥐오줌풀 뿌리valerian root 성분의 보조제를 쓸 수도 있다. 정신 활성 물질인 테트라하이드로칸나비놀TetraHydroCannabinol, THC이 없는 칸나비디올CannaBiDiol, CBD 보조제도 복약 지시만 정확하게 지킨다면 수면 보조제로 쓸 수 있다.[1] 그러나 장기적으로 볼 때 약물은 배제하고 수면 위생을 개선하는 전략이 가장 좋은 결과를 가져올 것이다.

주의할 점이 하나 더 있다. 때로 특정 영양소나 비타민이 결핍되면 수면 장애가 심해진다. 수면 주기를 따라 잠들게 하는 호르몬인 멜라토닌이 주로 거론되지만, 실제로 멜라토닌이 부족한 사람은 많지 않다. 내 친구이자 동료인 마이클 브루스Michael Breus는 임상심리학자이자 수면의학 전문의 자격증을 받은 몇 안 되는 의사인데, 수면 부족의 범인은 비타민D와 마그네슘 결핍일 수 있다고 말했다. 만약 숙면이 힘들다면 비타민D와 마그네슘을 더해 보길 바란다.

수면 방해 물질을 관리하라

처방 약물부터 카페인, 알코올, 니코틴까지 무엇이든 수면을 방해할 수 있다. 카페인과 니코틴은 각성제다. 흡연 자체는 수면뿐만 아니라 세상에 존재하는 모든 위험을 높이므로, 아직도 흡연한다면 금연해야 한다. 앞서 권했듯이 카페인도 오후 2시 이후에는 마시지 않는 게 좋다. 그래야 몸이 카페인을 처리해서 수면에 영향을 미치지 않는다.

카페인의 반감기, 그러니까 몸이 흡수한 카페인의 절반을 분해하는 시간은 사람마다 다르다. 대체로 한 시간 반에서 아홉 시간 반이 걸리니 평균적으로는 대략 대여섯 시간이다(참고로 임신하면 대사량이 많아지므로 카페인 반감기는 최대 15시간까지 늘어날 수 있으니, 임신부는 카페인에 민감해질 수 있다). 만약 당신이 카페인에 극단적으로 민감하다면(카페인 대사 속도가 매우 느리다면) 카페인 섭취 시간을 오전까지로 정하고 오후에는 카페인이 없거나 적은 음료를 마시길 바란다.

또한, 평소에 복용하는 약물이 수면에 영향을 미치는지 주치의나 약사를 통해 확인하라. 141쪽에 나온, 요산 농도를 높이는 약물 목록을 다시 확인해서 주치의와 상담하고, 대사 기능장애에 영향을 주는 의약품 복용을 중단할 수 있을지 살펴본다. 물론 꼭 필요한 약물은 먹어야 하지만 이 프로그램을 실천하다 보면 많은 증상이 개선돼 약물이 필요하지 않을 경우가 생긴다. 처방전 없이 살 수 있는 약의 경우 대부분 수면을 방해하는 성분이 들었다. 대표적인 약이 두통약이다.

알코올은 마시는 즉시 진정 효과를 나타내지만, 대사 과정에서 알코올을 분해하는 효소 중 하나가 자극적 효과를 나타내 수면을 방해할 수 있다. 또한 아드레날린 분비를 유도하며, 수면을 촉발하는 세로토닌serotonin 생산을 억제한다. 즉, 잠들기 세 시간 전에는 술을 마시지 않는 게 좋다. 이어서 설명하겠지만 식사 역시 마찬가지다.

식사 시간을 적절히 조절하라

엄청나게 포만감을 느끼거나, 반대로 허기진 채로 잠들기 좋아하는 사람은 없다. 대개 저녁 식사와 수면 시작 사이에 세 시간 정도 간격을 두는 게 좋다. 또한 기름지거나 매운 음식처럼 소화하기 어려운 음식은 피한다. 물론 적절한 식사 시각은 개인마다 다르다. 식사가 불규칙하면 하루주기리듬이 흐트러지면서 식욕과 공복 관련 호르몬을 포함한 여타 호르몬이 마구잡이로 분비돼 균형이 무너진다. 늦은 밤 한 번이라도 식욕과 식탐으로 괴로웠다면? 공복 신호를 보내는 호르몬에 영향을 미치는 부족한 수면을 탓해도 좋다.

불면증을 유발하는 야간저혈당증(밤에 혈당이 낮아지는 증상)이 있다면 으레 자기 전에 간식을 찾는다. 야간저혈당증은 당뇨병 환자나 다른 대사 기능장애 환자에게 흔히 나타난다. 혈당이 너무 낮아지면 뇌에 음식을 먹으라는 신호를 보내는 호르몬이 분비된다.

잠자기 전 굳이 간식을 먹어야 한다면, 아미노산이자 천연 수면 촉진인자인 트립토판tryptophan이 많은 음식이 좋다. 여기에 요산 농도를 높이지 않는 간식으로는 코티지 치즈, 달걀, 견과류(특히 아몬드)가 좋다. 단, 섭취량에 주의해야 한다. 견과류는 한 줌이면 충분하다.

운동이 수면처럼 몸에 좋다는 사실을 우리는 잘 안다. 그런데 운동이 이로운 이유에 관한 매우 흥미롭고 새로운 관점이 또 있다. 운동은 요산 농도를 낮춤과 동시에 비정상적 수준으로 높아지는 것을 막아 준다. 또 당 대사를 건강하게 유지하고(포도당과 과당 대사 모두) 염증을 줄이며, 호르몬 균형을 이루고, 혈관 내피 기능을 강화하며(산화질소와 인슐린 신호체계), 항산화 과정과 AMPK 경로를 비롯한 지방 연소 스위치 활성화에 강력한 효과를 나타낸다. 이 모든 결과는 요산 생산을 늘리는 과정에 방어벽으로 작용한다.

운동에 관한 내 조언은 한 번도 바뀐 적이 없다. 매일 유산소운동 최소 20분을 목표로 한다. 특히 2주 차에는 심박수를 휴식기 대비 최소 50퍼센트까지 높이는 운동 루틴을 만드는 데 집중하자. 이 과정이 평생 유지할 새로운 습관을 만든다는 사실을 기억하면 좋겠다. 다만 지나치게 힘들게 운동해서 금방 그만두고(더 나쁜 것은 다치는 것이다) 쉽게 포기하는 상황은 피하자. 그렇다고 너무 쉽게 운동하면서 도전을 피하는 것도 옳지 않다.

앞서 설명했듯이, 이상적인 운동은 유산소운동과 근력운동, 스트레칭을 모두 포함해야 한다. 하지만 당신이 초보자라면 유산소운동부터 천천히 시작하고, 익숙해지면 근력운동과 스트레칭을 더 늘리자. 근력운동은 운동기구를 쓰거나 자신의 체중을 쓰는 운동이 포함된다. 다만 스트레칭의 경우 정식으로 운동 수업을 받을 필요는 없다.

다양한 심혈관 질환 및 체중 관리의 이로움 외에도 운동에는 장점이 많다. 연구에 따르면 좋은 식단에 더해 규칙적으로 운동하면(매일 빠르게 걷기만 하더라도) 요산 농도를 통제할 수 있고, 대사 건강을 높이며, 뇌 기능 저하를 예방하고, 예방 가능한 만성 질환의 주요 위험 요인을 최소화한다고 한다.

당신이 주로 앉아서 생활한다면 일단 매일 20분씩 산책부터 하라. 여기에 적응하면 산책 시간을 분 단위로 조금씩 늘리면 된다. 시작은 현실적으로 하자. 오랫동안 운동하지 않았던 사람이 갑자기 16킬로미터를 달릴 수는 없으니 말이다. 목표는 '계속하는' 것이다!

규칙적 운동의 방해 요소를 없애라

운동을 시작하기 전에는 언제, 어떻게 운동할지 계획을 세우는 게 좋다. 시간은 **찾지 말고 만들라**. 운동 시간과 상관없이 운동복과 운동화는 전날 미리 준비해 둔다. 그리고 '재미'를 최우선 순위에 두어야 한다. 억지로 하는 운동은 흥미롭고 활기를 주는 운동보다 비효율적이기 때문이다. 짰던 운동 루틴이 효과적이지 않다면 과감하게 바꾸라. 운동 강도는 나중에도 쉽게 높일 수 있다.

등산을 좋아한다면 더 많은 산을 오르거나, 걷기를 좋아한다면 덤벨을 양손에 들고 이두근 운동을 하면서 걷자. 스마트 워치를 쓴다면 운동 시간, 거리, 심박수 등을 쉽게 확인할 수 있어, 운동 목표의 설정 및 달성에 도움이 된다.

운동량을 늘리라

이미 운동 중이라면 운동량을 매일 최소 30분씩 주 5일로 늘린다. 목표는 매일 60분 운동이다. 특정 주에는 단체 운동에 참여하거나 자전거를 정비하는 등 조금 색다른 운동을 시도해 보자. 운동할 기회는 언제나 차고 넘치므로 변명은 통하지 않는다.

코로나19는 많은 이들이 피트니스클럽을 떠나 집이라는 제한된 공간에서 운동하도록 강제했다. 코로나19 이후 집에서 운동하면서 더 건강해지고 날씬해진 사람이 상당히 많다. 코로나19는 온라인 운동 프로그램을 폭발적으로 성장시켰으며, 지금은 운동 영상과 강의를 집에서 편안하게 볼 수 있다.

집단의 힘을 중시하라

다른 사람과 함께하는 운동은 당신에게 동기를 부여하고 지속할 힘을 준다. 1주에 하루는 친구와 함께 운동해 보자. 동호회에 가입해도 좋다. 아니면 직장 동료에게 점심시간에 함께 산책하자고 권해 보자. 또한 당신이 사는 지역의 운동 프로그램도 찾을 수 있다.

골고루 섞으라

재미있는 운동을 찾았다면 다양한 운동을 섞어서 계획을 세우자. 예를 들어 월요일, 수요일, 금요일에는 피트니스클럽에서 유산소운동을 하고, 화요일과 목요일에는 거실에서 요가를 할 수 있다. 토요일에는 친구와 등산하거나 수영장에서 수영할 수도 있고, 일요일에는 휴식한다. 언제 무슨 운동을 할지 정하고 달력에 운동 계획을 적자. 공개적으로 적지 않으면 실천하지 않는다. 하루 최소한 한 시간은 운동하기로 자신과 약속한다.

바쁜 날에도 틈새를 만들라

당연히 운동할 시간이 없는 날도 있다. 하지만 단 몇 분이라도 몸을 움직일 시간을 만드는 게 좋다. 10분씩 세 번 나눠서 운동하든, 연속으로 30분 운동하든 건강에 미치는 영향은 똑같다는 사실이 여러 연구에서 증명됐다.

예를 들어 업무 전화는 바깥에서 걸어 다니며 하고, 동영상은 요가나 스트레칭을 하면서 본다. 자전거 탈 시간이 없다면 자전거 트레이너를 사서 뒷바퀴를 롤러에 걸면 실내용 자전거가 탄생한다. 이러면 자전거를 타면서 스마트폰으로 업무를 볼 수 있다.

한마디로 될 수 있으면 앉는 시간을 줄이라. 사무직이라면 한 시간마다 자리에서 일어나 최소 2분은 주변을 걸어 다니라. 퇴근 때까지 계속 앉아서는 안 된다. 한 시간마다 2분 남짓한 움직임이 조기 사망 위험을 놀라울 정도로 낮출 수 있다는 점을 기억하라. 더 많이 움직일수록 당신의 몸은 더 많은 이익을 얻는다.

1부에서 설명했듯이 고강도 운동은 일시적으로 요산 농도를 높인다. 근육을 분해해서 퓨린 농도를 높여 요산 농도 상승으로 이어지니 당연한 결과다. 하지만 운동의 이로움은 장기적으로 볼 때 요산 농도 상승을 누르고도 남는다. 실제로 대부분 사람은 만성적으로 요산 농도가 높아질 정도로 격한 운동을 하지 않는다. 만약 당신이 격한 운동을 즐긴다면 운동과 휴식의 균형을 잘 맞추고, 운동 사이에 회복 시간을 넉넉하게 확보하면 된다.

돕는 습관 3: 자연을 즐기기

자연을 향유하는 것은 인간의 본성이다. 그 유명한 셰익스피어는 "자연은 단 한 번의 손길로 세계를 하나로 만든다"라고 말했다. 자연은 우리의 감정과 스트레스를 다스리며 염증과 혈압을 낮추는 등 생리작용에 영향을 준다고 여러 연구가 증명했다. 피부가 햇빛을 받으면 비타민D 생산이 촉진되는 등, 다양한 기전을 통해 자연이 면역 기능을 뒷받침한다는 사실도 증명했다. 자연이 스트레스에 미치는 영향력이 큰 이유는 이완을 촉진하는 부교감신경계를 활성화하고, 스트레스를 촉진하는 교감신경계를 억제하며, 좋은 생각을 키워 주기 때문이다.

한 연구 결과에 따르면, 우리가 자연에 머물 때 코르티솔 농도가 낮아지고 정신이 더 안정된다 한다. 집중력과 공감 능력도 높아지며 충동적인 면은 누그러진다. 다른 연구 결과도 자연 속에 머무르면 수면이 향상되고 혈당이 낮아진다고 입증했다. 이는 요산 농도를 낮춘다는 목표에서 중요한 요인이다. 자연을 이용해 요산 농도를 억제하는 연구는 아직 끝나지 않았는데, 심혈관 질환 위험 요인이 높은 대사 증후군 환자를 대상으로 요산 농도를 주요 매개변수로 추적하는 임상 시험도 진행 중이다.

자연에서 시간을 보내며 치유 효과를 얻는 것을 **산림욕**이라고 하는데, 쉽게 말해 숲 공기를 마시는 행위다. 이에 대해서는 《클린 브레인Brain Wash》에서 자세하게 다루었으며, 인간 건강에 대자연이 미치는 영향을 입증하는 과학적 데이터를 풍부하게 인용했다. 최소 1주에 한 번은 자연에서 더 많은 시간을 보내고, 숲속이나 다양한 자연 풍경에서 산책을 30분 정도 하자. 자연은 대가 없이 쉽게 접할 수 있는 건강 향상의 길잡이다.

당연히 우리 모두가 숲 가까이 살지는 않겠지만 주변에서 얼마든지 대체 장소를 찾을 수 있다. 집 근처 공원이나 산, 바닷가나 호수, 뒷마당도 충분하다. 자연에서 시간을 보낼 때는 특정 목표를 이뤄야 한다는 조바심은 내려놓자. 대신 모든 감각을 총동원해서 주변 생물의 소리를 듣고, 모습을 보고, 냄새를 맡아 보자.

맨발로 걸어 보는 것도 좋다! 자연을 즐기면서 운동을 해도 좋다. 예를 들어 아침에 일어나 집 근처를 산책하면 아침 햇빛을 받으면서 하루주기리듬도 재설정할 수 있다.

돕는 습관 4: 간헐적 단식 실천하기

6장에서 설명했듯이, 간헐적 단식과 대사에 관한 연구는 식사 시간을 하루 12시간으로 제한하면 인슐린 민감성, 혈압, 면역 기능을 향상할 수 있음을 보여 줬다. 염증도 줄고 건강한 하루주기리듬 유지에도 도움이 된다. 이를 이용하면 건강한 요산 농도를 유지할 수 있다.

간헐적 단식에는 세 유형이 있으니 이 중에서 끌리는 것을 선택한다. 단식해 본 적이 없다면 초보 단계를 선택하고 3주 차에는 심화 단계에 도달하자.

- 초급 단계: 세 끼 식사를 12시간 이내에 마친다. 예를 들면 오전 8시부터 오후 8시 사이에 식사를 마치고 이 시간이 아니면 아무것도 먹지 않는다.
- 중급 단계: 아침 식사를 오전 10시로 미루고 모든 식사는 오후 8시 이전에 끝낸다.
- 상급 단계: 아침은 먹지 않고 하루의 첫 식사를 정오에 먹으며, 저녁 식사는 오후 8시까지 마친다.
- 숙련 단계: 24시간 혹은 48시간 단식해 보자. 그러나 LUV 프로그램으로 대사를 미세하게 조정하고 대사 건강에 관련된 기본 수치를 건강한 수준으로 정립하기 전이라면 48시간 단식은 권하지 않는다.

식사 시간이 아니면 물만 마신다. 아침을 미루거나 건너뛴다면 커피나 차를 마셔도 좋지만 우유나 크림은 첨가하지 않는다. 단식 때 음료는 철저하게 칼로리가 없는 것만 마신다.

단식 시간은 자유롭게 정한다. 월요일, 수요일, 금요일, 일요일에는 초급 단계 단식을 하고, 다른 요일에는 상급 단계 단식을 해도 좋다. 그와 반대도 괜찮다. 간헐적 단식에 익숙해지는 것은 규칙적인 운동에 익숙해지는 것과 같다. 처음에는 힘들지만, 시간이 지나고 꾸준히 반복하면 당신의 몸이 새로운 대사에 익숙해지면서 점점 쉬워진다. 그리고 언젠가는 당신 삶에서 중요한 다른 시간을 조절하듯이 식사 시간을 제한하는 것을 기대할 것이다.

11장

3주 차_
LUV를 유지하는 습관 네 가지

이미 앞에서 말했지만 다시 한번 말하겠다. 무엇을 먹고 마실지 선택하는 일은 우리가 매일 내리는 중요한 결정 중 하나다. 어쩌면 가장 중요한 결정일 수도 있다.

음식은 요산을 정교하게 조절하며, 당신 몸을 재창조하는 관문이다. 활기찬 건강과 행복한 삶에 이르는 초대장이다. 이제 당신은 3주 차에 들어섰고, 나는 당신이 2주 전보다 더 나아진 상태라고 믿는다. 아마도 더 좋은 음식을 먹고, 더 많이 움직이고, 기운을 회복하는 수면에 집중할 것이다. 그다음에는 뭘 해야 할까?

3주 차에서는 당신의 새로운 일상을 능률화하고 삶의 취약점에 특별한 주의를 기울여야 한다. 전진하면서 삶을 향상하고 더 건강해지려면 무엇을 더 할 수 있을지 생각해 보자.

유지하는 습관 1: 안정된 일상 만들기

지난 2주간 무엇이 가장 힘들었는가? 좋아하는 음식을 못 먹어서 아쉬웠는가? 정한 시간에 침대에 눕는 게 힘들었는가? 산책이나 운동 시간이 견디기 어려웠는가? 무언가에 짓눌리는 기분이었는가? 그렇다면 새로운 일상에서 리듬을 찾아보자. 그리고 일상을 유지하는 데 어려운 부분을 찾아보고 바로잡을 방법을 생각해 보자. 당신의 변화에 유용할 수도 있는 몇 가지 팁을 소개한다.

약점에 집중하라

솔직해지자. 당신의 가장 큰 약점은 무엇인가? 우리에겐 최소한 약점이 하나씩은 있다. 가공한 당과 탄수화물에 중독돼 끊기가 힘든가? 불면증이 당신의 노력을 갉아먹는가? 규칙적으로 운동할 의지가 부족한가? 약점이 무엇인지 종이에 정확하게 써 보고 그 약점을 제거할 방법을 찾아보자. 두려워 말고 해결책을 찾아야 한다.

먼저 현실적으로 지킬 수 있는, 양보할 수 없는 것을 최소 세 가지 정한다. 예를 들어 탄산음료와 가당 음료 끊기, 밤에 침대에서 스마트폰 사용 금지, 매시간 최소 2분 움직이기, 1주에 최소 한 번은 근처 공원이든 뒷마당이든 밖으로 나가기 등을 들 수 있다. 스스로 책임질 수 있어야 한다.

목표와 가치를 정해 기록하라

스스로에게 장기적·단기적 목표를 설명하는 편지를 쓰자. 지금의 삶을 바꾸고 싶은 이유도 덧붙인다. 그리고 매일 아침저녁으로 편지를 소리 내어 읽고 잘 보이는 곳(예를 들면 책상)에 붙여 놓는다. 내용 중 가장 큰 동기가 무엇인지 생각해 보고, 그에 투자하는 이유를 복기한다. 한창 활동적인 자녀에게 뒤처지기 싫거나, 심각한 건강 문제를 완화하고 싶거나, 체중을 크게 줄이거나, 배우자와 더 친밀해지고 싶다거나, 더 활기차고 안정적인 기분을 느끼고 싶거나, 업무를 더 효율적이고 생산적으로 하고 싶을 수도 있다.

목표를 글로 표현하면 목표 달성 습관을 유지하기 더 쉽다. 다만 목표는 "온종일 활기차게 지내고 싶다", "내년에 누구와 하이킹을 가고 싶다", "체중을 14킬로그램 줄이겠다", "부모님처럼 삶을 마치지는 않겠다"처럼 구체적으로 써야 한다. 목표를 글로 구체적으로 보면, 건강한 생활양식을 유지하고 일탈을 최소화하는 데 도움이 된다.

주간 계획을 '미리' 상세하고 정확하게 세우라

다짐을 지키며 목표를 달성하는 데 계획이 얼마나 유용한지 알면 아마 당신은 놀랄지 모른다. 계획 없이 장거리 여행이나 해외 휴가를 가는 사람은 없다. 마찬가지로 하루하루 습관도 계획을 세워야 한다. 주말에 단 몇 분이라도 시간을 내서 다음 주 계획, 약속, 업무를 살피자. 식단과 구매 목록을 정리하고 언제 어디서 쇼핑할지 정한다. 외식하는 날은 도시락 메뉴를 정하고 집에서 준비한다.

운동 계획도 세우되, 운동할 시간이 없는 날에는 창의성을 발휘하라. 예를 들어 점심 약속이 있다면 오후로 미루고 점심시간에 잠시라도 빠르게 걷는다. 매일 잠드는 시간도 정하고 반드시 지킨다. 틈틈이 자연을 즐기면서 운동할 기회도 잘 찾아본다(경치 좋은 곳을 찾아 산책하거나 등산, 조깅, 자전거를 즐긴다).

이렇게 일정을 전체적으로 보면서, 늦게 퇴근해 자유 시간이 적은 날을 예측해 본다. 그리고 만일의 사태도 고려하자. 특히 식사를 챙겨 줘야 하는 자녀가 있다면 계획이 도움이 될 것이다. 이 변화는 당신뿐만 아니라 주변 사람에게도 영향을 준다는 사실을 잊지 말자.

8장에서 권했던 식단 일기를 확장해 상세히 기록하는 것도 추천한다. 유명 운동선수에게서 힌트를 얻어 보자. 실제로 운동선수는 기상 시간부터 운동, 식사, 휴식, 수면 시간까지도 분 단위로 세세히 계획한다. 운동선수가 최고의 경기력을 유지하는 비결이다. 당신도 할 수 있다.

해로운 스트레스와 맞서라

당신의 스트레스가 단순히 심리적 문제라면? 스트레스를 해소할 방법이 소용없다면? 당신에게 맞춤형 전략을 세워줄 누군가를 찾자. 누구나 스트레스를 느끼지만 때로는 전문가의 도움이 필요하다. 전문가가 아니더라도 관련 서비스나 애플리케이션은 수없이 많다(앞으로 더 많아질 예정이다).

현대인의 스트레스 대부분은 나쁜 뉴스에 끊임없이 노출되면서 생긴다. 이른바 '미디어 디톡스'로 뉴스 노출을 엄격하게 제한해 보자. 뉴스가 우리를 병들게 할 수 있다는 사실을 우리는 으레 무시하곤 한다. 우리가 매일 보고 듣는 미디어는 사고, 행동, 감정, 심지어 몸의 화학반응에도 영향을 주는데, 이는 스트레스가 식습관과 수면 패턴을 바꾸고 건강에 해로운 호르몬을 분비해 두려움과 걱정을 부추기기 때문이다.

특히 잠들기 전에 뉴스를 보지 않도록 주의하자. 당신의 몸과 마음을 움츠리게 하는 콘텐츠를 계속 포스팅하는 소셜 미디어의 누군가를 언폴로우하는 한이 있더라도 경계를 분명히 세워야 한다. 미디어를 접할 때는 음식을 먹을 때처럼 신중해야 한다.

유연성을 잃지 말라

누구나 좋은 습관에서 잠시 이탈할 때가 있다. 당연한 이야기다. (하지 말라 해도) 우리는 온종일 앉기만 하고, 형편없는 식사를 하며, 건강한 습관을 내던져 버리기도 한다. 3주간 엄격하게 프로그램을 실천한 뒤에는 '최소' 80퍼센트라도 유지하도록 노력하자. 남은 20퍼센트는 '합법적으로 이탈'하는 시간이다. 휴가, 공휴일, 특별한 날, 외식을 통해 그 시간을 소비할 것이다. 물론 괜찮다. 다만 그 일탈을 계속해서는 안 된다. 일탈을 계속하지 않으려면 일상의 패턴을 한결같이 유지해야 한다.

내가 항상 하는 말이 있는데, 지속성과 경직성은 다르다. 자신만의 독특한 지속 방법을 찾아야 성공한다. 자신에게 가장 잘 맞는, 혹은 맞지 않는 방식이 무엇인지 알아보고 실천하자.

1주 차 식사는 가급적 직접 요리해서 먹자. 물론 외식하는 날도 생기기 마련이다. 그럴 때는 첨가물이 없고, 요리법이 단순하며, LUV에 맞는 음식을 고른다(10가지 규칙은 202쪽에 있다). 단골 식당이 있다면 LUV 식단 규칙에 맞는 음식이 있는지를 확인해 보자. 그런 음식이 없다면 과감히 다른 식당을 찾자.

물론 약간의 요령만 있다면 당신에게 맞는 음식을 고르기가 어렵지 않다. ❶덜 짜고 덜 달게 먹고, ❷정제된 기름, 드레싱, 향신료가 들었는지 꼭 살피고, ❸튀김보다 찜, 구이를 먹고, ❹고탄수 요리를 피하고, ❺점원이나 요리사에게 요리에 무엇이 들어갔는지 꼭 물어보자. 한입의 음식으로도 응급실에 실려 갈 수 있는 심각한 알레르기가 있는 사람처럼, 당신도 먹을 요리에 무엇이 들었는지 알고 피할 권리가 있다.

날씬하고 건강한 몸, 높은 대사량을 유지하는 사람은 매일 건강식을 먹으며, 식단을 크게 바꾸지 않는다(혹은 최대한 단순히 조리한 요리를 먹는다).

이 책의 9장과 내 홈페이지에는 당신이 주식으로 삼을 만한 요리가 많다. 그중에서 당신이 매일 먹을 수 있는 간단한 식단을 몇 가지 소

개하려 한다. 또한, 먹다 남은 음식을 무시하지 말라. 전날 남긴 채소
나 단백질 식재료를 써서 오늘 점심이나 저녁 식사를 만들 수도 있다!

- 달걀 두 개(어떻게 요리해도 좋다), 제철 채소 볶음(올리브유나
  버터 쓰기), 아보카도 두 조각
- 플레인 그릭 요거트에 치아시드나 아마씨, 호두 분태, 장과류,
  계피나 카더멈 가루를 뿌린 것(꿀을 뿌려도 좋다)
- 산딸기 타히니 스무디(261쪽 참고)

- 베이비 채소 믹스[생채소(브로콜리, 청파프리카, 셀러리, 오이 등),
  석류, 으깬 무염 생견과류, 다진 적양파, 방울토마토, 타임과 로즈메
  리]와 닭가슴살 큐브, 칠면조 고기 85~113그램을 섞은 샐러드
  와 타트체리 비네그레트 드레싱(244쪽 참고, 간단하게 올리브유
  와 레몬 한 개로 즙을 짜 뿌려도 좋다)
- 구운 닭고기(혹은 자연산 생선 85~142그램)와 땅 위에 자라는 채
  소 찜, 익힌 와일드라이스나 현미 반 컵을 생잣이나 생아몬드
  슬라이스 1큰술과 섞은 것
- 채소 볶음(브로콜리, 적양파, 껍질콩, 파프리카, 아스파라거스, 방
  울양배추, 버섯 등을 아보카도 오일로 볶은 것), 구운 닭고기나 자
  연산 생선 혹은 목초육 스테이크 85~142그램(선택 사항으로 무
  글루텐 곡물 반 컵)

- 채소와 단백질 타코(자연산 연어 통조림이나 큐브 닭고기, 돼지고기를 구운 채소, 양상추와 함께 담고 비네그레트 드레싱이나 올리브 유를 끼얹은 요리)

내용에서 짐작할 수 있듯이, 당신은 매 식사마다 요산 농도를 낮추는 재료를 최소한 한 가지는 먹어야 한다. 드레싱의 경우 한꺼번에 많이 만들어 두고 먹어도 좋다. 또한 식사마다 채소는 넉넉히 먹으라. 생채소를 살 수 없다면 냉동실에 보관해 두고 먹어도 좋다. 타트체리를 좋아한다면 떨어지지 않게 챙겨 두라. 자신만의 간식도 준비한다(참고로 나는 아보카도, 견과류, 연어 통조림을 간식으로 먹는다).

통조림은 어떨까? 당류와 소듐 함량을 잘 살핀다면 좋은 영양 공급원이다. 나는 토마토, 시금치(생물보다 비타민C가 더 많다), 콩(강낭콩, 흰강낭콩, 검정콩, 핀토콩, 병아리콩, 껍질콩), 올리브, 아티초크 속대, 종려나무순 통조림을 즐겨 먹는다. 저염에 무가당이라는 가정하에 수프(렌즈콩, 구운 토마토를 쓴) 통조림도 좋다. 즉, 영양 성분표만 제대로 읽으면 된다. 통조림 수프에 채소를 더 넣고 건강에 좋은 단백질(닭고기나 생선 구운 것)을 한 줌 정도 넣으면 한 끼 식사가 된다. 다만 과일 통조림은 유의해야 한다. 먹어서는 안 되는 주스가 들었기 때문이다.

음식 매칭의 위력

'언제, 무엇을 먹는지는' 매우 중요하다. 하지만 먹는 **순서**도 그만큼 중요하다. 민스가 '벌거벗은 탄수화물'이라고 부르는 정제된(지방,

단백질, 섬유질이 없다) 탄수화물은 절대 먹지 않는다.

식사할 때 탄수화물을 가장 먼저 먹으면 나중에 먹을 때보다 혈당이 더 치솟는다는 연구 결과가 있다. 탄수화물(연구에서는 치아바타와 오렌지주스)을 먹기 15분 전에 채소와 닭고기를 먼저 먹으면 식후 혈당이 30분 후에는 27퍼센트, 한 시간 뒤에는 37퍼센트 줄었다고 입증한 연구도 있다. 게다가 탄수화물을 먹기 전에 채소와 단백질을 먼저 먹으면 식후 한두 시간 뒤의 인슐린 농도가 크게 낮아졌다.

지방과 탄수화물을 함께 먹어도 혈당 급상승을 누르는 효과가 있다. 비유하면, 견과류 몇 알을 탄수화물이 많은 식사에 곁들이는 것만으로도 몸의 반응을 놀라울 정도로 바꿀 수 있다. 이제 당신은 흰 빵을 다시 먹지는 않겠지만, 흰 빵을 아몬드와 같이 먹으면 흰 빵만 먹었을 때보다 혈당 급상승이 크게 줄었다는 연구 결과도 일러두겠다. 참고로 연구에서 아몬드를 더 먹을수록 혈당은 더 줄었다.

인슐린 저항성이 있는 이가 섬유질을 많이 먹으면 식후 혈당 급상승과 인슐린 농도가 줄어들 뿐 아니라 혈당 변동성도 줄었다는 연구 결과도 있다. 기억할지 모르겠지만, 혈당 변동성은 대사에서 매우 중요한 요인이다. 섬유질이 많은 식재료는 콩과 식물, 땅 '위에서' 자라는 채소, 과일, 견과류, 씨앗류(아마 씨, 치아치드, 호박씨, 참깨 등)가 있다. 섬유질은 하루 최소 35그램은 먹어야 한다.

3주 차에 알아야 할 마지막 교훈은 질병까지 **기회**로 여기라는 것이다. 이미 당신은 코로나19가 닥치지 않았다면 보지 못했을 기회를 잡았다. 내가 이 책을 다 썼을 때 코로나19는 미국 곳곳에 밀려들었고, 델타 변이 바이러스가 맹렬하게 퍼지면서 더 많은 목숨을 앗아갔다. 모두가 너무나 괴롭고 기진맥진한 2년을 보냈다. 나는 이 일이 반복되지 않길 바란다.

우리 인간은 환경에 계속 남았을 것으로 보이는 새로운 바이러스의 위협 아래 살아가는 법을 배우는 중이다. 물론 이런 상황에도 달콤한 희망은 있다. 항시 관리해야 할 위협은 우리가 건강하고 안전하게 살아가기 위해 할 수 있는 노력에 동기를 부여한다는 점이다. 여기에는 인간의 몸(정신과 감각까지)을 최대한 건강히 유지하는 일도 포함된다.

코로나19는 앞으로도 가능한 모든 사람에게 옮아 복제를 반복할 것이다. 그 앞에 우리 모두는 잠재적 숙주고, 바이러스는 생존할 뿐이다. 하지만 바이러스는 누구를 감염시킬지 차별하지 않는다. 문제는 질병으로 나타나는 방식에서 차별이 드러난다는 점이다. 아마 인간이 만난 병원체 중 어느 것도 이 위협적 존재처럼 교활하고 예측 불가능하지는 않을 것이다. 이렇게 코로나19는 사회 불평등부터 개인의 건강 상태까지, 기존에 숨었던 문제를 모두 드러냈다. 우리는 미국이 세계에서 가장 훌륭한 보건 의료 체계를 운영하는 건강한 국가라 생각하겠지만, 코로나19의 대답은 달랐다.

내과 전문의인 오스틴이(내 아들이다) 〈미디엄Medium〉의 지면을 빌려 코로나19가 기회감염(정상적인 상태에서는 감염되지 않다가 환경이 바뀌면 감염되는 경우_옮긴이)이라고 주장했을 때, 나는 많은 생각을 했다.[3] 그가 말하고 싶었던 것은 코로나19가 면역 기능이 떨어진 이를 공략한다는 사실이었다.

과거에는 항암 화학요법이나 방사선치료를 받는 환자, 장기이식 후 면역억제제를 투여하는 환자, 자가면역 질환 환자만 면역 기능이 떨어진다고 여겼다. 그러나 오스틴이 지적했듯이, 이제는 당뇨병부터 비만, 치매까지 가장 흔한 퇴행성 질환 대부분이 면역 기능을 손상하며, 코로나19 바이러스가 이 기회를 활용한다는 사실을 인정해야 한다. 이에 대해 그는 이렇게 썼다.

"만성 질환은 비정상적 면역계라는 토대를 마련했다. 이는 감염 감수성을 나타내며, 이런 약점을 얼마든지 쓸 수 있음을 코로나19가 증명했다. 감염과 만성 질환의 차이는 우리 생각보다 적을지 모른다. 감염으로 심각한 합병증을 일으킬 경우 병원체보다는 인간의 면역력이 더 중요한 요인이다."

인간은 퇴행성 질환과 스스로 유발한 질병의 시대를 살아가지만, 스스로 만든 질병은 거의 예방 가능하다. 흡연하면서도 높은 사망 위험을 감수하듯이, 병적 대사가 일으키는 결과를 안고 살아갈 수 있다. 최소한 선진국에 산다면 영양실조나 기아, 감염병으로 쉽게 죽지는 않을 것이다. 물론 전 세계에서 고혈압, 비만, 흡연은 사망 위험 요인의 상위를 차지하며, 모두 예방할 수 있는 위험 요인이다.[4] 현대 건강 문제의 핵심은 오래되고 깊이 뿌리박힌 대사 문제이며, 이는 면역 기능장애라고 할 수 있다.

숨겨진 면역 기능장애가 코로나19에 취약하다는 사실이 드러났지만, 오래전부터 과학은 심장 질환부터 암까지 모든 질병을 불완전한 면역 기전으로 설명할 수 있다고 증명했다. 그리고 불완전한 면역력은 결함 있는 대사와 매우 밀접한 관계다. 또한 대사와 면역 기능을 위협하는 핵심은 요산 농도 상승이다.

대사 문제는 후천적 면역 저하 상태이므로, 요산 농도 조절은 완벽한 대사와 생리적 안정을 유지하는 놀라운 정도로 강력한 도구가 될 수 있다. 요산 농도가 비정상적으로 상승하면 우리는 경고와 함께 치료 기회도 얻는다. 코로나19와의 사투로 이제 우리는 최적의 면역력이라는 가치를 깨달았으며, 비정상적 대사를 통제하고 요산을 면밀히 감시하는 데 지금이 최적의 시기다.

이를 위해 나는 당신에게 목표와 수치를 적은 종이에 **기회**라는 단어를 덧붙이길 권한다. 바꾸고, 반전하고, 개선하고 싶은 목록을 덧붙이라. 막연하게 써도 좋다. 예를 들면 낮은 에너지, 2형 당뇨병, 우울증, 심각한 불안, 강박 장애, 양극성 장애, 체중 증가, 만성 통증, 관절염, 두통, 편두통, 소화기 질환, 브레인 포그, 폭식, 건선, 콩팥 질환, 통풍, 관상동맥 질환, 조기 노화 등 무엇이든 원하는 것을 쓰고, 그 뒤에 **기회**라는 단어를 덧붙이자. 그리고 그 단어에 대해 잠시 생각해 보자. 써 놓은 말을 받아들이고, 인정하자. 그리고 건강이라는 운명을 당신이 통제한다는 사실을 기억하라. LUV에 대해 알면 행복하게 살 수 있다.

나가며

넓게 보고 작은 것부터 실천하라

역사상 최고의 의학적 진보라 하면 무엇이 떠오르는가? 마취, 백신, 항생제, 손 씻기, 1형 당뇨병과 인슐린, 장기이식, 게놈 염기 서열 분석, 의학 영상(엑스레이, CT 스캔, MRI), 줄기세포 치료법, 면역 치료법, 인공지능…, 목록은 계속 이어질 것이다. 이처럼 무수한 의학계의 양자 도약에 순위를 매기기란 매우 어렵다.

의학적 진보 중 내가 좋아하는 것은 흡연이 폐암을 유발한다는 발견이다. 지금 생각하면 아주 당연하고 반박의 여지가 없지만 흡연과 암, 특히 폐암의 연관성을 확립한 것은 가장 위대한 의학적 성과로 일컬어진다. 이 발견은 간접흡연에까지 문제를 제기했다. 이 중요한 발견과 요산 상승이 일으키는 위험의 발견 사이에는 비슷한 점이 많다. 이를 설명하기 전에 우선, 배경을 간략하게 알아보자.

담배는 '인간 역사에서 가장 치명적인 인공물'이라고 불린다. 19세기 말 흡연이 유행하기 전까지 폐암은 매우 드물었다. 독일 의사 프리츠 리킨트Fritz Lickint는 흡연이 건강에 미치는 효과를 끈질기게 연구했고, 1929년에 최초로 흡연과 폐암의 연관성을 보여 주는 공식 통계를 증거로 발표했다. 물론 이전에 다른 과학자, 의사도 흡연과 폐암의 연관성을 주장했으며, 이 중에는 리킨트보다 무려 10년 전에 폐암이 증가하는 기저 원인은 흡연이라 주장한 미국인 의사 아이작 아들러 Isaac Adler도 있다.

그러나 누구도 리킨트처럼 흡연과 폐암의 관계를 보여 주는 엄청난 양의 정밀한 데이터를 증거로 내놓지 못했다. 그는 자신이 제시한 증거가 매우 명확하고 확실하므로 추가 연구는 필요 없으리라 생각했으며, 해결책은 오로지 흡연을 금지하는 길뿐이라고 여겼다. 하지만 당시는 예방의학을 온전히 이해하고 받아들이는 시대가 아니었다. 당시 의학은 주로 치료에 초점을 맞췄다.

어떤 일이든 타이밍은 중요하다. 리킨트의 발견은 하필 2차 세계대전을 앞두고 독일이 불안정하던 시기에 발표됐기 때문에 더욱 무시됐다. 그는 '20세기 의과학에서 가장 위대한 이름 없는 영웅'으로 역사에 남을 것이다.[2]

그렇게 흡연과 폐암의 연관성을 밝히는 공로를 '차지한' 이는 영국 의사 리처드 돌Richard Doll이었다. 그는 흡연이 전후 영국에서 폐암 대유행을 촉발한다고 1950년에 경고했다. 1951년에 그는 50년간의 종단 연구를 시작했고, 이 연구를 통해 모든 흡연자의 절반이 중독으로 죽었으며 금연이 사망 위험을 크게 줄이거나 제거한다는 연관성을 명백하게 입증했다.

그러나 돌의 경고 역시 묻혔다. 당시 막대한 권력을 가진 담배 업계에 의해 그의 경고는 소리 없이 묻혔으며, 담배 업계는 담배가 건강에 유익함을 끊임없이 홍보했다.

지금은 이 주장이 사실이 아니라는 점을 모두가 알지만, 미국 공중 보건 최고 책임자가 흡연의 해로움을 알리는 보고서를 처음 발표한 1964년에서야 미국인은 진실을 깨달았다. 1960년대 후반에는 대부분이 흡연이 암을 유발할 수 있다고 믿었다는 점을 알 수 있다. 그러나 놀랍게도 모든 미국 의사의 3분의 1만이 담배에 관한 진상이 밝혀졌다고 믿었다(그리고 많은 의사가 흡연한다).

내가 이 역사의 작은 조각을 들고 온 이유가 있다. 흡연과 폐암의 관한 이야기와 요산 농도 상승이 일으키는 손상에 관한 이야기는 비슷한 점이 많기 때문이다. 요산 농도 상승은 흡연과 비슷하다. 물론 우리가 진실을 깨우치기까지 '또 다른 반백 년'이 걸리길 바라지는 않는다.

모든 일에는 원인이 있다. 불이 나기 전에 연기가 피어오르듯, 원치 않는 수많은 질병이 나타나기 전에 요산 농도가 높아진다. 요산 농도 상승은 생물학적 대혼란과 직접적인 연관성이 있다. 데이터가 가리키는 파묻힌 진실, 살아가면서 우리가 통제할 수 있는 위험을 더는 외면할 수 없다. 이제 우리는 요산 농도를 위험할 정도로 높이는 생활 습관 요인이 무엇인지 잘 알며, 따라서 요산 농도가 항상 높은 상태로 사는 것은 선택의 문제다.

모든 생물에 삶은 끊임없이 돌아가는 파괴와 창조의 굴레이며, 이 두 힘은 정확히 균형을 이뤄야 한다. 두 힘의 균형은 몸의 균형에서 나오며, 몸의 균형은 생활 습관 선택의 직접적 결과다. 이 책에서 내내 강조했듯이, 요산 농도가 만성적으로 높은 상태는 몸 어딘가가 잘못됐으며, 더 심각한 증상이 나타나기 전에 해결해야 한다는 확실한 신호다. 다행히 요산 농도를 낮추는 일은 이미 설명했듯이 아기 걸음마처럼 쉽고, 당신이 입에 어떤 음식을 넣는지부터 시작한다.

나는 의사, 강사, 저자로 활동하면서 건강과 행복에 대한 질문을 수도 없이 받았다(내 홈페이지의 'Learn' 탭을 보면 내가 가장 많이 받았던 질문과 답을 볼 수 있다). 그중 내가 가장 좋아하는 질문은 이것이다. 답하기 매우 쉬운 문제이기도 하다.

"다른 의사에게 무언가를 알려 줄 시간이 15분 있다면 무엇을 알려 줄 것이며, 그 주제를 택한 이유는 무엇인가?"

아주 간단하게 "영양은 생각보다 더 중요하다"라고 나는 말할 것이다. 음식은 인간의 가장 중요한 건강 동맹이다. 첨가당만 제외하든, 비건으로 식성을 바꾸든 식단에 작은 변화 하나를 일으켜 식사를 개선하면 인간의 건강은 놀랍고도 빠르게 좋아질 것이다. 더 나은, 더 건강한, 더 충만한 삶을 추구할 때 영양은 적절한 출발점이 된다. 약물이나 고통스러운 다이어트, 비현실적인 운동 프로그램이 아니라 내가 좋아하는 두 글자 단어, 바로 **음식**으로 가능하다. 이제 보건 의료 공동체가 의학에서 음식의 힘을 인정하고 변화하려는 움직임을 보여 매우 기쁘다.

전 세계인 5명 중 1명이 죽는 이유가 부적절한 식사 탓이라면? 담배를 포함한 다른 위험 요인보다 더 큰 원인이라면? 이는 불길한 징조가 아닐까? 우리는 모두 흡연의 위험을 안다. 이제 우리는 부적절한 식사로 요산 조절 장애 같은 전조를 포함한 대사 기능장애가 일어날 위험을 인정해야 한다. 1장에서 말했듯이, 이제 요산을 만성 질환이라는 '교향곡의 주요 지휘자'라고 인지한 만큼, 우리는 이 중요한 대사 산물이 균형을 이루도록 노력해야 한다.

"음식이 약이다"를 모토로 질병을 예방, 관리, 치료하려 연구를 거듭하는 과학자와 의사에게 나는 아낌없이 갈채를 보낸다. 의사가 의학적으로 처방한 식단을 먹을 미래를 그려 보라. "음식이 약이다"라는 개념이 보건 의료로 통합되면 의학 훈련과 교육에 근본적 변화가 일어나고, 이를 지지하는 프로그램의 지원이 이어질 것이다. 물론 여기에는 개발도상국뿐만 아니라 선진국에서도 문제가 되는 식량 불안정을 해결하는 것도 포함한다.

코로나19는 전 세계 보건 의료 체계의 취약점을 빠르게 공격했을 뿐 아니라 식량 체계의 취약점도 드러냈다. 여기에는 급격히 치솟는 식량 불안정성과 영양과 관련된 질병을 앓는 이가 건강한 식품에 접근하기 어려운 상황이 포함된다. 이 위기를 해결하려면 "음식이 약이다"라는 모토를 보건 의료 체계에 통합하는 것부터 시작해야 한다.

카토연구소Cato Institute는 미국의 당류 지원 프로그램을 가리켜 '설탕을 바른 카르텔'이라 불렀다. 설탕 업계에 주는 보조금을 없애고, 대신 건강한 식품을 경작하는 농부를 지원하는 용감한 변화를 뜻하기도 한다.[3] 이에 따르는 이익은 엄청나다. 미국 과학계는 신선한 과일과 채소에 평생 30퍼센트의 보조금을 지급하면 심혈관 질환 193만 건을 예방하고 보건 의료 비용 약 400억 달러를 절감하리라고 추정했다.[4]

매사추세츠주와 캘리포니아주에서는 "음식이 약이다"라는 치료법을 이미 위험도가 높은 집단, 즉 정신 질환자나 여러 질병을 앓는 환자, 일상적인 활동이 어려운 사람, 응급실에 자주 오는 사람을 대상으로 진행한다.[5] 매사추세츠주에서는 2019년에 양질의 식품이 필요한 사람에게 식사, 식료품, 요리 도구를 배달하고 영양 교육을 하는 프로그램이 시작됐다.

정부 보건 의료 체계가 주도한 이 실험의 결과는 2022년에 공개되기 시작했다. 캘리포니아주는 음식이약이다연합Food Is Medicine Coalition을 통해 주 정부 기관을 조직해서 의학적으로 구성한 식사와 영양 서비스를 취약 계층에게 제공한다. 이 프로그램도 성과를 거뒀는데, 어떤 연구에 따르면 여섯 달 동안 의학 영양 서비스를 받은 환자의 보건 의료 비용과 입원율이 놀라울 정도로 줄었다.[6] **의학 영양**medical nutrition이라는 단어는 우리가 의식과 어휘에서 널리 수용해야 할 단어다.

이런 좋은 결과는 더 많아질 것이고, 앞으로 미국과 전 세계에 이런 프로그램이 널리 퍼질 것이다. 미국 내 여덟 개 주에서 '처방전 생성 프로그램'을 만들기 위해 수백만 달러를 농업 지원금으로 책정했다는 좋은 소식도 있다. 이 프로그램은 다양한 지역에서 보건 의료 전문가를 통해 농산물을 무료나 할인된 가격으로 교환할 수 있는 바우처와 카드를 제공한다. 주요 대학, 병원, 기관에서도 공동체를 대상으로 음식이 약이라는 사실을 교육하고 돕기 위한 프로그램을 진행 중이다.

나는 나이, 인종, 사회경제적 지위, 지리적 위치에 상관없이 모두에게 더 나은 건강으로 향하는 새로운 길을 보여 주는 이런 움직임을 칭찬하고 싶다. 그러나 이런 프로그램을 대규모로 시행하기까지, 식음료 업계를 개선하기까지는 우리 각자가 자신의 역할에 충실해야 하며, 그 시작은 각 개인의 삶에서 출발해야 한다. 넓게 보고, 작은 것부터(그리고 개인부터) 실천하라.

이 책을 통해 당신이 삶을 성장시킬 좋은 변화가 담긴 정보를 얻었길 바란다. 이제 우리의 목표는 수백만 년의 진화를 통해 발전한 체계인 몸의 자연스러운 과정과 조화를 이루며 사는 것이다.

현대인은 적절한 영양분이 결핍된 채 살아간다. 이젠 더 많이 움직이고 하루의 피로를 말끔히 지우도록 숙면해야 한다. 인간의 진화에 혁명을 일으켜야 한다. 미국에서 금연 캠페인이 이어지고 50여 년이 지난 지금, 미국인 800만 명 이상이 목숨을 건졌다. 이제 인간의 몸에서 불꽃을 조장하는 요산의 역할을 안 지금, 또 얼마나 많은 생명을 구할 수 있을까? 이제 당신에게 맡겨진 임무를 완수하라. 앞으로 뻗어나가는 새로운 길을 열으라. 그리고 당신만의 가장 좋은 타협점을 찾으라.

당신은 LUV 프로그램을 지키면서 차이를 만들어 낼 수 있는 지점을 찾아 시작해야 한다. 그리고 당신의 경험을 공유하라. 나도 내게 주어진 임무를 계속할 것이다. 나와 함께하길 바란다.

고마움의 말

대개 이런 책은 다양한 재능을 가진 사람 여럿이 역량을 모아 하나의 목표에 집중해야 태어난다. 이 모든 일을 이룬 분들께 깊은 고마움을 전하고 싶다.

먼저, 소중한 친구이자 내 대리인인 보니 소로우에게 고맙다. 전작 《그레인 브레인》에 쏟았던 그의 열정이 이어진 모든 일을 이뤄 냈다. 그가 지닌 통솔력, 세부 사항에 쏟는 관심, 출판을 향한 마르지 않는 지혜는 대단했다.

수년간 내 작업을 위해 분투한 리틀브라운스파크출판사의 지치지 않는 팀에도 고마움을 표한다. 특히 글을 명료하고 간결하며 실무적으로 다듬는 재능이 뛰어난 내 담당 편집자 트레이시 베허가 고맙다. 초고부터 완고까지, 그의 편집자적 재능으로 이 책을 더 훌륭하게 다듬었다. 마이클 피치, 브루스 니컬스, 이안 슈트라우스, 제시카 춘, 율

302

리아나 호르바체프스키, 크레이크 영, 사브리나 캘러핸, 줄리아나 리, 바버라 클라크, 팻 잘베르트-레빈, 멜리사 매슬린에게도 고마움을 표한다. 헌신적인 전문가와 하는 작업은 언제나 즐겁다.

스탠턴앤컴퍼니의 에이미 스탠턴과 리베카 라인볼드도 고마운 이들이다. 미래를 내다보며 기울인 창의적인 홍보 활동에 더해 리틀브라운스파크 팀과 놀라운 협업을 보여 준 이들이다. 또 소셜 미디어 노출을 늘린 조너선 제이컵스와 액셀러레이트360사의 놀랍고 다양한 작업도 고맙다.

데일리도즈의 트리샤 윌리엄스에게도 고마움을 전한다. LUV 지침에 맞는 놀라운 요리를 창조하고 요리를 재미있게 만들어 줬다. 그리고 케이트 워크맨에게 특별히 고마움을 덧붙인다. 총괄 책임자로서 이 프로젝트의 모든 것을 신중하게 처리해 줬다. 제리 애덤스 주니어와 엘린 로너건에겐 PBS 특집 방송에서 내 책을 소개하면서 보여 준 성실함과 창의성에 고마움을 표한다.

마지막으로, 내 아내 레이즈와 아이들, 오스틴과 레이샤에게 고마운 마음을 보낸다. 이들은 내가 걷는 여정에서 언제나 나를 지지하고 격려해 줬다. 다시 한번 이 위대한 모험을 함께할 수 있었던 것에, 이토록 중요한 책을 함께 만든 것에 고맙다.

미주

다음은 논문, 책, 기사, 온라인 출처 목록이다. 이 책에 소개한 아이디어와 개념을 더 깊이 알고 싶을 때 도움이 될 것이다. 아주 완벽한 목록은 아니지만, 당신이 새로운 관점을 만들고 이 책에서 제시한 원칙을 따르도록 돕는 데는 문제가 없을 것이다. 이 목록은 앞으로의 더 깊은 연구와 조사로 이어지는 문을 열어 줄 수도 있다. 책에서 언급한 문헌이 이 목록에 없다면 내 홈페이지에 와서 찾았음 한다.

들어가며: 요산이 걱정될 때

1   See https://peterattiamd.com/

2   See the Centers for Disease Control and Prevention, at www.cdc.gov, and the American Heart Association, at www.heart.org

3   See "Hidden in Plain Sight", SugarScience, University of California at San Francisco, ttps://sugarscience.ucsf.edu/hidden-in-plain-sight/

4   Alexander Haig, *Uric Acid as a Factor in the Causation of Disease: A Contribution to the Pathology of High Arterial Tension, Headache, Epilepsy, Mental Depression, Paroxysmal æmoglobinuria and Anæmia, Bright's Disease, Diabetes, Gout, Rheumatism, and Other Disorders* (London: Franklin Classics, 2018). Also see Alexander Haig, "Uric Acid as a Factor in the Causation of Disease-A Contribution to the Pathology of High Blood Pressure, Headache, Epilepsy, Mental Depression, Paroxysmal Hemoglobinuria and

Anemia, Bright's Disease, Gout, Rheumatism and other Disorders", *JAMA* 31, no. 3 (1898): 139, https://doi.org/10.1001/jama.1898.02450030041022

Theodora Fragkou, Konstantina Goula, and Ourania Drakoulogkona, "The History of Gout Through Centuries", *Nephrology Dialysis Transplantation* 30, supplement 3 (May 2015): iii377-80, https://doi.org/10.1093/ndt/gfv186.05

Oxford English Dictionary, 2nd ed. (Oxford, UK: Oxford University Press, 2004).

George Nuki and Peter A. Simkin, "A Concise History of Gout and Hyperuricemia and Their Treatment", *Arthritis Research & Therapy* 8, supplement 1 (2006): S1, https://doi.org/10.1186/ar1906

Julie Maurer, "Early Gout Is Bad for the Heart: Recent Research Context", *Med-Page Today*, November 28, 2019, https://www.medpagetoday.com/reading-room/acrr/generalrheumatology/83581. Also see Yan Li et al., "Clinical Characteristics of Early-Onset Gout in Outpatient Setting", *ACR Open Rheumatology* 1, no. 7 (2019): 397-402, https://doi.org/10.1002/acr2.11057

Jasvinder A. Singh, "Gout: Will the 'King of Diseases' Be the First Rheumatic Disease to Be Cured?", *BMC Medicine* 14 (2016): 180, https://doi.org/10.1186/s12916-016-0732-1

Christina George and David A. Minter, "Hyperuricemia", *StatPearls* (Treasure Island, FL: 2021), https://www.ncbi.nlm.nih.gov/books/NBK459218/

Jiunn-Horng Chen et al., "Serum Uric Acid Level as an Independent Risk Factor for All-Cause, Cardiovascular, and Ischemic Stroke Mortality: A Chinese Cohort Study", *Arthritis & Rheumatology* 61, no. 2 (February 2009): 225-32, https://doi.org/10.1002/art.24164. Also see Erick Prado de Oliveira and Roberto Carlos Burini, "High Plasma Uric Acid Concentration: Causes and Consequences", *Diabetology & Metabolic Syndrome* 4 (April 2012): 12, https://doi.org/10.1186/1758-5996-4-12

Rashika El Ridi and Hatem Tallima, "Physiological Functions and Pathogenic Potential of Uric Acid: A Review", *Journal of Advanced Research* 8, no. 5

(September 2017): 487~93, https://doi.org/10.1016/j.jare.2017.03.003

13   El Ridi and Tallima, "Physiological Functions and Pathogenic Potential of Uric Acid".

14   James J. DiNicolantonio, James H. O'Keefe, and Sean C. Lucan, "Added Fructose: A Principal Driver of Type 2 Diabetes Mellitus and Its Consequences", Mayo Clinic Proceedings 90, no. 3 (March 2015): 372~81, https://doi.org/10.1016/j.mayocp.2014.12.019

15   Fiorenzo Stirpe et al., "Fructose-induced Hyperuricaemia", The Lancet 296, no. 7686 (December 1970): 1310~11, https://doi.org/10.1016/s0140-6736(70)92269-5

16   Michael I. Goran et al., "The Obesogenic Effect of High Fructose Exposure During Early Development", Nature Reviews Endocrinology 9, no. 8 (August 2013): 494-500.

17   Christopher Rivard et al., "Sack and Sugar, and the Aetiology of Gout in England Between 1650 and 1900", Rheumatology 52, no. 3 (March 2013): 421~26, https://doi.org/10.1093/rheumatology/kes297

18   Lina Zgaga et al., "The Association of Dietary Intake of Purine-Rich Vegetables,Sugar-Sweetened Beverages and Dairy with Plasma Urate, in a Cross-Sectional Study", PLOS ONE 7, no. 6 (2012): e38123, https://doi.org/10.1371/journal.pone.0038123

19   Jasvinder A. Singh, Supriya G. Reddy, and Joseph Kundukulam, "Risk Factors for Gout and Prevention: A Systematic Review of the Literature", Current Opinion in Rheumatology 23, no. 2 (March 2011): 192~202, https://doi.org/10.1097/BOR.0b013e3283438e13

20   Christian Enzinger et al., "Risk Factors for Progression of Brain Atrophy in Aging: Six-Year Follow-Up of Normal Subjects", Neurology 64, no. 10 (May 24, 2005): 1704~11, https://doi.org/10.1212/01.WNL.0000161871.83614.BB

21   Paul K. Crane et al., "Glucose Levels and Risk of Dementia", New

England Journal of Medicine 369, no. 6 (August 2013): 540~48, https://doi.org/10.1056/NEJMoa1215740

1장: 요산이란?

Gertrude W. Van Pelt, "A Study of Haig's Uric Acid Theory", *Boston Medical and Surgical Journal* 134, no. 6 (1896): 129~34, https://doi.org/10.1056/NEJM189602061340601

Richard J. Johnson et al., "Lessons from Comparative Physiology: Could Uric Acid Represent a Physiologic Alarm Signal Gone Awry in Western Society?", *Journal of Comparative Physiology B: Biochemical, Systemic, and Environmental Physiology* 179, no. 1 (January 2009): 67~76, https://doi.org/10.1007/s00360-008-0291-7

See Framingham Heart Study, http://www.framinghamheartstudy.org

Bruce F. Culleton et al., "Serum Uric Acid and Risk for Cardiovascular Disease and Death: The Framingham Heart Study", *Annals of Internal Medicine* 131, no. 1 (July 1999): 7-13, https://doi.org/10.7326/0003-4819-131-1-199907060-00003

To access a partial list of Dr. Richard J. Johnson's research papers, go to his Google Scholar page at https://scholar.google.com/citations?user=dTgECeMAAAAJ&hl=en

Richard J. Johnson and Peter Andrews, "The Fat Gene", *Scientific American* 313, no. 4 (October 2015): 64~69, https://doi.org/10.1038/scientificamerican1015-64

Johnson and Andrews, "The Fat Gene".

Johnson and Andrews, "The Fat Gene".

Richard J. Johnson, Peter Andrews, "Ancient Mutation in Apes May Explain Human Obesity and Diabetes", *Scientific American*, October 1, 2015, https://www.scientificamerican.com/article/ancient-mutation-in-apes-may-explain-human-obesity-and-diabetes/

10 Daniel I. Feig, Beth Soletsky, and Richard J. Johnson, "Effect of Allopurinol on Blood Pressure of Adolescents with Newly Diagnosed Essential Hypertension: A Randomized Trial", *JAMA* 300, no. 8 (August 2008): 924~32, https://doi.org/10.1001/jama.300.8.924

11 Mehmet Kanbay et al., "A Randomized Study of Allopurinol on Endothelial Function and Estimated Glomular Filtration Rate in Asymptomatic Hyperuricemic Subjects with Normal Renal Function", *Clinical Journal of the American Society of Nephrology* 6, no. 8 (August 2011): 1887-94, https://doi.org/10.2215/CJN.11451210. Also see Jacob George and Allan D. Struthers, "Role of Urate, Xanthine Oxidase and the Effects of Allopurinol in Vascular Oxidative Stress", *Vascular Health and Risk Management* 5, no. 1 (2009): 265~72, https://doi.org/10.2147/vhrm.s4265; Scott W. Muir et al., "Allopurinol Use Yields Potentially Beneficial Effects on Inflammatory Indices in Those with Recent Ischemic Stroke: A Randomized, Double-Blind, Placebo-Controlled Trial", *Stroke* 39, no. 12 (December 2008): 3303~7, https://doi.org/10.1161/STROKEAHA.108.519793; Jesse Dawson et al., "The Effect of Allopurinol on the Cerebral Vasculature of Patients with Subcortical Stroke; a Randomized Trial", *British Journal of Clinical Pharmacology* 68, no. 5 (November 2009): 662~68, https://doi.org/10.1111/j.1365-2125.2009.03497. x; Fernando E Garcia-Arroyo et al., "Allopurinol Prevents the Lipogenic Response Induced by an Acute Oral Fructose Challenge in Short-Term Fructose Fed Rats", *Biomolecules* 9, no. 10 (October 2019): 601, https://doi.org/10.3390/biom9100601; Jasvinder A. Singh and Shaohua Yu, "Allopurinol and the Risk of Stroke in Older Adults Receiving Medicare", *BMC Neurology* 16, no. 1 (September 2016): 164, https://doi.org/10.1186/s12883-016-0692-2; Marilisa Bove et al., "An Evidence-Based Review on Urate-Lowering Treatments: Implications for Optimal Treatment of Chronic Hyperuricemia", *Vascular Health and Risk Management* 13 (February 2017): 23~28, https://doi.org/10.2147/VHRM.S115080

12 Federica Piani, Arrigo F. G. Cicero, and Claudio Borghi, "Uric Acid and

Hypertension: Prognostic Role and Guide for Treatment", *Journal of Clinical Medicine* 10, no. 3 (January 2021): 448, https://doi.org/10.3390/jcm10030448. Also see Qing Xiong, Jie Liu, and Yancheng Xu, "Effects of Uric Acid on Diabetes Mellitus and Its Chronic Complications", *International Journal of Endocrinology* 2019, article ID 9691345 (October 2019), https://doi.org/10.1155/2019/9691345; Anju Gill et al., "Correlation of the Serum Insulin and the Serum Uric Acid Levels with the Glycated Haemoglobin Levels in the Patients of Type 2 Diabetes Mellitus", *Journal of Clinical and Diagnostic Research* 7, no. 7 (July 2013): 1295~97, https://doi.org/10.7860/JCDR/2013/6017.3121; Zohreh Soltani et al., "Potential Role of Uric Acid in Metabolic Syndrome, Hypertension, Kidney Injury, and Cardiovascular Diseases: Is It Time for Reappraisal?", *Current Hypertension Reports* 15, no. 3 (June 2013): 175~81, https://doi.org/10.1007/s11906-013-0344-5; Magdalena Madero et al., "A Pilot Study on the Impact of a Low Fructose Diet and Allopurinol on Clinic Blood Pressure Among Overweight and Prehypertensive Subjects: A Randomized Placebo Controlled Trial", *Journal of the American Society of Hypertension* 9, no. 11 (November 2015): 837~44, https://doi.org/10.1016/j.jash.2015.07.008

13 James T. Kratzer et al., "Evolutionary History and Metabolic Insights of Ancient Mammalian Uricases", *Proceedings of the National Academy of Sciences*(USA) 111, no. 10 (March 2014): 3763~68, https://doi.org/10.1073/pnas.1320393111

14 Catarina Rendeiro et al., "Fructose Decreases Physical Activity and Increases Body Fat Without Affecting Hippocampal Neurogenesis and Learning Relative to an Isocaloric Glucose Diet", *Scientific Reports* 5 (2015): 9589, https://doi.org/10.1038/srep09589. Also see Beckman Institute for Advanced Science and Technology, "Fructose Contributes to Weight Gain, Physical Inactivity, and Body Fat, Researchers Find", *ScienceDaily*, June 1, 2015, www.sciencedaily.com/releases/2015/06/150

15 Dianne P. Figlewicz et al., "Effect of Moderate Intake of Sweeteners on

Metabolic Health in the Rat", *Physiology & Behavior* 98, no. 5 (December 2009): 618~24, https://doi.org/10.1016/j.physbeh.2009.09.016. Also see Isabelle Aeberli et al., "Moderate Amounts of Fructose Consumption Impair Insulin Sensitivity in Healthy Young Men: A Randomized Controlled Trial", *Diabetes Care* 36, no. 1 (January 2013): 150~56, https://doi.org/10.2337/dc12-0540

16　Mehmet Kanbay et al., "Uric Acid in Metabolic Syndrome: From an Innocent Bystander to a Central Player", *European Journal of Internal Medicine* 29 (April 2016): 3~8, https://doi.org/10.1016/j.ejim.2015.11.026

17　Tsuneo Konta et al., "Association Between Serum Uric Acid Levels and Mortality: A Nationwide Community-Based Cohort Study", *Scientific Reports* 10, no. 1 (April 2020): 6066, https:/doi.org/10.1038/s41598-020-63134-0

18　Jiunn-Horng Chen et al., "Serum Uric Acid Level as an Independent Risk Factor for All-Cause, Cardiovascular, and Ischemic Stroke Mortality: A Chinese Cohort Study", *Arthritis & Rheumatology* 61, no. 2 (February 2009): 225~32, https://doi.org/10.1002/art.24164

19　Yan-Ci Zhao et al., "Nonalcoholic Fatty Liver Disease: An Emerging Driver of Hypertension", *Hypertension* 75, no. 2 (February 2020): 275~84, https://doi.org/10.1161/HYPERTENSIONAHA.119.13419. Also see Philipp Kasper et al., "NAFLD and Cardiovascular Diseases: A Clinical Review", *Clinical Research in Cardiology* 110, no. 7 (July 2021): 921~37, https://doi.org/10.1007/s00392-020-01709-7

20　Zobair M. Younossi, "Non-alcoholic Fatty Liver Disease-A Global Public Health Perspective", *Journal of Hepatology* 70, no. 3 (March 2019): 531~44, https://doi.org/10.1016/j.jhep.2018.10.033

21　Guntur Darmawan, Laniyati Hamijoyo, and Irsan Hasan, "Association Between Serum Uric Acid and Non-alcoholic Fatty Liver Disease: A Meta-Analysis", *Acta Medica Indonesiana* 49, no. 2 (April 2017): 136~47. Also see Ekaterini Margariti et al., "Non-alcoholic Fatty Liver Disease May Develop in Individuals with Normal Body Mass Index", *Annals of Gastroenterology* 25, no. 1 (2012): 45~51; Alihan Oral et al., "Relationship Between Serum Uric Acid Levels and Nonalcoholic Fatty Liver Disease in Non-obese Patients", *Medicina* 55, no. 9 (September 2019): 600, https://doi.org/10.3390/medicina55090600

22 Paschalis Paschos et al., "Can Serum Uric Acid Lowering Therapy Contribute to the Prevention or Treatment of Nonalcoholic Fatty Liver Disease?", *Current Vascular Pharmacology* 16, no. 3 (2018): 269~75, https://doi.org/10.2174/1570161115666170621082237

23 Rosangela Spiga et al., "Uric Acid Is Associated with Inflammatory Biomarkers and Induces Inflammation via Activating the NF- B Signaling Pathway in HepG2 Cells", *Arteriosclerosis, Thrombosis, and Vascular Biology* 37, no. 6 (June 2017): 1241~49, https://doi.org/10.1161/ATVBAHA.117.309128. Also see Toshiko Tanaka et al., "A Double Blind Placebo Controlled Randomized Trial of the Effect of Acute Uric Acid Changes on Inflammatory Markers in Humans: A Pilot Study", *PLOS ONE* 12, no. 8 (August 2017): e0181100, https://doi.org/10.1371/journal.pone.0181100; Carmelinda Ruggiero et al., "Uric Acid and Inflammatory Markers", *European Heart Journal* 27, no. 10 (May 2006): 1174~81, https://doi.org/10.1093/eurheartj/ehi879

24 Christine Gorman, Alice Park, and Kristina Dell, "Health: The Fires Within", *Time* 163, no. 8 (February 23, 2004).

25 Gorman, Park, and Dell, "Health".

26 Gorman, Park, and Dell, "Health".

27 See my January 3, 2016, podcast recording with Dr. Ludwig at https://www.drperlmutter.com/. For more about Dr. Ludwig and his work, see https://www.drdavidludwig.com/

28 Carmelinda Ruggiero et al., "Usefulness of Uric Acid to Predict Changes in C-Reactive Protein and Interleukin-6 in 3-Year Period in Italians Aged 21 to 98 Years", *American Journal of Cardiology* 100, no. 1 (July 2007): 115~21,

https://doi.org/10.1016/j.amjcard.2007.02.065

29 Dietrich Rothenbacher et al., "Relationship Between Inflammatory Cytokines and Uric Acid Levels with Adverse Cardiovascular Outcomes in Patients with Stable Coronary Heart Disease", *PLOS ONE* 7, no. 9 (2012): e45907, https://doi.org/10.1371/journal.pone.0045907

30 Norman K. Pollock et al., "Greater Fructose Consumption Is Associated with Cardiometabolic Risk Markers and Visceral Adiposity in Adolescents", *Journal of Nutrition* 142, no. 2 (February 2012): 251~57, https://doi.org/10.3945/jn.111.150219. Also see Lucia Pacifico et al., "Pediatric Nonalcoholic Fatty Liver Disease, Metabolic Syndrome and Cardiovascular Risk", *World Journal of Gastroenterology* 17, no. 26 (July 2011): 3082~91; Jia Zheng et al., "Early Life Fructose Exposure and Its Implications for Long-Term Cardiometabolic Health in Offspring", *Nutrients* 8, no. 11 (November 2016): 685, https://doi.org/10.3390/nu8110685; Sarah C. Couch et al., "Fructose Intake and Cardiovascular Risk Factors in Youth with Type 1 Diabetes: SEARCH for Diabetes in Youth Study", *Diabetes Research and Clinical Practice* 100, no. 2 (May 2013): 265~71, https://doi.org/10.1016/j.diabres.2013.03.013; Bohyun Park et al., "Association Between Serum Levels of Uric Acid and Blood Pressure Tracking in Childhood", *American Journal of Hypertension* 30, no. 7 (July 2017): 713~18, https://doi.org/10.1093/ajh/hpx037

31 Arnold B. Alper Jr. et al., "Childhood Uric Acid Predicts Adult Blood Pressure: The Bogalusa Heart Study", *Hypertension* 45, no. 1 (January 2005): 34~38, https://doi.org/10.1161/01.HYP.0000150783.79172.bb. Also see "Increased Uric Acid Levels in Early Life May Lead to High Blood Pressure Later On", News-Medical.Net, March 15, 2017, https://www.news-medical.net/news/20170315/Increased-uric-acid-levels-in-early-life-may-ead-to-high-blood-pressure-later-on.aspx

32 Darlle Santos Araujo et al., "Salivary Uric Acid Is a Predictive Marker of Body Fat Percentage in Adolescents", *Nutrition Research* 74 (February 2020): 62~70,

https://doi.org/10.1016/j.nutres.2019.11.007

33　See "Obesity and Overweight", National Center for Health Statistics, https://www.cdc.gov/nchs/fastats/obesity-overweight.htm

34　"Obesity and Overweight".

35　Zachary J. Ward et al., "Projected U.S. State-Level Prevalence of Adult Obesity and Severe Obesity", *New England Journal of Medicine* 381 (December 2019): 2440~50, https://doi.org/10.1056/NEJMsa1909301

36　"Obesity and Overweight".

37　"Obesity and Overweight".

38　Grishma Hirode and Robert J. Wong, "Trends in the Prevalence of Metabolic Syndrome in the United States, 2011~2016", *JAMA* 323, no. 24 (June 2020): 2526~28, https://doi.org/10.1001/jama.2020.4501

39　Ting Huai Shi, Binhuan Wang, and Sundar Natarajan, "The Influence of Metabolic Syndrome in Predicting Mortality Risk Among US Adults: Importance of Metabolic Syndrome Even in Adults with Normal Weight", *Preventing Chronic Disease* 17 (May 2020): E36, https://doi.org/10.5888/pcd17.200020

40　Richard J. Johnson et al., "Redefining Metabolic Syndrome as a Fat Storage Condition Based on Studies of Comparative Physiology", *Obesity* 21, no. 4 (April 2013): 659~64, https://doi.org/10.1002/oby.20026

41　Shreyasi Chatterjee and Amritpal Mudher, "Alzheimer's Disease and Type 2 Diabetes: A Critical Assessment of the Shared Pathological Traits", *Frontiers in Neuroscience* 12 (June 2018): 383, https://doi.org/10.3389/fnins.2018.00383. Also see Sujung Yoon et al., "Brain Changes in Overweight/Obese and Normal-Weight Adults with Type 2 Diabetes Mellitus", Diabetologia 60, no. 7 (2017): 1207~17, https://doi.org/10.1007/s00125-017-4266-7

42　Claudio Barbiellini Amidei et al., "Association Between Age at Diabetes Onset and Subsequent Risk of Dementia", *JAMA* 325, no. 16 (April 2021): 1640~49, https://doi.org/10.1001/jama.2021.4001

43 Fanfan Zheng et al., "HbA1c, Diabetes and Cognitive Decline: the English Longitudinal Study of Ageing", *Diabetologia* 61, no. 4 (April 2018): 839~48, https://doi.org/10.1007/s00125-017-4541-7

44 Richard J. Johnson et al., "Cerebral Fructose Metabolism as a Potential Mechanism Driving Alzheimer's Disease", *Frontiers in Aging Neuroscience* 12 (September 2020): 560865, https://doi.org/10.3389/fnagi.2020.560865

45 Prateek Lohia et al., "Metabolic Syndrome and Clinical Outcomes in Patients Infected with COVID-19: Does Age, Sex, and Race of the Patient with Metabolic Syndrome Matter?", *Journal of Diabetes* 13, no. 5 (January 2021): 420~29, https://doi.org/10.1111/1753-0407.13157

46 Bo Chen et al., "Serum Uric Acid Concentrations and Risk of Adverse Outcomes in Patients With COVID-19", *Frontiers in Endocrinology* 12 (May 2021): 633767, https://doi.org/10.3389/fendo.2021.633767

47 Maxime Taquet et al., "6-month Neurological and Psychiatric Outcomes in 236 379 Survivors of COVID-19: A Retrospective Cohort Study Using Electronic Health Records", *Lancet Psychiatry* 8, no. 5 (May 2021): 416~27, https://doi.org/10.1016/S2215-0366(21)00084-5

48 Barry M. Popkin et al., "Individuals with Obesity and COVID-19: A Global Perspective on the Epidemiology and Biological Relationships", *Obesity Reviews* 21, no. 11 (November 2020): e13128, https://doi.org/10.1111/obr.13128

49 Firoozeh Hosseini-Esfahani et al., "Dietary Fructose and Risk of Metabolic Syndrome in Adults: Tehran Lipid and Glucose Study", *Nutrition & Metabolism* 8, no. 1 (July 2011): 50, https://doi.org/10.1186/1743-7075-8-50

50 Laura Billiet et al., "Review of Hyperuricemia as New Marker for Metabolic Syndrome", *ISRN Rheumatology* 2014, article ID 852954 (February 2014), https://doi.org/10.1155/2014/852954. Also see Christopher King et al., "Uric Acid as a Cause of the Metabolic Syndrome", *Contributions to Nephrology* 192 (2018): 88~102, https://doi.org/10.1159/000484283; Marek Kretowicz

et al., "The Impact of Fructose on Renal Function and Blood Pressure", *International Journal of Nephrology* 2011, article ID 315879 (2011), https://doi. org/10.4061/2011/315879; Clive M. Brown et al., "Fructose Ingestion Acutely Elevates Blood Pressure in Healthy Young Humans", *American Journal of Physiology-Regulatory, Integrative and Comparative Physiology* 294, no. 3 (March 2008): R730~37, https://doi.org/10.1152/ajpregu.00680.2007; Alice Victoria Klein and Hosen Kiat, "The Mechanisms Underlying Fructose- Induced Hypertension: A Review", *Journal of Hypertension* 33, no. 5 (May 2015): 912~20, https://doi.org/10.1097/HJH.0000000000000551

51 Kanbay et al., "Uric Acid in Metabolic Syndrome".

52 Usama A. A. Sharaf El Din, Mona M. Salem, and Dina O. Abdulazim, "Uric Acid in the Pathogenesis of Metabolic, Renal, and Cardiovascular Diseases: A Review", *Journal of Advanced Research* 8, no. 5 (September 2017): 537~48, https://doi.org/10.1016/j.jare.2016.11.004. Also see Seung Jae Lee, Byeong Kil Oh, and Ki-Chul Sung, "Uric Acid and Cardiometabolic Diseases", *Clinical Hypertension* 26, article no. 13 (June 2020), https://doi.org/10.1186/ s40885-020-00146-y; Takahiko Nakagawa et al., "Unearthing Uric Acid: An Ancient Factor with Recently Found Significance in Renal and Cardiovascular Disease", *Kidney International* 69, no. 10 (May 2006): 1722~25, https://doi. org/10.1038/sj.ki.5000391; Takahiko Nakagawa et al., "The Conundrum of Hyperuricemia, Metabolic Syndrome, and Renal Disease", *Internal and Emergency Medicine* 3, no. 4 (December 2008): 313~18, https://doi. org/10.1007/s11739-008-0141-3

53 Zahra Bahadoran et al., "Hyperuricemia-Induced Endothelial Insulin Resistance: The Nitric Oxide Connection", *Pflugers Archiv: European Journal of Physiology* (July 2021), https://doi.org/10.1007/s00424-021-02606-2

54 Hong Wang et al., "Nitric Oxide Directly Promotes Vascular Endothelial Insulin Transport", *Diabetes* 62, no. 12 (December 2013): 4030~42, https://doi. org/10.2337/db13-0627

55 https://journals.physiology.org/doi/full/10.1152/ajprenal.00140.2005

56 Christine Gersch et al., "Inactivation of Nitric Oxide by Uric Acid", *Nucleosides, Nucleotides & Nucleic Acids* 27, no. 8 (August 2008): 967~78, https://doi.org/10.1080/15257770802257952. Also see Giuseppe Mercuro et al., "Effect of Hyperuricemia Upon Endothelial Function in Patients at Increased Cardiovascular Risk", *American Journal of Cardiology* 94, no. 7 (October 2004): 932~35, https://doi.org/10.1016/j.amjcard.2004.06.032

57 Anju Gill et al., "Correlation of the Serum Insulin and the Serum Uric Acid Levels with the Glycated Haemoglobin Levels in the Patients of Type 2 Diabetes Mellitus", *Journal of Clinical and Diagnostic Research* 7, no. 7 (July 2013): 1295~97, https://doi.org/10.7860/JCDR/2013/6017.3121

58 Sepehr Salem et al., "Serum Uric Acid as a Risk Predictor for Erectile Dysfunction", *Journal of Sexual Medicine* 11, no. 5 (May 2014): 1118~24, https://doi.org/10.1111/jsm.12495. Also see Yalcin Solak et al., "Uric Acid Level and Erectile Dysfunction in Patients with Coronary Artery Disease", *Journal of Sexual Medicine* 11, no. 1 (January 2014): 165~72, https://doi.org/10.1111/jsm.12332; Alessandra Barassi et al., "Levels of Uric Acid in Erectile Dysfunction of Different Aetiology", *Aging Male* 21, no. 3 (September 2018): 200~205, https://doi.org/10.1080/13685538.2017.1420158

59 Jan Adamowicz and Tomasz Drewa, "Is There a Link Between Soft Drinks and Erectile Dysfunction?", *Central European Journal of Urology* 64, no. 3 (2011): 140-43, https://doi.org/10.5173/ceju.2011.03.art8

60 Leo A. B. Joosten et al., "Asymptomatic Hyperuricaemia: A Silent Activator of the Innate Immune System", *Nature Reviews Rheumatology* 16, no. 2 (February 2020): 75~86, https://doi.org/10.1038/s41584-019-0334-3. Also see Georgiana Cabaˇu et al., "Urate-Induced Immune Programming: Consequences for Gouty Arthritis and Hyperuricemia", *Immunological Reviews* 294, no. 1 (March 2020): 92~105, https://doi.org/10.1111/imr.12833

61 Sung Kweon Cho et al., "U-Shaped Association Between Serum Uric Acid

Level and Risk of Mortality: A Cohort Study", *Arthritis & Rheumatology* 70, no. 7 (July 2018): 1122~32, https://doi.org/10.1002/art.40472

2장: 뚱뚱해야 살아남는다?

1 Malcolm W. Browne, "Pity a Tyrannosaur? Sue Had Gout", *New York Times*, May 22, 1997.

2 James V. Neel, "Diabetes Mellitus: A 'Thrifty' Genotype Rendered Detrimental by 'Progress'?", *American Journal of Human Genetics* 14, no. 4 (December 1962): 353~62.

3 L. Cordain et al., "The Western Diet and Lifestyle and Diseases of Civilization", *Research Reports in Clinical Cardiology* 2 (March 2011): 15~35.

4 Loren Cordain et al., "Origins and Evolution of the Western Diet: Health Implications for the 21st Century", *American Journal of Clinical Nutrition* 81, no. 2 (February 2005): 341~54, https://doi.org/10.1093/ajcn.81.2.341.5. Pedro Carrera-Bastos et al., "The Western Diet and Lifestyle and Diseases of Civilization", *Research Reports in Clinical Cardiology* 2 (2011): 15~35, https://doi.org/10.2147/RRCC.S16919

6 Herman Pontzer, Brian M. Wood, and David A. Raichlen, "Hunter-Gatherers as Models in Public Health", *Obesity Reviews* 19, Supplement 1 (December 2018): 24~35, https://doi.org/10.1111/obr.12785

7 Johnson and Andrews, "The Fat Gene".

8 Richard J. Johnson, Peter Andrews, "Ancient Mutation in Apes May Explain Human Obesity and Diabetes", *Scientific American*, October 1, 2015, https://www.scientificamerican.com/article/ancient-mutation-in-apes-may-explain-human-obesity-and-diabetes/

9 Johnson and Andrews, "The Fat Gene".

10 A multitude of studies covers this phenomenon; see Christina Cicerchi et al., "Uric Acid-Dependent Inhibition of AMP Kinase Induces Hepatic Glucose Production in Diabetes and Starvation: Evolutionary Implications of the

Uricase Loss in Hominids", *FASEB Journal* 28, no. 8 (August 2014): 3339~50, https://doi.org/10.1096/fj.13-243634. Also see Richard J. Johnson et al., "Uric Acid, Evolution and Primitive Cultures", *Seminars in Nephrology* 25, no. 1 (January 2005): 3~8, https://doi.org/10.1016/j.semnephrol.2004.09.002

11 Belinda S. W. Chan, "Ancient Insights into Uric Acid Metabolism in Primates", *Proceedings of the National Academy of Sciences* (USA) 111, no. 10 (March 2014): 3657~58, https://doi.org/10.1073/pnas.1401037111

12 Richard J. Johnson, Peter Andrews, "Ancient Mutation in Apes May Explain Human Obesity and Diabetes", *Scientific American*, October 1, 2015, https://www.scientificamerican.com/article/ancient-mutation-in-apes-may-explain-human-obesity-and-diabetes/

13 Richard J. Johnson et al., "Metabolic and Kidney Diseases in the Setting of Climate Change, Water Shortage, and Survival Factors", *Journal of the American Society of Nephrology* 27, no. 8 (August 2016): 2247~56, https://doi.org/10.1681/ASN.2015121314. Also see Elza Muscelli et al., "Effect of Insulin on Renal Sodium and Uric Acid Handling in Essential Hypertension", *American Journal of Hypertension* 9, no. 8 (August 1996): 746~52, https://doi.org/10.1016/0895-7061(96)00098-2

14 Richard J. Johnson et al., "Fructose Metabolism as a Common Evolutionary Pathway of Survival Associated with Climate Change, Food Shortage and Droughts", *Journal of Internal Medicine* 287, no. 3 (March 2020): 252~62, https://doi.org/10.1111/joim.12993

15 The research abounds with literature dating back decades implicating fructose in hyperuricemia and the development of many other pathologies. Here are some gems: Jaakko Perheentupa and Kari Raivio, "Fructose-Induced Hyperuricaemia", *The Lancet* 290, no. 7515 (September 1967): 528~31, https://doi.org/10.1016/s0140-6736(67)90494-1; Takahiko Nakagawa et al., "A Causal Role for Uric Acid in Fructose-Induced Metabolic Syndrome", *American Journal of Physiology-Renal Physiology* 290, no. 3 (March 2006):

F625~31, https://doi.org/10.1152/ajprenal.00140.2005; Sally Robertson, "High Uric Acid Precursor of Obesity, Metabolic Syndrome", News-Medical.Net, September 20, 2012, https://www.news-medical.net/news/20120920/ High-uric-acid-precursor-of-obesity-metabolic-syndrome.aspx; Geoffrey Livesey and Richard Taylor, "Fructose Consumption and Consequences for Glycation, Plasma Triacylglycerol, and Body Weight: Meta-analyses and Metaregression Models of Intervention Studies", *American Journal of Clinical Nutrition* 88, no. 5 (November 2008): 1419~37; Food Insight, "Questions and Answers About Fructose", September 29, 2009, International Food Information Council Foundation, https://foodinsight.org/questions-and-answers-about-fructose/; Masanari Kuwabara et al., "Asymptomatic Hyperuricemia Without Comorbidities Predicts Cardiometabolic Diseases: Five-Year Japanese Cohort Study", *Hypertension* 69, no. 6 (June 2017): 1036~44, https://doi.org/10.1161/HYPERTENSIONAHA.116.08998; Magdalena Madero et al., "The Effect of Two Energy-Restricted Diets, a Low-Fructose Diet Versus a Moderate Natural Fructose Diet, on Weight Loss and Metabolic Syndrome Parameters: A Randomized Controlled Trial", *Metabolism* 60, no. 11 (November 2011): 1551~59, https://doi.org/10.1016/ j.metabol.2011.04.001; Vivian L. Choo et al., "Food Sources of Fructose-Containing Sugars and Glycaemic Control: Systematic Review and Meta-analysis of Controlled Intervention Studies", *The BMJ* 363 (November 2018): k4644, https://doi.org/10.1136/bmj.k4644; Isao Muraki et al., "Fruit Consumption and Risk of Type 2 Diabetes: Results from Three Prospective Longitudinal Cohort Studies", *The BMJ* 347 (August 2013): f5001, https:// doi.org/10.1136/bmj.f5001; Ravi Dhingra et al., "Soft Drink Consumption and Risk of Developing Cardiometabolic Risk Factors and the Metabolic Syndrome in Middle-Aged Adults in the Community", *Circulation* 116, no. 5 (July 2007): 480~88, https://doi.org/10.1161/CIRCULATIONAHA.107.689935; Zhila Semnani-Azad et al., "Association of Major Food Sources of Fructose-Containing Sugars with Incident Metabolic Syndrome: A Systematic Review and Meta-analysis", *JAMA Network Open* 3, no. 7 (July 2020): e209993, https://doi.org/10.1001/jamanetworkopen.2020.9993; William Nseir, Fares Nassar, and Nimer Assy, "Soft Drinks Consumption and Nonalcoholic Fatty Liver Disease", *World Journal of Gastroenterology* 16, no. 21 (June 2010): 2579~88, https://doi.org/10.3748/wjg.v16.i21.2579; Manoocher Soleimani and Pooneh Alborzi, "The Role of Salt in the Pathogenesis of Fructose-Induced Hypertension", *International Journal of Nephrology* 2011, article ID 392708 (2011), https://doi.org/10.4061/2011/392708; James J. DiNicolantonio and Sean C. Lucan, "The Wrong White Crystals: Not Salt but Sugar as Aetiological in Hypertension and Cardiometabolic Disease", *Open Heart* 1, no. 1 (November 2014): e000167, https://doi.org/10.1136/openhrt-2014-000167; Jonathan Q. Purnell et al., "Brain Functional Magnetic Resonance Imaging Response to Glucose and Fructose Infusions in Humans", *Diabetes, Obesity and Metabolism* 13, no. 3 (March 2011): 229~34, https://doi.org/10.1111/j.1463-1326.2010.01340.x

16   Sanjay Basu et al., "The Relationship of Sugar to Population-Level Diabetes Prevalence: An Econometric Analysis of Repeated Cross-Sectional Data", *PLOS ONE* 8, no. 2 (2013): e57873, https://doi.org/10.1371/journal.pone.0057873

17   See SugarScience, "How Much Is Too Much? The Growing Concern over Too Much Added Sugar in Our Diets", University of San Francisco, https://sugarscience.ucsf.edu/the-growing-concern-of-overconsumption.html#.YShIyVNKjX0

18   Ryan W. Walker, Kelly A. Dumke, and Michael I. Goran, "Fructose Content in Popular Beverages Made with and Without High-Fructose Corn Syrup", *Nutrition* 30, nos. 7~8 (July~August 2014): 928~35, https://doi.org/10.1016/j.nut.2014.04.003

19   James P. Casey, "High Fructose Corn Syrup-A Case History of Innovation", *Research Management* 19, no. 5 (September 1976): 27~32, https://doi.org/10.1080/00345334.1976.11756374. Also see Kara Newman, *The Secret Financial Life of Food: From Commodities Markets to Supermarkets* (New York:

Columbia University Press, 2013).

James M. Rippe, ed., *Fructose, High Fructose Corn Syrup, Sucrose and Health* (New York: Springer, 2014). Also see Mark S. Segal, Elizabeth Gollub, and Richard J. Johnson, "Is the Fructose Index More Relevant with Regards to Cardiovascular Disease Than the Glycemic Index?", *European Journal of Nutrition* 46, no. 7 (October 2007): 406~17, https://doi.org/10.1007/s00394-007-0680-9

Anna L. Gosling, Elizabeth Matisoo-Smith, and Tony R. Merriman, "Hyperuricaemia in the Pacific: Why the Elevated Serum Urate Levels?", *Rheumatology International* 34, no. 6 (June 2014): 743~57, https://doi.org/10.1007/s00296-013-2922-x

Meera Senthilingam, "How Paradise Became the Fattest Place in the World", CNN.com, May 1, 2015, https://www.cnn.com/2015/05/01/health/pacific-islands-obesity/index.html

Senthilingham, "How Paradise Became the Fattest Place in the World".

See the World Health Organization's report *Overweight and Obesity in the Western Pacific Region: An Equity Perspective* (Manila: World Health Organization Regional Office for the Western Pacific, 2017).

Barry S. Rose, "Gout in the Maoris", *Seminars in Arthritis and Rheumatism* 5, no. 2 (November 1975): 121~45, https://doi.org/10.1016/0049-0172(75)90002-5

Rose, "Gout in the Maoris".

Hanxiao Sun et al., "The Impact of Global and Local Polynesian Genetic Ancestry on Complex Traits in Native Hawaiians", *PLOS Genetics* 17, no. 2 (February 2021): e1009273, https://doi.org/10.1371/journal.pgen.1009273. Also see Liufu Cui et al., "Prevalence and Risk Factors of Hyperuricemia: Results of the Kailuan Cohort Study", *Modern Rheumatology* 27, no. 6 (November 2017): 1066~71, https://doi.org/10.1080/14397595.2017.1300117

Veronica Hackethal, "Samoan 'Obesity' Gene Found in Half of Population

There", *Medscape Medical News*, August 3, 2016, https://www.medscape.com/viewarticle/866987

29 Tony R. Merriman and Nicola Dalbeth, "The Genetic Basis of Hyperuricaemia and Gout", *Joint Bone Spine* 78, no. 1 (January 2011): 35~40, https://doi.org/10.1016/j.jbspin.2010.02.027

30 Robert G. Hughes and Mark A. Lawrence, "Globalization, Food and Health in Pacific Island Countries", *Asia Pacific Journal of Clinical Nutrition* 14, no. 4 (April 2005): 298~306.

31 Nurshad Ali et al., "Prevalence of Hyperuricemia and the Relationship Between Serum Uric Acid and Obesity: A Study on Bangladeshi Adults", *PLOS ONE* 13, no. 11 (November 2018): e0206850, https://doi.org/10.1371/journal.pone.0206850. Also see Mahantesh I. Biradar et al., "The Causal Role of Elevated Uric Acid and Waist Circumference on the Risk of Metabolic Syndrome Components", *International Journal of Obesity* 44, no. 4 (April 2020): 865~74, https://doi.org/10.1038/s41366-019-0487-9

32 Miguel A. Lanaspa et al., "Opposing Activity Changes in AMP Deaminase and AMP-Activated Protein Kinase in the Hibernating Ground Squirrel", *PLOS ONE* 10, no. 4 (April 2015): e0123509, https://doi.org/10.1371/journal.pone.0123509

33 Miguel A. Lanaspa et al., "Counteracting Roles of AMP Deaminase and AMP Kinase in the Development of Fatty Liver", *PLOS ONE* 7, no. 11 (2012): e48801, https://doi.org/10.1371/journal.pone.0048801

34 Qiulan Lv et al., "Association of Hyperuricemia with Immune Disorders and Intestinal Barrier Dysfunction", *Frontiers in Physiology* 11 (November 2020): 524236, https://doi.org/10.3389/fphys.2020.524236

35 Zhuang Guo et al., "Intestinal Microbiota Distinguish Gout Patients from Healthy Humans", *Scientific Reports* 6 (February 2016): 20602, https://doi.org/10.1038/srep20602

Brian Melley, "Sugar and Corn Syrup Industries Square Off in Court Over Ad Claims", NBC News, November 2, 2015, https://www.nbcnews.com/business/business-news/sugar-corn-syrup-industries-square-court-over-ad-claims-n455951. Also see Lisa McLaughlin, "Is High-Fructose Corn Syrup Really Good for You?" *Time*, September 17, 2008, http://content.time.com/time/health/article/0,8599,1841910,00.html

For a narrative summary of the lawsuit, see Eric Lipton, "Rival Industries Sweet-Talk the Public", *New York Times*, February 11, 2014.

Sarah N. Heiss and Benjamin R. Bates, "When a Spoonful of Fallacies Helps the Sweetener Go Down: The Corn Refiner Association's Use of Straw-Person Arguments in Health Debates Surrounding High-Fructose Corn Syrup", *Health Communication* 31, no. 8 (August 2016): 1029~35, https://doi.org/10.1080/10410236.2015.1027988

Sarah N. Heiss, " 'Healthy' Discussions About Risk: The Corn Refiners Association's Strategic Negotiation of Authority in the Debate Over High Fructose Corn Syrup", *Public Understanding of Science* 22, no. 2 (February 2013): 219~35, https://doi.org/10.1177/0963662511402281

Jeff Gelski, "Sweet Ending: Sugar Groups, Corn Refiners Settle Lawsuit", *Food Business News*, November 20, 2015, https://www.foodbusinessnews.net/articles/5376-sweet-ending-sugar-groups-corn-refiners-settle-lawsuit

"Abundance of Fructose Not Good for the Liver, Heart", Harvard Health Publishing, Harvard Medical School, September 1, 2011, https://www.health.harvard.edu/heart-health/abundance-of-fructose-not-good-for-the-liver-heart

Miriam B. Vos et al., "Dietary Fructose Consumption Among US Children and Adults: The Third National Health and Nutrition Examination Survey", *Medscape Journal of Medicine* 10, no. 7 (July 2008): 160.

Emily E. Ventura, Jaimie N. Davis, and Michael I. Goran, "Sugar Content of Popular Sweetened Beverages Based on Objective Laboratory Analysis: Focus on Fructose Content", Obesity 19, no. 4 (April 2011): 868~74, https://doi.org/10.1038/oby.2010.255

9   Kristen Domonell, "Just How Bad Is Sugar for You, Really?", *Right as Rain*, University of Washington School of Medicine, October 30, 2017, https://rightasrain.uwmedicine.org/body/food/just-how-bad-sugar-you-really. Also see Associate Press, "Just How Much Sugar Do Americans Consume? It's Complicated", *STAT*, September 20, 2016, https://www.statnews.com/2016/09/20/sugar-consumption-americans/

10   Sabrina Ayoub-Charette et al., "Important Food Sources of Fructose-Containing Sugars and Incident Gout: A Systematic Review and Meta-analysis of Prospective Cohort Studies", *BMJ Open* 9, no. 5 (May 2019): e024171, https://doi.org/10.1136/bmjopen-2018-024171. Also see Nicola Dalbeth et al., "Body Mass Index Modulates the Relationship of Sugar-Sweetened Beverage Intake with Serum Urate Concentrations and Gout", *Arthritis Research & Therapy* 17, no. 1 (September 2015): 263, https://doi.org/10.1186/s13075-015-0781-4

11   Robert H. Lustig, "The Fructose Epidemic", *The Bariatrician* (Spring 2009): 10~19, http://dustinmaherfitness.com/wp-content/uploads/2011/04/Bariatrician-Fructose.pdf

12   Zeid Khitan and Dong Hyun Kim, "Fructose: A Key Factor in the Development of Metabolic Syndrome and Hypertension", *Journal of Nutrition and Metabolism* 2013, article ID 682673 (2013), https://doi.org/10.1155/2013/682673

13   Richard O. Marshall and Earl R. Kooi, "Enzymatic Conversion of D-Glucose to D-Fructose", *Science* 125, no. 3249 (April 1957): 648~49, https://doi.org/10.1126/science.125.3249.648

14   "High Fructose Corn Syrup Production Industry in the US-Market Research Report", IBISWorld.com (updated December 2020). Also see Barry M. Popkin

and Corinna Hawkes, "Sweetening of the Global Diet, Particularly Beverages: Patterns, Trends, and Policy Responses", *Lancet Diabetes Endocrinology* 4, no. 2 (February 2016): 174~86, https://doi.org/10.1016/S2213-8587(15)00419-2

15 Jean-Pierre Despres and Susan Jebb, "Sugar-Sweetened Beverages: One Piece of the Obesity Puzzle?", *Journal of Cardiovascular Magnetic Resonance* 3, no. 3 (December 2010): 2~4. Also see Dong-Mei Zhang, Rui-Qing Jiao, and Ling-Dong Kong, "High Dietary Fructose: Direct or Indirect Dangerous Factors Disturbing Tissue and Organ Functions", *Nutrients* 9, no. 4 (March 2017): 335, https://doi.org/10.3390/nu9040335

16 Drew DeSilver, "What's on Your Table? How America's Diet Has Changed Over the Decades", Pew Research Center, December 13, 2016, https://www.pewresearch.org/fact-tank/2016/12/13/whats-on-your-table-how-americas-diet-has-changed-over-the-decades/

17 Michael I. Goran, Stanley J. Ulijaszek, and Emily E. Ventura, "High Fructose Corn Syrup and Diabetes Prevalence: A Global Perspective", *Global Public Health* 8, no. 1 (2013): 55~64, https://doi.org/10.1080/17441692.2012.736257

18 Jonathan E. Shaw, Richard A. Sicree, and Paul Z. Zimmet, "Global Estimates of th Prevalence of Diabetes for 2010 and 2030", *Diabetes Research and Clinical Practice* 87, no. 1 (January 2010): 4~14, https://doi.org/10.1016/j.diabres.2009.10.007

19 George A. Bray, *The Metabolic Syndrome and Obesity* (New Jersey: Humana Press, 2007), 41.

20 Veronique Douard and Ronaldo P. Ferraris, "The Role of Fructose Transporters in Diseases Linked to Excessive Fructose Intake", *Journal of Physiology* 591, no. 2 (January 2013): 401~14, https://doi.org/10.1113/jphysiol.2011.215731. Also see Manal F. Abdelmalek et al., "Higher Dietary Fructose Is Associated with Impaired Hepatic Adenosine Triphosphate Homeostasis in Obese Individuals with Type 2 Diabetes", *Hepatology* 56, no. 3 (2012): 952~60, https://doi.org/10.1002/hep.25741

21 Miguel A. Lanaspa et al., "Uric Acid Stimulates Fructokinase and Accelerates Fructose Metabolism in the Development of Fatty Liver", *PLOS ONE* 7, no. 10 (2012): e47948, https://doi.org/10.1371/journal.pone.0047948

22 I amassed volumes of studies on the effects of fructose in the body. Here are some citations to get you started: Kimber L. Stanhope et al., "Consumption of Fructose and High Fructose Corn Syrup Increase Postprandial Triglycerides, LDL-Cholesterol, and Apolipoprotein-B in Young Men and Women", *Journal of Clinical Endocrinology and Metabolism* 96, no. 10 (October 2011): E1596~605, https://doi.org/10.1210/jc.2011-1251; Karen W. Della Corte et al., "Effect of Dietary Sugar Intake on Biomarkers of Subclinical Inflammation: A Systematic Review and Meta-analysis of Intervention Studies", *Nutrients* 10, no. 5 (May 2018): 606, https://doi.org/10.3390/nu10050606; Reza Rezvani et al., "Effects of Sugar-Sweetened Beverages on Plasma Acylation Stimulating Protein, Leptin and Adiponectin: Relationships with Metabolic Outcomes", *Obesity* 21, no. 12 (December 2013): 2471~80, https://doi.org/10.1002/oby.20437; Xiaosen Ouyang et al., "Fructose Consumption as a Risk Factor for Non-alcoholic Fatty Liver Disease", *Journal of Hepatology* 48, no. 6 (June 2008): 993~99, https://doi.org/10.1016/j.jhep.2008.02.011; Sharon S. Elliott et al., "Fructose, Weight Gain, and the Insulin Resistance Syndrome", *American Journal of Clinical Nutrition* 76, no. 5 (November 2002): 911~22, https://doi.org/10.1093/ajcn/76.5.911; Gjin Ndrepepa, "Uric Acid and Cardiovascular Disease", *Clinica Chimica Acta* 484 (September 2018): 150~63, https://doi.org/10.1016/j.cca.2018.05.046; Ali Abid et al., "Soft Drink Consumption Is Associated with Fatty Liver Disease Independent of Metabolic Syndrome", *Journal of Hepatology* 51, no. 5 (November 2009): 918~24, https://doi.org/10.1016/j.jhep.2009.05.033; Roya Kelishadi, Marjan Mansourian, and Motahar Heidari-Beni, "Association of Fructose Consumption and Components of Metabolic Syndrome in Human Studies: A Systematic Review and Meta-analysis", *Nutrition* 30, no. 5 (May 2014): 503~10, https://doi.org/10.1016/j.nut.2013.08.014; Olena Glushakova et al., "Fructose

Induces the Inflammatory Molecule ICAM-1 in Endothelial Cells", *Journal of the American Society of Nephrology* 19, no. 9 (September 2008): 1712~20, https://doi.org/10.1681/ASN.2007121304; Zeid Khitan and Dong Hyun Kim, "Fructose: A Key Factor in the Development of Metabolic Syndrome and Hypertension", *Journal of Nutrition and Metabolism* 2013, article ID 682673 (2013), https://doi.org/10.1155/2013/682673; Richard J. Johnson et al., "Hypothesis: Could Excessive Fructose Intake and Uric Acid Cause Type 2 Diabetes?" *Endocrine Reviews* 30, no. 1 (February 2009): 96~116, https://doi.org/10.1210/er.2008-0033; Richard J. Johnson et al., "Potential Role of Sugar (Fructose) in the Epidemic of Hypertension, Obesity and the Metabolic Syndrome, Diabetes, Kidney Disease, and Cardiovascular Disease", *American Journal of Clinical Nutrition* 86, no. 4 (October 2007): 899~906; Miguel A. Lanaspa et al., "Uric Acid Induces Hepatic Steatosis by Generation of Mitochondrial Oxidative Stress: Potential Role in Fructose-Dependent and -Independent Fatt Liver", *Journal of Biological Chemistry* 287, no. 48 (November 2012): 40732~44, https://doi.org/10.1074/jbc.M112.399899; Young Hee Rho, Yanyan Zhu, and Hyon K. Choi, "The Epidemiology of Uric Acid and Fructose", *Seminars in Nephrology* 31, no. 5 (September 2011): 410~19, https://doi.org/10.1016/j.semnephrol.2011.08.004; Richard J. Johnson et al., "Sugar, Uric Acid, and the Etiology of Diabetes and Obesity", *Diabetes* 62, no. 10 (October 2013): 3307~15, https://doi.org/10.2337/db12-1814

23 Amy J. Bidwell, "Chronic Fructose Ingestion as a Major Health Concern: Is a Sedentary Lifestyle Making It Worse? A Review", *Nutrients* 9, no. 6 (May 2017): 549, https://doi.org/10.3390/nu9060549

24 Kimber L. Stanhope et al., "Consuming Fructose-Sweetened, Not Glucose-Sweetened, Beverages Increases Visceral Adiposity and Lipids and Decreases Insulin Sensitivity in Overweight/Obese Humans", *Journal of Clinical Investigation* 119, no. 5 (May 2009): 1322~34, https://doi.org/10.1172/JCI37385. Also see Kimber L. Stanhope and Peter J. Havel, "Endocrine and Metabolic Effects of Consuming Beverages Sweetened with Fructose, Glucose, Sucrose,

or High-Fructose Corn Syrup", *American Journal of Clinical Nutrition* 88, no. 6 (December 2008): 1733S-37S, https://doi.org/10.3945/ajcn.2008.25825D; Chad L. Cox et al., "Circulating Concentrations of Monocyte Chemoattractant Protein-1, Plasminogen Activator Inhibitor-1, and Soluble Leukocyte Adhesion Molecule-1 in Overweight/Obese Men and Women Consuming Fructose-or Glucose-Sweetened Beverages for 10 weeks", *Journal of Clinical Endocrinology and Metabolism* 96, no. 12 (December 2011): E2034-38, https://doi.org/10.1210/jc.2011-1050

25 Michael M. Swarbrick et al., "Consumption of Fructose-Sweetened Beverages for 10 weeks Increases Postprandial Triacylglycerol and Apolipoprotein-B Concentrations in Overweight and Obese Women", *British Journal of Nutrition* 100, no. 5 (November 2008): 947-52, https://doi.org/10.1017/S0007114508968252

26 D. David Wang et al., "Effect of Fructose on Postprandial Triglycerides: A Systematic Review and Meta-analysis of Controlled Feeding Trials", *Atherosclerosis* 232, no. 1 (January 2014): 125-33, https://doi.org/10.1016/j.atherosclerosis.2013.10.019

27 Blossom C. M. Stephan et al., "Increased Fructose Intake as a Risk Factor for Dementia" *Journals of Gerontology, Series A* 65A, no. 8 (August 2010): 809-14, https://doi.org/10.1093/gerona/glq079. Also see Mario Siervo et al., "Reemphasizing the Role of Fructose Intake as a Risk Factor for Dementia", *Journals of Gerontology, Series A* 66A, no. 5 (May 2011): 534-36, https://doi.org/10.1093/gerona/glq222

28 University of Chicago Medical Center, "Sleep Loss Boosts Appetite, May Encourage Weigh Gain", *ScienceDaily*, December 7, 2004, www.sciencedaily.com/releases/2004/12/041206210355.htm

29 Alexandra Shapiro et al., "Fructose-Induced Leptin Resistance Exacerbates Weight Gain in Response to Subsequent High-Fat Feeding", *American Journal of Physiology—Regulatory, Integrative and Comparative*

Physiology 295, no. 5 (November 2008): R1370~75, https://doi.org/10.1152/ajpregu.00195.2008

30 Karen L. Teff, "Dietary Fructose Reduces Circulating Insulin and Leptin, Attenuates Postprandial Suppression of Ghrelin, and Increases Triglycerides in Women", *Journal of Clinical Endocrinology and Metabolism* 89, no. 6 (June 2004): 2963~72, https://doi.org/10.1210/jc.2003-031855

31 Miguel A. Lanaspa et al., "High Salt Intake Causes Leptin Resistance and Obesity in Mice by Stimulating Endogenous Fructose Production and Metabolism", *Proceedings of the National Academy of Sciences* (USA) 115, no. 12 (March 2018): 3138~43, https://doi.org/10.1073/pnas.1713837115

32 Takahiko Nakagawa et al., "A Causal Role for Uric Acid in Fructose-Induced Metabolic Syndrome", *American Journal of Physiology-Renal Physiology* 290, no. 3 (March 2006): F625~31, https://doi.org/10.1152/ajprenal.00140.2005

33 The following papers offer a review of the science: Daniel I. Feig, Beth Soletsky, and Richard J. Johnson, "Effect of Allopurinol on Blood Pressure of Adolescents with Newly Diagnosed Essential Hypertension: A Randomized Trial", *JAMA* 300, no. 8 (August 2008): 924~32, https://doi.org/10.1001/jama.300.8.924; Beth Soletsky and Daniel I. Feig, "Uric Acid Reduction Rectifies Prehypertension in Obese Adolescents", *Hypertension* 60, no. 5 (November 2012): 1148~56, https://doi.org/10.1161/HYPERTENSIONAHA.112.196980; Daniel I. Feig, Duk-Hee Kang, and Richard J. Johnson, "Uric Acid and Cardiovascular Risk", *New England Journal of Medicine* 359, no. 17 (October 2008): 1811~21, https://doi.org/10.1056/NEJMra0800885; Cristiana Caliceti et al., "Fructose Intake, Serum Uric Acid, and Cardiometabolic Disorders: A Critical Review", *Nutrients* 9, no. 4 (April 2017): 395, https://doi.org/10.3390/nu9040395; Marek Kretowicz et al., "The Impact of Fructose on Renal Function and Blood Pressure", *International Journal of Nephrology* 2011, article ID 315879 (2011), https://doi.org/10.4061/2011/315879; Zeid Khitan and Dong Hyun Kim, "Fructose: A

Key Factor in the Development of Metabolic Syndrome and Hypertension", *Journal of Nutrition and Metabolism* 2013, article ID 682673 (2013), https://doi.org/10.1155/2013/682673

34 Allison M. Meyers, Devry Mourra, and Jeff A. Beeler, "High Fructose Corn Syrup Induces Metabolic Dysregulation and Altered Dopamine Signaling in the Absence of Obesity", *PLOS ONE* 12, no. 12 (December 2017): e0190206, https://doi.org/10.1371/journal.pone.0190206

35 Allison M. Meyers, Devry Mourra, and Jeff A. Beeler, "High Fructose Corn Syrup Induces Metabolic Dysregulation and Altered Dopamine Signaling in the Absence of Obesity", *PLOS ONE* 12, no. 12 (December 2017): e0190206 doi: 10.1371/journal.pone.0190206

36 See "Data and Statistics About ADHD" on the CDC website, https://www.cdc.gov/ncbddd/adhd/data.html

37 National Institutes of Health, "Prescribed Stimulant Use for ADHD Continues to ise Steadily", September 28, 2011, https://www.nih.gov/news-events/news-releases/prescribed-stimulant-use-adhd-continues-rise-steadily

38 Richard J. Johnson et al., "Attention-Deficit/Hyperactivity Disorder: Is It Time to Reappraise the Role of Sugar Consumption?", *Postgraduate Medical Journal* 123, no. 5 (September 2011): 39-49, https://doi.org/10.3810/pgm.2011.09.2458

39 Richard J. Johnson et al., "Attention-Deficit/Hyperactivity Disorder: Is It Time to Reappraise the Role of Sugar Consumption?", *Postgraduate Medical Journal* 123, no. 5 (September 2011): 39-49, https://doi.org/10.3810/pgm.2011.09.2458

40 Carlos M. Barrera, Robert E. Hunter, and William P. Dunlap, "Hyperuricemia and Locomotor Activity in Developing Rats", *Pharmacology Biochemistry and Behavior* 33, no. 2 (June 1989): 367-69, https://doi.org/10.1016/0091-3057(89)90515-7

41 Angelina R. Sutin et al., "Impulsivity Is Associated with Uric Acid: Evidence

from Humans and Mice", *Biological Psychiatry* 75, no. 1 (January 2014): 31~37, https://doi.org/10.1016/j.biopsych.2013.02.024

42 Paul Manowitz et al., "Uric Acid Level Increases in Humans Engaged in Gambling: A Preliminary Report", *Biological Psychology* 36, no. 3 (September 1993): 223~29, https://doi.org/10.1016/0301-0511(93)90019-5

43 Amaal Alruwaily et al., "Child Social Media Influencers and Unhealthy Food Product Placement", *Pediatrics* 146, no. 5 (November 2020): e20194057, https://doi.org/10.1542/peds.2019-4057

44 Norman K. Pollock et al., "Greater Fructose Consumption Is Associated with Cardiometabolic Risk Markers and Visceral Adiposity in Adolescents", *Journal of Nutrition* 142, no. 2 (February 2012): 251~57, https://doi.org/10.3945/jn.111.150219. Also see Josiane Aparecida de Miranda et al., "The Role of Uric Acid in the Insulin Resistance in Children and Adolescents with Obesity", *Revista Paulista de Pediatria* 33, no. 4 (December 2015): 431~36, https://doi.org/10.1016/j.rpped.2015.03.009; Michael I. Goran et al., "The Obesogenic Effect of High Fructose Exposure During Early Development", *Nature Reviews Endocrinology* 9, no. 8 (August 2013): 494~500, https://doi.org/10.1038/nrendo.2013.108

45 David Perlmutter and Casey Means, "Op-Ed: The Bitter Truth of USDA's Sugar Guidelines", *MedPage Today*, February 21, 2021, https://www.medpagetoday.com/primarycare/dietnutrition/91281

4장: 뇌를 망가뜨리는 요산

1 For updated facts and figures on Alzheimer's disease, go to the Alzheimer's Association website at www.alz.org. Also see the National Institute on Aging's page dedicated to the facts at https://www.nia.nih.gov/health/alzheimers-disease-fact-sheet

2 Dan J. Stein and Ilina Singh, eds., *Global Mental Health and Neuroethics*, Global Mental Health in Practice 1 (Cambridge, MA: Academic Press, 2020), 229.

3 Rachel A. Whitmer et al., "Obesity in Middle Age and Future Risk of Dementia: A 27 Year Longitudinal Population Based Study", *The BMJ* 330, no. 7504 (June 2005): 1360, https://doi.org/10.1136/bmj.38446.466238.E0

4 Kazushi Suzuki et al., "Elevated Serum Uric Acid Levels Are Related to Cognitive Deterioration in an Elderly Japanese Population", *Dementia and Geriatric Cognitive Disorders Extra* 6, no. 3 (September–December 2016): 580–88, https://doi.org/10.1159/000454660

5 Sjoerd M. Euser et al., "Serum Uric Acid and Cognitive Function and Dementia", *Brain* 132, no. 2 (February 2009): 377–82, https://doi.org/10.1093/brain/awn316. Also see Aamir A. Khan et al., "Serum Uric Acid Level and Association with Cognitive Impairment and Dementia: Systematic Review and Meta-analysis", *Age* 38, no. 1 (February 2016): 16, https://doi.org/10.1007/s11357-016-9871-8; Augustin Latourte et al., "Uric Acid and Incident Dementia Over 12 Years of Follow-Up: A Population-Based Cohort Study", *Annals of the Rheumatic Diseases* 77, no. 3 (March 2018): 328–35, https://doi.org/10.1136/annrheumdis-2016-210767; Giovambattista Desideri et al., "Uric Acid Amplifies Aβ Amyloid Effects Involved in the Cognitive Dysfunction/Dementia: Evidences from an Experimental Model in Vitro", *Journal of Cellular Physiology* 232, no. 5 (May 2017): 1069–78, https://doi.org/10.1002/jcp.25509; May A. Beydoun et al., "Serum Uric Acid and Its Association with Longitudinal Cognitive Change Among Urban Adults", *Journal of Alzheimer's Disease* 52, no. 4 (April 2016): 1415–30, https://doi.org/10.3233/JAD-160028

6 "Mini-Strokes Linked to Uric Acid Levels", *ScienceDaily*, October 5, 2007, https://www.sciencedaily.com/releases/2007/10/071001172809.htm. Also see "Mini Strokes Linked to Uric Acid Levels", Johns Hopkins Medicine, https://www.hopkinsmedicine.org/news/media/releases/mini_strokes_linked_to_uric_acid_levels

7 Baris Afsar et al., "Relationship Between Uric Acid and Subtle Cognitive Dysfunction in Chronic Kidney Disease", *American Journal of Nephrology*

34, no. 1 (2011): 49~54, https://doi.org/10.1159/000329097

Shaheen E. Lakhan and Annette Kirchgessner, "The Emerging Role of Dietary Fructose in Obesity and Cognitive Decline", *Journal of Nutrition* 12, article no. 114 (August 2013), https://doi.org/10.1186/1475-2891-12-114

Lakhan and Kirchgessner, "The Emerging Role of Dietary Fructose".

Eric Steen et al., "Impaired Insulin and Insulin-Like Growth Factor Expression and Signaling Mechanisms in Alzheimer's Disease-Is This Type 3 Diabetes?", *Journal of Alzheimer's Disease* 7, no. 1 (2005): 63~80, https://doi.org/10.3233/JAD-2005-7107

Sanjay Gupta, "Chapter 2: Cognitive Decline—Redefined", *Keep Sharp* (New York: Simon & Schuster), 2021.

Maria Stefania Spagnuolo, Susanna Iossa, and Luisa Cigliano, "Sweet but Bitter: Focus on Fructose Impact on Brain Function in Rodent Models", *Nutrients* 13, no. 1 (December 2020): 1, https://doi.org/10.3390/nu13010001

Maria Stefania Spagnuolo, Susanna Iossa, and Luisa Cigliano, "Sweet but Bitter: Focus on Fructose Impact on Brain Function in Rodent Models", *Nutrients* 13, no. 1 (December 2020): 1, https://doi.org/10.3390/nu13010001

Pedro Cisternas et al., "Fructose Consumption Reduces Hippocampal Synaptic Plasticity Underlying Cognitive Performance", *Biochimica et Biophysica Acta* 1852, no. 11 (November 2015): 2379~90, https://doi.org/10.1016/j.bbadis.2015.08.016

Karin van der Borght et al., "Reduced Neurogenesis in the Rat Hippocampus Following High Fructose Consumption", *Regulatory Peptides* 167, no. 1 (February 2011): 26~30, https://doi.org/10.1016/j.regpep.2010.11.002

Rahul Agrawal et al., "Dietary Fructose Aggravates the Pathobiology of Traumatic Brain Injury by Influencing Energy Homeostasis and Plasticity", *Journal of Cerebral Blood Flow & Metabolism* 36, no. 5 (May 2016): 941~53, https://doi.org/10.1177/0271678X15606719

17 Matthew P. Pase et al., "Sugary Beverage Intake and Preclinical Alzheimer's Disease in the Community", *Alzheimer's & Dementia* 13, no. 9 (September 2017): 955-64, https://doi.org/10.1016/j.jalz.2017.01.024

18 Richard J. Johnson et al., "Cerebral Fructose Metabolism as a Potential Mechanism Driving Alzheimer's Disease", *Frontiers in Aging Neuroscience* 12 (September 2012): 560865, https://doi.org/10.3389/fnagi.2020.560865. Also see Jonathan Q. Purnell et al., "Brain Functional Magnetic Resonance Imaging Response to Glucose and Fructose Infusions in Humans", *Diabetes, Obesity and Metabolism* 13, no. 3 (March 2011): 229~34, https://doi.org/10.1111/j.1463-1326.2010.01340.x

19 Matthew C. L. Phillips et al., "Randomized Crossover Trial of a Modified Ketogenic Diet in Alzheimer's Disease", *Alzheimer's Research & Therapy* 13, article no. 51 (February 2021), https://doi.org/10.1186/s13195-021-00783-x

20 Jasvinder A. Singh and John D. Cleveland, "Comparative Effectiveness of Allopurinol Versus Febuxostat for Preventing Incident Dementia in Older Adults: A Propensity-Matched Analysis", *Arthritis Research & Therapy* 20, article no. 167 (August 2018), https://doi.org/10.1186/s13075-018-1663-3

21 Mumtaz Takir et al., "Lowering Uric Acid with Allopurinol Improves Insulin Resistance and Systemic Inflammation in Asymptomatic Hyperuricemia", *Journal of Investigative Medicine* 63, no. 8 (December 2015): 924~29, https://doi.org/10.1097/JIM.0000000000000242

22 Jane P. Gagliardi, "What Can We Learn from Studies Linking Gout with Dementia?", *American Journal of Geriatric Psychiatry* (February 2021): S1064-7481(21)00217-7, https://doi.org/10.1016/j.jagp.2021.02.044

23 David J. Schretlen et al., "Serum Uric Acid and Cognitive Function in Community-Dwelling Older Adults", *Neuropsychology* 21, no. 1 (January 2007): 136~40, https://doi.org/10.1037/0894-4105.21.1.136

William Osler, *The Principles and Practice of Medicine, Designed for the Use of Practitioners and Students of Medicine*, vol. 1 (n.p.: Andesite Press, 2015).

J. T. Scott, "Factors Inhibiting the Excretion of Uric Acid", *Journal of the Royal Society of Medicine* 59, no. 4 (April 1966): 310~13, https://doi.org/10.1177/003591576605900405

For a general overview of the relationship between sleep and health, see National Institute of Neurological Disorders and Stroke, "Brain Basics: Understanding Sleep", https://www.ninds.nih.gov/Disorders/Patient-Caregiver-Education/Understanding-Sleep. Also refer to the works of Dr. Michael Breus, a noted authority on sleep medicine: http://www.thesleepdoctor.com/. Also see Matthew Walker, *Why We Sleep: Unlocking the Power of Sleep and Dreams* (New York: Scribner, 2017).

Karine Spiegel, Rachel Leproult, and Eve Van Cauter, "Impact of Sleep Debt on Metabolic and Endocrine Function", *The Lancet* 354, no. 9188 (October 1999): 1435~39, https://doi.org/10.1016/S0140-6736(99)01376-8

For volumes of data about sleep and statistics about how much we get, refer to the National Sleep Foundation at https://sleepfoundation.org/

Carla S. Moller-Levet et al., "Effects of Insufficient Sleep on Circadian Rhythmicity and Expression Amplitude of the Human Blood Transcriptome", *Proceedings of the National Academy of Sciences* USA 110, no. 12 (March 2013), E1132~41, https://doi.org/10.1073/pnas.1217154110

Janet M. Mullington et al., "Sleep Loss and Inflammation", *Best Practice & Research Clinical Endocrinology & Metabolism* 24, no. 5 (October 2010): 775~84, https://doi.org/10.1016/j.beem.2010.08.014

Michael R. Irwin, Richard Olmstead, and Judith E. Carroll, "Sleep Disturbance, Sleep Duration, and Inflammation: A Systematic Review and Meta-analysis of Cohort Studies and Experimental Sleep Deprivation", *Biological Psychiatry* 80, no. 1 (July 2016): 40~52, https://doi.org/10.1016/

j.biopsych.2015.05.014

9   Francesco P. Cappuccio et al., "Sleep Duration and All-Cause Mortality: A Systematic Review and Meta-analysis of Prospective Studies", *Sleep* 33, no. 5 (May 2010): 585~92, https://doi.org/10.1093/sleep/33.5.585

10 Andrew J. Westwood et al., "Prolonged Sleep Duration as a Marker of Early Neurodegeneration Predicting Incident Dementia", *Neurology* 88, no. 12 (March 2017): 1172~79, https://doi.org/10.1212/WNL.0000000000003732

11 Again, see the National Sleep Foundation website at https://sleepfoundation.org/

12 Dorit Koren, Magdalena Dumin, and David Gozal, "Role of Sleep Quality in the Metabolic Syndrome", *Diabetes, Metabolic Syndrome and Obesity: Targets and Therapy* 9 (August 2016): 281~310, https://doi.org/10.2147/DMSO.S95120

13 Francesco P. Cappuccio et al., "Meta-analysis of Short Sleep Duration and Obesity in Children and Adults", *Sleep* 31, no. 5 (May 2008): 619~26, https://doi.org/10.1093/sleep/31.5.619

14 Chan-Won Kim et al., "Sleep Duration and Progression to Diabetes in People with Prediabetes Defined by HbA1c Concentration", *Diabetic Medicine* 34, no. 11 (November 2017): 1591~98, https://doi.org/10.1111/dme.13432. Also see Karine Spiegel et al., "Effects of Poor and Short Sleep on Glucose Metabolism and Obesity Risk", *Nature Reviews Endocrinology* 5, no. 5 (May 2009): 253~61, https://doi.org/10.1038/nrendo.2009.23

15 Christopher Papandreou et al., "Sleep Duration Is Inversely Associated with Serum Uric Acid Concentrations and Uric Acid to Creatinine Ratio in an Elderly Mediterranean Population at High Cardiovascular Risk", *Nutrients* 11, no. 4 (April 2019): 761, https://doi.org/10.3390/nu11040761

16 Yu-Tsung Chou et al., "Association of Sleep Quality and Sleep Duration with Serum Uric Acid Levels in Adults", *PLOS ONE* 15, no. 9 (September 2020): e0239185, https://doi.org/10.1371/journal.pone.0239185

Caiyu Zheng et al., "Serum Uric Acid Is Independently Associated with Risk of Obstructive Sleep Apnea-Hypopnea Syndrome in Chinese Patients with Type 2 Diabetes", *Disease Markers* 2019, article ID 4578327 (April 2019), https://doi.org/10.1155/2019/4578327

Jeffrey J. Iliff et al, "A Paravascular Pathway Facilitates CSF Flow Through the Brain Parenchyma and the Clearance of Interstitial Solutes, Including Amyloid β", *Science Translational Medicine* 4, no. 147 (August 2012): 147ra111, https://doi.org/10.1126/scitranslmed.3003748

Miguel A. Lanaspa et al., "High Salt Intake Causes Leptin Resistance and Obesity in Mice by Stimulating Endogenous Fructose Production and Metabolism", *Proceedings of the National Academy of Sciences* (USA) 115, no. 12 (March 2018): 3138~43, https://doi.org/10.1073/pnas.1713837115

Lanaspa et al., "High Salt Intake". Also see Masanari Kuwabara et al., "Relationship Between Serum Uric Acid Levels and Hypertension Among Japanese Individuals Not Treated for Hyperuricemia and Hypertension", *Hypertension Research* 37, no. 8 (August 2014): 785~89, https://doi.org/10.1038/hr.2014.75; Yang Wang et al., "Effect of Salt Intake on Plasma and Urinary Uric Acid Levels in Chinese Adults: An Interventional Trial", *Scientific Reports* 8, article no. 1434 (January 2018), https://doi.org/10.1038/s41598-018-20048-2

Susan J. Allison, "High Salt Intake as a Driver of Obesity", *Nature Reviews Nephrology* 14, no. 5 (May 2018): 285, https://doi.org/10.1038/nrneph.2018.23

Giuseppe Faraco et al., "Dietary Salt Promotes Cognitive Impairment Through Tau Phosphorylation", *Nature* 574, no. 7780 (October 2019): 686~90, https://doi.org/10.1038/s41586-019-1688-z

Chaker Ben Salem, "Drug-Induced Hyperuricaemia and Gout", *Rheumatology* 56, no. 5 (May 2017): 679~88, https://doi.org/10.1093/rheumatology/kew293. Also see Mara A. McAdams DeMarco et al.,

"Diuretic Use, Increased Serum Urate Levels, and Risk of Incident Gout in a Population-Based Study of Adults with Hypertension: The Atherosclerosis Risk in Communities Cohort Study", *Arthritis & Rheumatology* 64, no. 1 (January 2012): 121~29, https://doi.org/10.1002/art.33315

24 "Long-Term Use of PPIs Has Consequences for Gut Microbiome", Cleveland Clinic, https://consultqd.clevelandclinic.org/long-term-use-of-ppis-has-consequences-for-gut-microbiome/. Also see William B. Lehault and David M. Hughes, "Review of the Long-Term Effects of Proton Pump Inhibitors", *Federal Practitioner* 34, no. 2 (February 2017): 19~23.

25 Tuhina Neogi et al., "Alcohol Quantity and Type on Risk of Recurrent Gout Attacks: An Internet-Based Case-Crossover Study", *American Journal of Medicine* 127, no. 4 (April 2014): 311~18, https://doi.org/10.1016/j.amjmed.2013.12.019. Also see Hyon K. Choi and Gary Curhan, "Beer, Liquor, and Wine Consumption and Serum Uric Acid Level: The Third National Health and Nutrition Examination Survey", *Arthritis Care & Research* 51, no. 6 (December 2004): 1023~29, https://doi.org/10.1002/art.20821

26 Rongrong Li, Kang Yu, and Chunwei Li, "Dietary Factors and Risk of Gout and Hyperuricemia: A Meta-analysis and Systematic Review", *Asia Pacific Journal of Clinical Nutrition* 27, no. 6 (2018): 1344~56, https://doi.org/10.6133/apjcn.201811_27(6).0022

27 Richard J. Johnson et al., "Umami: The Taste That Drives Purine Intake", *Journal of Rheumatology* 40, no. 11 (November 2013): 1794~96, https://doi.org/10.3899/jrheum.130531

28 Rene J. Hernandez Bautista et al., "Obesity: Pathophysiology, Monosodium Glutamate-Induced Model and Anti-Obesity Medicinal Plants", *Biomedicine & Pharmacotherapy* 111 (March 2019): 503~16, https://doi.org/10.1016/j.biopha.2018.12.108

29 Ka He et al., "Consumption of Monosodium Glutamate in Relation to Incidence of Overweight in Chinese Adults: China Health and Nutrition

Survey (CHNS)", *American Journal of Clinical Nutrition* 93, no. 6 (June 2011): 1328~36, https://doi.org/10.3945/ajcn.110.008870

30 Zumin Shi et al., "Monosodium Glutamate Is Related to a Higher Increase in Blood Pressure Over 5 Years: Findings from the Jiangsu Nutrition Study of Chinese Adults", *Journal of Hypertension* 29, no. 5 (May 2011): 846~53, https://doi.org/10.1097/HJH.0b013e328344da8e

31 Kamal Niaz, Elizabeta Zaplatic, and Jonathan Spoor, "Extensive Use of Monosodium Glutamate: A Threat to Public Health?", *EXCLI Journal* 17 (March 2018): 273~78, https://doi.org/10.17179/excli2018-1092

32 Ignacio Roa and Mariano del Sol, "Types I and III Parotid Collagen Variations and Serum Biochemical Parameters in Obese Rats Exposed to Monosodium Glutamate", *International Journal of Morphology* 38, no. 3 (June 2020), http://dx.doi.org/10.4067/S0717-95022020000300755

33 Joseph F. Merola et al., "Psoriasis, Psoriatic Arthritis and Risk of Gout in US Men and Women", *Annals of the Rheumatic Diseases* 74, no. 8 (August 2015): 1495~1500, https://doi.org/10.1136/annrheumdis-2014-205212

34 Renaud Felten et al., "At the Crossroads of Gout and Psoriatic Arthritis: 'Psout'", *Clinical Rheumatology* 39, no. 5 (May 2020): 1405~13, https://doi.org/10.1007/s10067-020-04981-0

35 Nicola Giordano et al., "Hyperuricemia and Gout in Thyroid Endocrine Disorders", *Clinical and Experimental Rheumatology* 19, no. 6 (November~December 2001): 661~65.

36 Eswar Krishnan, Bharathi Lingala, and Vivek Bhalla, "Low-Level Lead Exposure and the Prevalence of Gout: An Observational Study", *Annals of Internal Medicine* 157, no. 4 (August 2012): 233~41, https://doi.org/10.7326/0003-4819-157-4-201208210-00003

37 J. Runcie and T. J. Thomson, "Total Fasting, Hyperuricaemia and Gout", *Postgraduate Medical Journal* 45, no. 522 (April 1969): 251~53, https://doi.org/10.1136/pgmj.45.522.251

38   Patrick H. Dessein et al., "Beneficial Effects of Weight Loss Associated with Moderate Calorie/Carbohydrate Restriction, and Increased Proportional Intake of Protein and Unsaturated Fat on Serum Urate and Lipoprotein Levels in Gout: A Pilot Study", *Annals of the Rheumatic Diseases* 59, no. 7 (July 2000): 539~43, https://doi.org/10.1136/ard.59.7.539

39   I-Min Lee et al., "Effect of Physical Inactivity on Major Non-Communicable Diseases Worldwide: An Analysis of Burden of Disease and Life Expectancy", *The Lancet* 380, no. 9838 (July 2012): 219~29, https://doi.org/10.1016/S0140-6736(12)61031-9

40   World Health Organization, "Physical Inactivity a Leading Cause of Disease and Disability, Warns WHO", April 4, 2002, https://www.who.int/news/item/04-04-2002-physical-inactivity-a-leading-cause-of-disease-and-disability-warns-who. Also see the World Health Organization's fact sheet on obesity and overweight at https://www.who.int/news-room/fact-sheets/detail/obesity-and-overweight

41   Aviroop Biswas et al., "Sedentary Time and Its Association with Risk for Disease Incidence, Mortality, and Hospitalization in Adults: A Systematic Review and Meta-analysis", *Annals of Internal Medicine* 162, no. 2 (January 2015): 123~32, https://doi.org/10.7326/M14-1651

42   Srinivasan Beddhu et al., "Light-Intensity Physical Activities and Mortality in the United States General Population and CKD Subpopulation", *Clinical Journal of the American Society of Nephrology* 10, no. 7 (July 2015): 1145~53, https://doi.org/10.2215/CJN.08410814

43   Doo Yong Park et al., "The Association Between Sedentary Behavior, Physical Activity and Hyperuricemia", *Vascular Health and Risk Management* 15 (August 2019): 291~99, https://doi.org/10.2147/VHRM.S200278

44   Jun Zhou et al., "Physical Exercises and Weight Loss in Obese Patients Help to Improve Uric Acid", *Oncotarget* 8, no. 55 (October 2017): 94893~99, https://doi.org/10.18632/oncotarget.22046

1 MRC London Institute of Medical Sciences, "Too Much Sugar Leads to Early Death, but Not Due to Obesity", *ScienceDaily*, March 19, 2020, www.sciencedaily .com/releases/2020/03/200319141024.htm and https://www.eurekalert.org/news-releases/621703. Also see Esther van Dam et al., "Sugar-Induced Obesity and Insulin Resistance Are Uncoupled from Shortened Survival in *Drosophila*", *Cell Metabolism* 31, no. 4 (April 2020): 710~25, https://doi.org/10.1016/j.cmet.2020.02.016

2 See Christoph Kaleta's papers at https://scholar.google.de/citations?user=qw172u QAAAAJ&hl=en

3 Shijun Hao, Chunlei Zhang, and Haiyan Song, "Natural Products Improving Hyperuricemia with Hepatorenal Dual Effects", *Evidence-Based Complementary and Alternative Medicine* 2016, article ID 7390504 (2016), https://doi.org/10.1155/2016/7390504. Also see Lin-Lin Jiang et al., "Bioactive Compounds from Plant-Based Functional Foods: A Promising Choice for the Prevention and Management of Hyperuricemia", *Foods* 9, no. 8 (July 2020): 973, https://doi.org/10.3390/foods9080973

4 Yuanlu Shi and Gary Williamson, "Quercetin Lowers Plasma Uric Acid in Prehyperuricaemic Males: A Randomised, Double-Blinded, Placebo-Controlled, Cross-Over Trial", *British Journal of Nutrition* 115, no. 5 (March 2016): 800~806, https://doi.org/10.1017/S0007114515005310. Also see Cen Zhang et al., "Mechanistic Insights into the Inhibition of Quercetin on Xanthine Oxidase", *International Journal of Biological Macromolecules* 112 (June 2018): 405~12, https://doi.org/10.1016/j.ijbiomac.2018.01.190

5 Maria-Corina Serban et al., "Effects of Quercetin on Blood Pressure: A Systematic Review and Meta-Analysis of Randomized Controlled Trials", *Journal of the American Heart Association* 5, no. 7 (July 2016): e002713, https://doi.org/10.1161/JAHA.115.002713

6 Marina Hirano et al., "Luteolin-Rich Chrysanthemum Flower Extract

Suppresses Baseline Serum Uric Acid in Japanese Subjects with Mild Hyperuricemia", *Integrative Molecular Medicine* 4, no. 2 (2017), https://doi.org/10.15761/IMM.1000275

7   Muhammad Imran et al., "Luteolin, a Flavonoid, as an Anticancer Agent: A Review", *Biomedicine & Pharmacotherapy* 112 (April 2019): 108612, https://doi.org/10.1016/j.biopha.2019.108612

8   Stuart Wolpert, "Fructose and Head Injuries Adversely Affect Hundreds of Brain Genes Linked to Human Diseases", *UCLA College*, https://www.college.ucla.edu/2017/07/11/fructose-and-head-injuries-adversely-affect-hundreds-of-brain-genes-linked-to-human-diseases/

9   Janie Allaire et al., "A Randomized, Crossover, Head-to-Head Comparison of Eicosapentaenoic Acid and Docosahexaenoic Acid Supplementation to Reduce Inflammation Markers in Men and Women: The Comparing EPA to DHA (ComparED) Study", *American Journal of Clinical Nutrition* 104, no. 2 (August 2016): 280~87, https://doi.org/10.3945/ajcn.116.131896

10   Stephen P. Juraschek, Edgar R. Miller III, and Allan C. Gelber, "Effect of Oral Vitamin C Supplementation on Serum Uric Acid: A Meta-analysis of Randomized Controlled Trials", *Arthritis Care & Research* 63, no. 9 (September 2011): 1295~306, https://doi.org/10.1002/acr.20519

11   Hyon K. Choi, Xiang Gao, and Gary Curhan, "Vitamin C Intake and the Risk of Gout in Men: A Prospective Study", *Archives of Internal Medicine* 169, no. 5 (March 2009): 502~7, https://doi.org/10.1001/archinternmed.2008.606

12   Juraschek, Miller, and Gelber, "Effect of Oral Vitamin C Supplementation on Serum Uric Acid".

13   Mehrangiz Ebrahimi-Mameghani et al., "Glucose Homeostasis, Insulin Resistance and Inflammatory Biomarkers in Patients with Non-alcoholic Fatty Liver Disease: Beneficial Effects of Supplementation with Microalgae *Chlorella vulgaris*: A Double-Blind Placebo-Controlled Randomized Clinical Trial", *Clinical Nutrition* 36, no. 4 (August 2017): 1001~6, https://doi.

org/10.1016/j.clnu.2016.07.004

14 Yunes Panahi et al., "A Randomized Controlled Trial of 6-week *Chlorella vulgaris* Supplementation in Patients with Major Depressive Disorder", *Complementary Therapies in Medicine* 23, no. 4 (August 2015): 598~602, https://doi.org/10.1016/j.ctim.2015.06.010

15 Christopher J. L. Murray et al., "The State of US Health, 1990~2016: Burden of Diseases, Injuries, and Risk Factors Among US States", *JAMA* 319, no. 14 (2018): 1444~72, https://doi.org/10.1001/jama.2018.0158

16 "Insulin Resistance & Prediabetes", National Institute of Diabetes, Digestive and Kidney Diseases at https://www.niddk.nih.gov/health-information/diabetes/overview/what-is-diabetes/prediabetes-insulin-resistance

17 Casey Means, Josh Clemente, Arlo Crawford, "How a CGM can help you find your optimal diet and lower blood sugar", *Levels: Metabolic Insights*, updated December 2, 2022, https://www.levelshealth.com/blog/optimal-diet?

18 Adam G. Tabak et al., "Prediabetes: A High-Risk State for Diabetes Development", *The Lancet* 379, no. 9833 (June 2012): 2279~90, https://doi.org/10.1016/S0140-6736(12)60283-9

19 Casey Means, Josh lemente, Arlo Crawford, "How a CGM can help you find your optimal diet and lower blood sugar", *Levels: Metabolic Insights*, updated December 2, 2022, https://www.levelshealth.com/blog/optimal-diet?

20 To hear more from Dr. Casey Means and gain an introductory class on continuous glucose monitoring, I invite you to listen to my interview with her on my podcast, accessible through my website at https://www.drperlmutter.com/continuous-glucose-monitoring-a-powerful-tool-for-metabolic-health/

21 Heather Hall et al., "Glucotypes Reveal New Patterns of Glucose Dysregulation", *PLOS Biology* 16, no. 7 (July 2018): e2005143, https://doi.

org/10.1371/journal.pbio.2005143

22 Felicity Thomas et al., "Blood Glucose Levels of Subelite Athletes During 6 Days of Free Living", *Journal of Diabetes Science and Technology* 10, no. 6 (November 2016): 1335–43, https://doi.org/10.1177/1932296816648344

23 Casey Means and Chimene Richa, "What should your glucose levels be? Here's the ultimate guide to healthy blood sugar ranges", *Levels: Metabolic Insights*, updated June 8, 2023, https://www.levelshealth.com/blog/what-should-my-glucose-levels-be-ultimate-guide

24 Alexandra E. Butler et al., "β-Cell Deficit and Increased β-Cell Apoptosis in Humans with Type 2 Diabetes", *Diabetes* 52, no. 1 (January 2003): 102–10, https://doi.org/10.2337/diabetes.52.1.102

25 "How does stress affect my glucose levels?", *Levels: Metabolic Insights*, updated December 10, 2022, https://www.levelshealth.com/blog/stress-glucose-cgm-levels

26 "Survey: Nutrition Information Abounds, but Many Doubt Food Choices", Food Insight, May 2017, https://foodinsight.org/survey-nutrition-information-abounds-but-many-doubt-food-choices/

27 See my interview with Dr. Casey Means on my podcast of June 1, 2021, at https://www.drperlmutter.com/continuous-glucose-monitoring-a-powerful-tool-for-metabolic-health/

28 Satchin Panda, *The Circadian Code: Lose Weight, Supercharge Your Energy, and Transform Your Health from Morning to Midnight* (New York: Rodale, 2018). For more about Dr. Panda and his research work, visit his lab's website at the Salk Institute: https://www.salk.edu/wp-content/uploads/2022/09/22_Science_Guide_0920.pdf

29 Panda, *The Circadian Code.*

30 Emily N. Manoogian et al., "Time-Restricted Eating for the Prevention and Management of Metabolic Diseases", *Endocrine Reviews* (2021): bnab027,

https://doi.org/10.1210/endrev/bnab027

31 Endocrine Society, "Intermittent Fasting Can Help Manage Metabolic Disease: Popular Diet Trend Could Reduce the Risk of Diabetes and Heart Disease", *ScienceDaily*, www.sciencedaily.com/releases/2021/09/210922090909.htm (accessed October 7, 2021).

32 Malini Prasad et al., "A Smartphone Intervention to Promote Time Restricted Eating Reduces Body Weight and Blood Pressure in Adults with Overweight and Obesity: A Pilot Study", *Nutrients* 13, no. 7 (June 2021): 2148, https://doi.org/10.3390/nu13072148

33 Nidhi Bansal and Ruth S. Weinstock, "Non-Diabetic Hypoglycemia", *Endotext*, May 20, 2020.

34 Fernanda Cerqueira, Bruno Chausse, and Alicia J. Kowaltowski, "Intermittent Fasting Effects on the Central Nervous System: How Hunger Modulates Brain Function", in *Handbook of Famine, Starvation, and Nutrient Deprivation: From Biology to Policy*, ed. Victor Preedy and Vanood B. Patel (Springer, Cham), https://doi.org/10.1007/978-3-319-40007-5_29-1

35 Humaira Jamshed et al., "Early Time-Restricted Feeding Improves 24-Hour Glucose Levels and Affects Markers of the Circadian Clock, Aging, and Autophagy in Humans", *Nutrients* 11, no. 6 (May 2019): 1234, https://doi.org/10.3390/nu11061234

2부: '3주 코스 LUV 프로그램' 실천하기

1 Joana Araujo, Jianwen Cai, and June Stevens, "Prevalence of Optimal Metabolic Health in American Adults: National Health and Nutrition Examination Survey 2009~2016", *Metabolic Syndrome and Related Disorders* 17, no. 1 (February 2019): 46~52, https://doi.org/10.1089/met.2018.0105

7장: LUV란?

1 Adriano Bruci et al., "Very Low-Calorie Ketogenic Diet: A Safe and Effective Tool for Weight Loss in Patients with Obesity and Mild Kidney Failure", *Nutrients* 12, no. 2 (January 2020): 333, https://doi.org/10.3390/nu12020333

8장: 1주 차_LUV 식단 짜기

1 "Health Effects of Dietary Risks in 195 Countries, 1990~2017: A Systematic Analysis for the Global Burden of Disease Study 2017", *The Lancet* 393, no. 10184 (April 2019): 1958~72, https://doi.org/10.1016/S0140-6736(19)30041-8. Also see Nita G. Forouhi and Nigel Unwin, "Global Diet and Health: Old Questions, Fresh Evidence, and New Horizons", *The Lancet* 393, no. 10184 (April 2019): 1916~18, https://doi.org/10.1016/S0140-6736(19)30500-8

2 For everything you want to know about BDNF and brain health, including references to studies, see the updated edition of my book *Grain Brain: The Surprising Truth About Wheat, Carbs, and Sugar-Your Brain's Silent Killers* (New York: Little, Brown, 2018).

3 May A. Beydoun et al., "Dietary Factors Are Associated with Serum Uric Acid Trajectory Differentially by Race Among Urban Adults", *British Journal of Nutrition* 120, no. 8 (October 2018): 935~45, https://doi.org/10.1017/S0007114518002118. Also see Daisy Vedder et al., "Dietary Interventions for Gout and Effect on Cardiovascular Risk Factors: A Systematic Review", *Nutrients* 11, no. 12 (December 2019): 2955, https://doi.org/10.3390/nu11122955; M. A. Gromova, V. V. Tsurko, and A. S. Melekhina, "Rational Approach to Nutrition for Patients with Gout", *Clinician* 13, nos. 3~4 (2019): 15~21, https://doi.org/10.17650/1818-8338-2019-13-3-4-15-21; Kiyoko Kaneko et al., "Total Purine and Purine Base Content of Common Foodstuffs for Facilitating Nutritional Therapy for Gout and Hyperuricemia", *Biological and Pharmaceutical Bulletin* 37, no. 5 (2014): 709~21, https://doi.org/10.1248/bpb.b13-00967

4　Jotham Suez et al., "Artificial Sweeteners Induce Glucose Intolerance by Altering the Gut Microbiota", *Nature* 514, no. 7521 (October 2014): 181~86, https://doi.org/10.1038/nature13793

5　Matthew P. Pase, et al., "Sugar-and Artificially Sweetened Beverages and the Risks of Incident Stroke and Dementia", *Stroke* 48, no. 5 (April 2017): 1139-1146, https://doi.org/10.1161/STROKEAHA.116.016027; Matthew P. Pase et al., "Sugary Beverage Intake and Preclinical Alzheimer's Disease in the Community", *Alzheimer's & Dementia* 13, no. 9 (September 2017): 955~64, https://doi.org/10.1016/j.jalz.2017.01.024

6　Francesco Franchi et al., "Effects of D-allulose on Glucose Tolerance and Insulin Response to a Standard Oral Sucrose Load: Results of a Prospective, Randomized, Crossover Study", *BMJ Open Diabetes Research and Care* 9, no. 1 (February 2021): e001939, https://doi.org/10.1136/bmjdrc-2020-001939

7　Here's a small collection of research on honey to get you started: Noori Al-Waili et al., "Honey and Cardiovascular Risk Factors, in Normal Individuals and in Patients with Diabetes Mellitus or Dyslipidemia", *Journal of Medicinal Food* 16, no. 12 (December 2013): 1063~78, https://doi.org/10.1089/jmf.2012.0285; Nur Zuliani Ramli et al., "A Review on the Protective Effects of Honey Against Metabolic Syndrome", *Nutrients* 10, no. 8 (August 2018): 1009, https://doi.org/10.3390/nu10081009; Omotayo O. Erejuwa, Siti A. Sulaiman, and Mohd S. Ab Wahab, "Honey-A Novel Antidiabetic Agent", *International Journal of Biological Sciences* 8, no. 6 (2012): 913~34, https://doi.org/10.7150/ijbs.3697

8　Anand Mohan et al., "Effect of Honey in Improving the Gut Microbial Balance", *Food Quality and Safety* 1, no. 2 (May 2017): 107~15, https://doi.org/10.1093/fqsafe/fyx015

9　Salma E. Nassar et al., "Effect of Inulin on Metabolic Changes Produced by Fructose Rich Diet", *Life Science Journal* 10, no. 2 (January 2013): 1807~14.

10　World Health Organization, "Global Strategy on Diet, Physical Activity and

Health", https://www.who.int/dietphysicalactivity/strategy/eb11344/strategy_english_web.pdf

11   Gabsik Yang et al., "Suppression of NLRP3 Inflammasome by Oral Treatment with Sulforaphane Alleviates Acute Gouty Inflammation", *Rheumatology* 57, no. 4 (April 2018): 727~36, https://doi.org/10.1093/rheumatology/kex499. Also see Christine A. Houghton, "Sulforaphane: Its 'Coming of Age' as a Clinically Relevant Nutraceutical in the Prevention and Treatment of Chronic Disease", *Oxidative Medicine and Cellular Longevity* 2019, article ID 2716870 (October 2019), https://doi.org/10.1155/2019/2716870

12   Albena T. Dinkova-Kostova et al., "KEAP1 and Done? Targeting the NRF2 Pathway with Sulforaphane", *Trends in Food Science and Technology* 69, part B (November 2017): 257~69, https://doi.org/10.1016/j.tifs.2017.02.002

13   Will Bulsiewicz, Fiber Fueled (Penguin Random House, 2020), 150.

14   Robert A. Jacob et al., "Consumption of Cherries Lowers Plasma Urate in Healthy Women", *Journal of Nutrition* 133, no. 6 (June 2003): 1826~29, https://doi.org/10.1093/jn/133.6.1826. Also see Keith R. Martin and Katie M. Coles, "Consumption of 100% Tart Cherry Juice Reduces Serum Urate in Overweight and Obese Adults", *Current Developments in Nutrition* 3, no. 5 (February 2019): nzz011, https://doi.org/10.1093/cdn/nzz011; Naomi Schlesinger, Ruth Rabinowitz, and Michael Schlesinger, "Pilot Studies of Cherry Juice Concentrate for Gout Flare Prophylaxis", *Journal of Arthritis* 1, no. 1 (2012): 101, https://doi.org/10.4172/2167-7921.1000101

15   Jiahong Xie et al., "Delphinidin-3-O-Sambubioside: A Novel Xanthine Oxidase Inhibitor Identified from Natural Anthocyanins", *Food Quality and Safety* 5 (April 2021): fyaa038, https://doi.org/10.1093/fqsafe/fyaa038

16   Marc J. Gunter et al., "Coffee Drinking and Mortality in 10 European Countries: A Multinational Cohort Study", *Annals of Internal Medicine* 167, no. 4 (August 2017): 236~47, https://doi.org/10.7326/M16-2945. Also see Hyon K. Choi and Gary Curhan, "Coffee, Tea, and Caffeine Consumption

and Serum Uric Acid Level: The Third National Health and Nutrition Examination Survey", *Arthritis & Rheumatology* 57, no. 5 (June 2007): 816~21, https://doi.org/10.1002/art.22762

17 Song-Yi Park et al., "Prospective Study of Coffee Consumption and Cancer Incidence in Non-white Populations", *Cancer Epidemiology, Biomarkers & Prevention* 27, no. 8 (August 2018): 928~35, https://doi.org/10.1158/1055-9965.EPI-18-0093

18 Choi and Curhan, "Coffee, Tea, and Caffeine Consumption".

19 Yashi Mi et al., "EGCG Ameliorates High-Fat-and High-Fructose-Induced Cognitive Defects by Regulating the IRS/AKT and ERK/CREB/BDNF Signaling Pathways in the CNS", *FASEB Journal* 31, no. 11 (November 2017): 4998~5011, https://doi.org/10.1096/fj.201700400RR

20 Hyon K. Choi et al., "Alcohol Intake and Risk of Incident Gout in Men: A Prospective Study", *The Lancet* 363 no. 9417 (April 2004): 1277~81, https://doi.org/10.1016/S0140-6736(04)16000-5

10장: 2주 차_LUV를 돕는 습관 네 가지

1 Scott Shannon et al., "Cannabidiol in Anxiety and Sleep: A Large Case Series", *Permanente Journal* 23 (2019), https://doi.org/10.7812/TPP/18-041

11장: 3주 차_LUV를 유지하는 습관 네 가지

1 Alpana P. Shukla et al., "Food Order Has a Significant Impact on Postprandial Glucose and Insulin Levels", *Diabetes Care* 38, no. 7 (July 2015): e98~99, https://doi.org/10.2337/dc15-0429

2 Andrea R. Josse et al., "Almonds and Postprandial Glycemia-A Dose-Response Study", *Metabolism* 56, no. 3 (March 2007): 400~404, https://doi.org/10.1016/j.metabol.2006.10.024

3 Austin Perlmutter, "The Coronavirus Took Advantage of Our Weaknesses", *Elemental*, October 21, 2020, https://elemental.medium.com/the-

coronavirus-took-advantage-of-our-weaknesses-e7966ea48b75

4   Goodarz Danaei et al., "The Preventable Causes of Death in the United States: Comparative Risk Assessment of Dietary, Lifestyle, and Metabolic Risk Factors", *PLOS Medicine* 6, no. 4 (April 2009): e1000058, https://doi.org/10.1371/journal.pmed.1000058

나가며: 넓게 보고 작은 것부터 실천하라

1   Robert N. Proctor, *Golden Holocaust: Origins of the Cigarette Catastrophe and the Case for Abolition* (Berkeley: University of California Press, 2012).

2   Katherine Gourd, "Fritz Lickint", *Lancet Respiratory Medicine* 2, no. 5 (May 2014): 358~59, https://doi.org/10.1016/S2213-2600(14)70064-5

3   Colin Grabow, "Candy-Coated Cartel: Time to Kill the U.S. Sugar Program", *CATO Institute policy analysis* no. 837, April 10, 2018, https://www.cato.org/policy-analysis/candy-coated-cartel-time-kill-us-sugar-program

4   Yujin Lee et al., "Cost-Effectiveness of Financial Incentives for Improving Diet and Health through Medicare and Medicaid: A Microsimulation Study", *PLOS Medicine* 16, no. 3 (March 2019): e1002761, https://doi.org/10.1371/journal.pmed.1002761

5   Sarah Downer et al., "Food Is Medicine: Actions to Integrate Food and Nutrition into Healthcare", *BMJ* 369 (June 2020): m2482, https://doi.org/10.1136/bmj.m2482

6   Katie Riley et al., "Reducing Hospitalizations and Costs: A Home Health utrition-Focused Quality Improvement Program", *Journal of Parenteral and Enteral Nutrition* 44, no. 1 (January 2020): 58~68, https://doi.org/10.1002/jpen.1606

요산 혁명

초판 1쇄 인쇄일 2024년 12월 10일
초판 1쇄 발행일 2024년 12월 20일

지은이 데이비드 펄머터
옮긴이 김보은

발행인 조윤성

편집 강현호 **디자인** 최희영 **마케팅** 최기현

발행처 ㈜SIGONGSA **주소** 주소 서울시 성동구 광나루로 172 린하우스 4층(우편번호 04791)
대표전화 02-3486-6877 **팩스(주문)** 02-598-4245
홈페이지 www.sigongsa.com / www.sigongjunior.com

글 ⓒ 데이비드 펄머터, 2024

ISBN 979-11-7125-782-9 03510

*SIGONGSA는 시공간을 넘는 무한한 콘텐츠 세상을 만듭니다.
*SIGONGSA는 더 나은 내일을 함께 만들 여러분의 소중한 의견을 기다립니다.
*잘못 만들어진 책은 구입하신 곳에서 바꾸어 드립니다.

WEPUB 원스톱 출판 투고 플랫폼 '위펍' _wepub.kr
위펍은 다양한 콘텐츠 발굴과 확장의 기회를 높여주는
SIGONGSA의 출판IP 투고·매칭 플랫폼입니다.